"博学而笃志,切问而近思。"
(《论语》)

博晓古今,可立一家之说;
学贯中西,或成经国之才。

主编简介

曹建文，男，1967年生。研究员、硕士生导师。上海交通大学附属第六人民医院院长助理、医院管理研究中心主任，上海申康医院管理研究所副所长。1989年毕业于上海医科大学公共卫生学院，毕业后留校任教。1998年获上海医科大学社会医学与卫生事业管理专业医学硕士学位。1998年2月赴澳大利亚纽卡尔斯大学卫生服务研究组进修学习14个月，1999年赴美国Case Western Reserve大学流行病与生物统计系进修学习10个月。曾任复旦大学公共卫生学院院长助理，医院管理学教研室副主任。现为中国医院协会学术委员会委员，中国卫生经济学会成本与价格专业委员会委员，上海卫生经济学会副秘书长。

刘越泽，女，1957年生。医学博士、教授、主任医师、硕士生导师。现任山西医科大学第三医院院长，山西省侨联副主席。从事医院管理工作20余年，现任《中华医院管理杂志》常务编委，《医院院长论坛》等9个国家级杂志的编委，任中华医学会医学伦理学分会、医学法律委员会委员；先后主持并参与了国家、部、省级软科学科研项目18项，获奖12项，其中获省、部级科技进步一等奖3项，二等奖5项，三等奖4项；编写专著6部，发表论文80余篇。开创了山西医科大学公共卫生事业管理专业，每年承担本科生、硕士生教学100余课时，培养硕士生15名。

普通高等教育"十一五"国家级规划教材

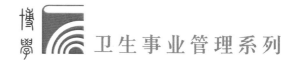

卫生事业管理系列

医院管理学

（第三版）

主　编　曹建文　刘越泽
副主编　陈英耀

编　委（以姓氏笔画为序）
伍　蓉　刘越泽　杨云卯　吴永佩　应向华
陈英耀　曹建文　颜　青　薛　迪

编写者（以姓氏笔画为序）
王小琴　山西医科大学公共卫生学院
付　晨　上海市卫生局
伍　蓉　复旦大学附属华山医院
孙军莲　山西医科大学公共卫生学院
刘健美　山西医科大学公共卫生学院
刘越泽　山西医科大学第三医院
杨云卯　复旦大学财务处
吴永佩　中国医院协会药事管理专业委员会
应向华　上海交通大学附属第六人民医院
陈英耀　复旦大学公共卫生学院
何雪松　上海市卫生监督所
周林古　复旦大学公共卫生学院
晏　波　上海市卫生局
郝　娟　山西医科大学公共卫生学院
郭　清　杭州师范学院医学院
曹建文　上海交通大学附属第六人民医院
梁娟芳　山西医科大学公共卫生学院
黄葭燕　复旦大学公共卫生学院
颜　青　中国医院协会药事管理专业委员会
薛　迪　复旦大学公共卫生学院

復旦大學出版社

内容提要

随着新的医疗卫生体制改革方案的出台，对当前医院管理提出了新的要求和挑战。为了适应医院管理工作的要求，培养出具有现代医院管理水平的医院管理人员，编写了适应新的医院管理工作环境及教学要求的本教材，以满足卫生管理专业本科、专科和函授班教学及各级管理干部岗位培训的需要。

本书共分19章，主要涉及组织管理、医疗管理、科教管理、信息管理、药事管理、财务管理、设备及后勤管理等。希望通过医院管理学基础知识的教学，使学生和读者能够掌握医院管理的基本理论和规律，更好地应用到医院管理实践中。

第三版前言

医院管理学是卫生事业管理专业中的重要专业学科，它对卫生事业管理专业的教学及医院管理实践起着非常重要的作用。随着我国新的医改方案的出台，对当前医院管理提出了新的要求和挑战。面对变化了的外部环境，使得医院管理者不仅要传承以往丰富的医院管理经验，同时也要不断学习和借鉴国内外同行和其他行业的先进管理经验和理念，积极应对外部环境的不断变化，以适应医院管理发展的形势。

近年来，医院管理学科的建设取得了重大进展。国内许多大学开设了医院管理学课程，为培养适合我国国情的医院管理专业人才进行了有益的尝试。各院校在教学实践中编写了教学大纲和教材，为医院管理学科的建设与发展做出了积极的贡献。

为了适应医院管理工作及教学改革的迫切需要，以现代管理科学理论和方法及国外医院管理研究的最新进展与成果为基础，密切结合我国改革和发展的实际，并总结多年来医院管理学教学的经验，编写一部理论联系实际，科学性、实用性强的医院管理学教材，以满足卫生事业管理专业本科、专科和函授班教学及各级管理干部岗位培训的需要是非常必要的。

本教材是在第二版的基础上，借鉴了读者提出的宝贵意见并结合我国医疗卫生改革的实际情况对各章内容进行了修订。在此对给我们提出宝贵意见的读者表示衷心感谢。

医院管理学在我国还属年轻学科，涉及管理学与医学等广泛知识领域，尤其是待开拓的研究内容很多。由于我们理论水平和实践经验有限，书中错误及不成熟之处在所难免，诚恳希望国内外读者、学者、同道们批评指正，以便在再版时进一步补充与修改。

《医院管理学》编委会
2010 年 1 月

目 录

第一章 绪论 (1)
 第一节 医院概述 (1)
 第二节 医院管理学 (10)

第二章 组织管理 (15)
 第一节 概述 (15)
 第二节 组织工作的基本职能 (22)
 第三节 医院组织的主要类型 (24)
 第四节 医院规模的设置 (26)

第三章 人力资源管理 (36)
 第一节 人事管理的概念与内容 (36)
 第二节 岗位设置与人员配备 (40)
 第三节 人力资源开发 (42)
 第四节 医院领导科学 (48)

第四章 医疗管理 (56)
 第一节 医疗管理概述 (56)
 第二节 门诊管理 (58)
 第三节 急诊管理 (64)
 第四节 住院诊疗管理 (70)
 第五节 重点病人诊疗的管理 (75)
 第六节 康复管理 (79)

第五章 医院预防保健与社区卫生服务管理 (86)
 第一节 医学模式的转变和三级预防 (86)
 第二节 医院预防保健与社区卫生服务 (91)

　　　　第三节　医院预防保健与社区卫生服务的任务 ……………………(95)
　　　　第四节　开展医院预防保健与社区卫生服务中应注意的问题 ………(102)
第六章　护理管理 …………………………………………………………………(104)
　　　　第一节　护理管理概述 …………………………………………………(104)
　　　　第二节　护理管理的基本职能 …………………………………………(108)
　　　　第三节　护理人力资源管理 ……………………………………………(111)
　　　　第四节　护理质量管理 …………………………………………………(120)
　　　　第五节　护理业务技术管理 ……………………………………………(124)
第七章　医院质量管理 ……………………………………………………………(130)
　　　　第一节　概述 ……………………………………………………………(130)
　　　　第二节　质量管理的基本理论 …………………………………………(132)
　　　　第三节　质量管理的常用工具 …………………………………………(139)
　　　　第四节　医院质量管理和评价方法 ……………………………………(145)
第八章　医疗安全管理 ……………………………………………………………(153)
　　　　第一节　医疗安全概述 …………………………………………………(153)
　　　　第二节　病人的权利和义务 ……………………………………………(156)
　　　　第三节　医疗纠纷 ………………………………………………………(162)
　　　　第四节　医疗事故 ………………………………………………………(166)
　　　　第五节　医疗安全防范 …………………………………………………(171)
第九章　医院感染管理 ……………………………………………………………(174)
　　　　第一节　医院感染概述 …………………………………………………(174)
　　　　第二节　医院感染管理 …………………………………………………(181)
　　　　第三节　医院感染监测 …………………………………………………(185)
　　　　第四节　抗菌药物与医院感染 …………………………………………(189)
　　　　第五节　医院感染控制 …………………………………………………(193)
第十章　医院科教管理 ……………………………………………………………(195)
　　　　第一节　医院科研管理 …………………………………………………(195)
　　　　第二节　临床医学教育管理 ……………………………………………(208)
第十一章　医院信息管理 …………………………………………………………(218)
　　　　第一节　信息和信息管理 ………………………………………………(218)
　　　　第二节　医院信息系统 …………………………………………………(227)
第十二章　病案管理和医院统计 …………………………………………………(238)
　　　　第一节　病案管理 ………………………………………………………(238)
　　　　第二节　医院统计 ………………………………………………………(248)
第十三章　医院药事管理 …………………………………………………………(258)

第一节　医院药事管理概述 ……………………………………… (258)
　　　第二节　医院药事管理委员会 …………………………………… (259)
　　　第三节　医院药学与药学部(药剂科) …………………………… (260)
　　　第四节　医院药学组织机构设置与人员编制 …………………… (266)
　　　第五节　医院药学部(药剂科)业务科(室)管理 ………………… (269)

第十四章　医院财务管理 ……………………………………………… (288)
　　　第一节　医院财务管理的基本理论 ……………………………… (288)
　　　第二节　财务管理的基本内容 …………………………………… (290)
　　　第三节　资金的时间价值和投资的风险价值 …………………… (297)
　　　第四节　医院资产管理、负债与净资产管理 …………………… (302)
　　　第五节　医院财务活动分析 ……………………………………… (309)

第十五章　医院建筑管理 ……………………………………………… (315)
　　　第一节　医院建筑管理概述 ……………………………………… (315)
　　　第二节　医院建筑总体设计 ……………………………………… (319)
　　　第三节　医院建筑设备 …………………………………………… (324)
　　　第四节　医院建筑的总体布局 …………………………………… (326)

第十六章　医院设备管理 ……………………………………………… (340)
　　　第一节　医疗设备概述 …………………………………………… (340)
　　　第二节　医院设备管理 …………………………………………… (343)
　　　第三节　医院设备装备管理 ……………………………………… (346)
　　　第四节　医院设备的使用管理 …………………………………… (351)
　　　第五节　设备的经济管理和效益评价 …………………………… (355)

第十七章　医院物资管理 ……………………………………………… (362)
　　　第一节　概述 ……………………………………………………… (362)
　　　第二节　医院物资管理的内容 …………………………………… (365)

第十八章　医院后勤支持管理 ………………………………………… (373)
　　　第一节　概述 ……………………………………………………… (373)
　　　第二节　医院后勤管理的主要内容 ……………………………… (376)
　　　第三节　医院后勤管理体制和发展趋势 ………………………… (384)

第十九章　医院战略管理 ……………………………………………… (388)
　　　第一节　战略管理的理论与实践 ………………………………… (388)
　　　第二节　医院战略管理理论应用的意义及应用的主要限制因素 … (397)
　　　第三节　医院战略管理的方法 …………………………………… (398)

附录　英汉医院管理学词汇 …………………………………………… (402)

第一章

绪 论

第一节 医院概述

一、医院的定义

医院是以诊疗疾病、照护病人为主要目的的医疗机构。具体来说,医院是运用医学科学理论和技术,对病人或特定人群进行防病、治病,提供保健服务的场所,备有一定数量的病床、医务人员和必要的设备,通过医务人员的集体协作,以达到对住院或门诊病人实施诊疗、护理与防病工作的医疗事业机构。

从定义上我们可以看出,构成一所医院应具备下列基本条件。

(1) 医院应有正式病房和一定数量的病床设施,应有能力对住院病人提供合格与合理的诊疗、护理和基本生活服务。以实施住院诊疗为主,一般设有相应的门诊部。

(2) 应有基本的医疗设备,至少应设立药剂、检验、放射、手术及消毒供应等医技诊疗部门。

(3) 应有相应的、系统的人员编配,包括卫生技术人员、行政和后勤人员等,各类人员分工协作,以构成整体医疗功能。

(4) 医院应具备基本的医疗、休养环境及卫生学管理设施。同时,也应有相应的工作制度与规章制度,包括组织制度、人事制度、医院医疗质量管理制度等。

二、医院的历史发展

医院是人类与疾病斗争过程中所形成的医疗活动的组织机构。它集中了相对比较优越的医疗技术和物质技术条件,反映各个时代的医学技术水平,也反映着各个时代的社会发展水平。在医院发展的各个历史阶段,它的性质、任务和特点又都与当时的社会制度、生产力水平、科学文化发展水平,尤其是同医学发展水平有着不可分割的联系。同时,医院也是整个医学发展的里程碑。

回顾医院在历史上的角色和功能的变化,大体经历了医院的萌芽时期、初期医院形成时期、近代医院正规化发展时期与医院现代化发展时期4个阶段。

(一)古代医院的萌芽时期(公元前7世纪～18世纪末期)

中国是医院萌芽产生最早的国家之一。春秋初期(公元前7世纪),齐国政治家管仲在都城临淄(今山东省淄博市东北)设立了残废院,收容聋哑人、跛足、盲人、疯人,供给食宿,给予集中疗养。秦汉以后,各个封建王朝都设有为皇室贵族服务的医疗组织如太医令、太医署、太医院等,也有救济性质的平民医院。如公元2年汉朝设有收容传染病人的隔离院,东汉建立了军医院,叫"庵芦",元代军医院叫"安乐堂",隋唐时代设立麻风病人的"病人坊"和慈善机构设立的"悲田坊",宋至清代,先后出现了规模较大的"福田院"、"广惠坊"、"慈幼局"等,已有了医院的雏形。公元前473年,印度的锡兰(Coylom)所建立的佛教医院,为国外较早出现的一所古代医院。随后,在公元前226年东印度阿育王朝(Aeoka)亦曾建立过医院。

这些萌芽时期的医院基本上可分为以下几种组织类型:宫廷医疗组织、寺院医疗组织、军事医疗组织、传染病收容所、社会救济医疗组织、旅行者的安息所等。古代医院萌芽时期的主要特征有:①医院不是社会医疗的主要形式,不仅数量少,组织简单,而且多半是临时收容和隔离病人的机构。②生活和物质技术条件十分简陋。主要表现为病房多是大房间,病床为共用的大通铺,多数医院设置在简陋破旧、阴暗潮湿的建筑物或寺庙中。③没有定型的管理制度,机构的临时性和随意性大。由于医院在物质技术方面得不到保证,因此造成许多医院寿命短暂;即使是长期设置的医院也是不定型的,组织简单多变,这从东西方各国当时各种病院的名称即可得以证明。

(二)初期医院的形成时期(18世纪末期～19世纪中期)

1789年法国资产阶级革命的胜利,使社会生产力从封建制度的束缚下获得解放。随着世界贸易的迅速发展,又带来了产业革命,即由手工业过渡到工厂机器的生产,极大地促进了社会经济和科学技术的发展。加之城市人口的急剧增长和传染病的不断涌现,为近代医院的形成和发展提供了客观条件。在当时,法国医生卡巴尼斯(Cabanis)发表了对巴黎医院的若干意见,提出了改善医院的必要措施。1803年拿破仑颁布了医学教育和医院卫生事业管理的法律,医院事业由此得到了统一管理和改善,这标志着医院进入了初期形成时期。西方医学伴随着帝国主义的入侵而传入中国,从1828年至1949年新中国成立之前,分布在全国的大小教会医院有340余所。

这个阶段的医院,从各个方面反映了当时社会和医学发展的过渡性质,主要表现有以下几个特征:①社会医疗以城市为主要形式及医院发展的不平衡性。具体表现为大中城市医院的迅速增加,欧洲资本主义国家医院的迅速发展,而其他尚处于封建、半封建社会的国家或殖民地国家,医院仍然很少,或处于医院的萌芽阶段。就是在资本主义国家内,医院也仅仅是存在于大中城市或工业中心。②医疗技术手段的多样化和不完善性。一方面,物理诊断、临床实验、药物疗法及麻醉技术等医疗技术手段多样化发展;另一方面,在消毒隔离、护理、营养等方面的技术还极不完善。③医院业务系统的逐步条理化和组织的不完整性。这个时期的医院开始注重医疗质量和护理质量的提高,有了一些管理办法和制度。同时,医院也有了初步的分科,如内科、外科、妇科等,但不论是医院系统或医院内部尚都缺乏一整套完备的组织系统。

(三)近代医院的正规化发展时期(19世纪中期～20世纪60年代)

这一阶段的社会经济文化的发展,是近代医院形成和发展的物质基础和前提条件。另一方面,医学科学技术的发展,为近代医院的形成和发展奠定了科学技术基础。在此期间,基础医学得到了全面发展,临床医学已发展到诊断、治疗等多学科专业化协作的阶段。19世纪中期护理学的创建,促使了医院的医疗服务与生活服务相结合,形成了比较完整的医疗服务体系。

分科化、正规化和普及化是医院近代发展阶段的主要特征:①近代医院的分科化。多学科专业化协作是近代医院的主要技术特征,具体表现是医疗组织结构的分科化。同以前粗略、简单的分科不同,医院出现了许多临床科室和辅助医疗部门,有了明显的医护分工、医技分工,重视协作和医院整体功能的发展。内科、外科都按照系统或病种细分为多种临床科室;在辅助医技部门,不仅形成了各自的独立学科,而且各学科中也分出许多专业,特别是检验科、病理科、放射科、药剂科、理疗科、核医学科等部门,都已成为构成医院业务系统的重要组成部分。②近代医院的正规化。医院的正规化主要表现为医疗业务和各项管理的制度化。主要表现为以下几方面:各级各类人员与病床之间构成一定的比例关系;各级各类人员有了明确的分工;在各项医疗业务活动中,根据客观规律和医学技术的特点,逐步建立了操作规程和工作制度;医院的建筑设施、后勤供应、卫生学管理方面也形成了一些规范;建立了业务指挥系统和管理制度。③近代医院的普及化。医院的普及化意味着集约化医疗活动方式已经由19世纪以前辅助的、非主要的转化为占主要地位的医疗方式。医院的普及化首先始于欧美资本主义国家,这是与这些国家社会经济和医学技术的发展分不开的。从19世纪下半期,欧美各资本主义国家医生大量增加,进入20世纪以后,医生与人口之比已经近于1∶1 000(美国为1∶735,英国为1∶850)。到1965年,美国已有医院7 123所,病床170万张。新中国成立前,我国的卫生资源极其匮乏,医院的普及因此十分缓慢。新中国成立后,我国医院进入全面普及阶段,截至1978年,全国城乡医院已有64 421所,病床204万张,专业技术人员310多万人。截至2008年,全国城乡医疗机构共计269 375所,其中医院19 712所;病床404万张,其中医院病床288万张;专业技术人员616多万人。

(四)医院的现代化发展时期(20世纪70年代以来)

以工业现代化、科学技术现代化为基础,医院自20世纪70年代以来步入了现代化发展阶段。随着社会的发展和生活方式的变革,促进了现代医学模式的转变,不仅对医疗而且对预防和保健工作都提出了更高的要求。现代医院正是在这种背景下,不断适应社会发展和人类健康的要求而逐步变为医疗、教学、科研、预防、康复及指导基层卫生保健的中心。

现代化医院给人们的印象是规模大、设备新、分科细、技术精、结合好(医疗、教学、科研)、出人才、出成果。现代化医院应当是适应现代医学科学发展,能为病人提供高水平、高质量医疗服务的医院。它与传统的医院相比,具有明显的时代特征:①医学技术的现代化。主要表现在现代高水平、高质量的检查技术、诊断技术、保健技术和康复技术。医院拥有先进的医学理论、技术和方法,能适应知识更新和医学技术进步的步伐。②医学专业的综合化。即在专业分工基础上的综合协作,既有精度又有广度,充分发挥现代医疗的功能。③经营管理的高效率、中心化。即主动适应医疗市场的竞争,实现高效率的运转和好的经济技术效果。④社会医疗保健中心化。医院功能由医疗型转变成医疗、预防、保健、康复型,运用预防医学和社会医学发挥社会医疗保健的功能。⑤医院管理的现代化。运用系统工程的理论、技术、方法和现代医院管理的原理和观念,对医院系统和医院内外环境相联系的各个方面实行科学管理。⑥医院信息管理的自动化、计算机化。现代化医院已普遍借助20世纪90年代国际上迅猛发展的微机局部网络技术,建立将医院门诊、急诊的挂号、收费、药房、财务和医院管理等信息有机联系在一起的医院信息系统(hospital information system,HIS),从而大大提高了医院的信息处理能力和管理水平。

三、医院类型

按照不同的划分角度,医院可以划分为不同的类型,但各种类型的医院之间没有绝对的界限,有的医院同时兼有几种类型。具体划分见表1-1。

表 1-1 医院类型

划分角度	类 型
规模	大型医院或医学中心、中型医院、小型医院
技术水平和服务层次	一级医院、二级医院、三级医院
服务范围	综合医院、专科医院、康复医院、儿童医院、中医医院、职业病医院
区域	城市医院(市、区、街道医院)、农村医院(县、乡、镇医院)
诊断、治疗方法	西医院、中医院、蒙医医院、藏医医院
特定任务	军队医院、企业医院、医学院附属医院
经济性质	股份制医院、股份合作制医院、独资医院
经营主体	公立医院、公有民营医院、国有民营医院、民有民营医院
运行目标	营利性医院、非营利性医院

按医疗技术水平及服务层次划分，医院可分为一级、二级和三级医院。一级医院主要是农村乡、镇卫生院，城市街道卫生院，地市级的区医院和相当规模的工矿、企事业单位的职工医院，它们是直接为社区提供医疗、预防、保健、康复综合服务的基层医院，位于三级医疗网的底部。二级医院主要是指各地一般市及县医院以及省、直辖市的区级医院，是跨几个社区提供医疗卫生服务的地区性医院和地区性医疗预防技术的中心，是三级网的主要层次。三级医院主要指中央、省、直辖市直属的城市大医院及医学院校的附属医院，它们是医疗、科研、教学的技术中心，位于三级网的顶部。

按服务范围，医院可分为综合医院和专科医院。综合医院一般指设有一定数量的病床，分设内科、外科、妇产科、眼耳鼻喉科等各种专科及药剂、检验、放射等医技部门并配以相应人员、设备的医院。儿童医院和中医医院实际是综合医院的一种特例。专科医院是指为了防止某些特定疾病而设立的医院，如传染病(医)院、精神病(医)院、结核病(医)院以及妇产科医院、口腔医院、眼科医院、胸科医院、肿瘤医院等。综合医院和专科医院存在互补趋势。一方面，综合医院开展重点学科建设，以重点学科带动一般学科；另一方面，专科医院(尤其是城市的传染病医院)随着某些疾病(如传染病)的控制和综合医院服务规模和服务范围的不断扩大，门诊就诊量有下降趋势。因此，有些专科医院在完成既定任务的前提下，为适应社会需求的变化，逐渐开始扩大其服务内容，部分医院有向综合性医院发展的倾向。

按运行目标，医院可分为营利性医院与非营利性医院。营利性医院的运行目标是以追求利润最大化为目的,其税后利润可以给予投资者一定的回报。非营利性医院则不以获取利润为其目的,而是追求特定的社会目标。两者最主要区别在于所获利润的分配和使用:非营利性医院的盈利只能用于自身的扩大再生产,不能以分红的形式给出资者以回报。另外,非营利性医院在终止业务活动后,其剩余资产由社会管理部门处置,出资者无权自行处置。根据国际经验和我国有关法规,一般认为政府医院、企业医院、社区医院及民办医院为非营利性医院,而私立医院、股份制医院、中外合资医院则归属于营利性医院。

从不同的角度来划分可以把医院分成不同的类别。

四、医院的性质与功能

(一)医院的性质

医院作为卫生服务体系的一个重要组成部分,它一方面服从于一个国家卫生事业的基本性质,如在我国为具有一定福利性质的社会公益事业;另一方面,在医疗机构本身服务过程中,它又体现了其生产性、经营性的个性特征。

1. 福利性

中华人民共和国卫生部颁发的《全国医院工作条例》第一条指出:"医院是治病防病、保障人民健康的社会主义卫生事业单位,必须贯彻党和国家的卫生方针政策,遵守政府法令,为社会主义现代化建设服务。"我国的医院应以治病救人为宗旨,以非营利性医院为主体,是救死扶伤、实行人道主义的医疗单位。同时,对于非营利性医院政府予以财政补贴并免除税务。因此,我国医院是具有一定福利性质的社会公益事业。由于不同国家的经济实力不一,故医院的福利程度和范围也存在着差别。

2. 生产性

医学科学技术属于生产力的范畴。医院是运用医学科学技术进行医疗卫生保健服务的生产单位。它通过卫生技术人员的分工协作,借助一些必备的医疗设备、并消耗一定的药品和卫生材料,以物化劳动和活劳动的服务方式来进行生产,所提供的服务则是一种无形的劳动产品,如疾病的治愈、健康的恢复、体质的增强等。

3. 经营性

医院是具有经济性质的经营单位。它的医疗活动受到商品经济价值规律的制约。在资本主义国家里,医院在自由竞争中求生存、求发展,必须注重经营管理。在中国,由于目前国家的财力还不宽裕,医院经费大部分要靠医院本身经营来解决。医院与社会的物质交换按等价交换的原则,在为社会提供医疗服务的过程中,根据所消耗的物质资料和劳动力价值,得到相应的经济补偿,成为在国家的定额补助下靠自身经营调节的服务机构。

（二）医院的功能

随着医学科技的发展、医学模式的转变以及人们对疾病与健康概念认识的深化，医院的功能已逐渐从单纯的诊疗、护理病人，向疾病的预防和康复方面发展。《全国医院工作条例》指出医院的功能应是：以医疗工作为中心，在提高医疗质量的基础上，保证教学和科研任务的完成，并不断提高教学质量和科研水平，同时做好扩大预防、指导基层和计划生育的技术工作。

1. 医疗

医疗为医院的主要功能和中心任务。诊疗、护理两大业务为医疗工作的主体，并和医院的医技及其他辅助科室协作配合形成医疗整体。医院医疗一般分为门诊医疗、住院医疗、康复医疗和急救医疗。门诊、急诊医疗是医疗工作的第一线，住院医疗是对较复杂或疑难危重病人进行诊疗的重要方式。康复医疗是利用理疗或体育、心理等方法对由于疾病或外伤等原因造成的功能障碍进行诊治和调节，以促进体能和器官功能恢复到良好状态。

2. 教育

临床医学是实践医学，一个合格的医务人员不可缺少医院实践训练和技能培养。因此，除了承担医疗服务的任务外，医院还应承担一定的教学任务。按医学教育的对象划分，医院的医学教育可分为：①医学院校学生临床教育与毕业实习；②毕业后继续教育；③继续医学教育。无论哪一层次、哪一类型的医院，医学教育总是其基本任务之一，只是各医院的医学教育任务占医学任务的比重不同而已。

3. 科研

疾病诊断和治疗的复杂性及其临床上新问题、新困难的不断出现使科研成为医院的另一项重要任务。医学的许多课题，首先是在临床实践中提出，又通过临床观察和实践得以完成，并以此来实现医疗质量的提高和医疗技术的发展。

4. 预防和社区卫生保健服务

要提高居民的健康水平，单凭院内的医疗服务是很难实现的。随着医学模式的转变，加强预防和社区卫生保健工作已成为医院的一个发展动向。医院必须对社会保健做出自己的贡献，要做好扩大预防、指导基层和开展计划生育的技术工作，同时要开展健康咨询、门诊和住院体格检查、疾病普查、妇幼保健指导、卫生宣教等业务。

五、医院的工作特点与方针

（一）医院的工作特点

医院的服务对象主要是病人与社会人群，服务手段是医学科学技术，服务目标是保证医疗质量和医疗效果，促进人民健康。这些是医院的基本特点，此外，医院在其服务的过程中还有一些具体的工作特点。

（1）医院必须以医疗为中心，一切为了病人。保证医疗质量和医疗安全应为医院生存的根本，医院的一切部门都要围绕病人来进行工作，尽可能争取最佳的医疗效果。

（2）医院工作的科学性和技术性。医学科学技术为医院诊治病人的手段，而人体又是极为复杂的机体，这就决定了医务人员必须具有全面的理论知识、熟练的技术操作能力和丰富的临床经验，方能胜任医疗任务。

（3）医院工作的整体性与协作性。医院工作需由多种专业技术人员共同参与、分工协作才能完成。具体表现为医护之间、临床医技之间、医疗与后勤之间的多方协调、密切配合。

（4）医院工作的随机性与规范性。由于疾病种类繁多，病情千变万化，个体差异巨大，再加上一些突发的抢救任务和灾害事件，医院的工作面临着很大的随机性。医院的工作对象是人，必须强调医疗工作程序、技术操作的规范性，明确岗位责任制，制定各项规章制度，以保障医院各项任务及时、顺利、准确完成。

（5）医院工作的时间性和连续性。时间就是生命。医院在诊断、治疗与抢救病人的过程中必须分秒必争，同时要求对病情的变化必须作连续的观察和监测，及时处理一切可能发生的问题。

（二）医院的工作方针

医院的工作方针，反映了医院在一定历史时期内为达到一定目标所要遵循的指导原则。作为社会主义国家的医院，应从社会主义政治方向、服务方向、发展方向，依靠对象和国家的有关卫生工作方针来考虑。据此，我国社会主义医院工作方针如下：①坚持四项基本原则和改革开放，加强社会主义精神文明建设，树立良好的职业道德，全心全意为人民服务；②以医疗工作为中心，不断提高医疗技术水平和医疗质量，逐步实现医院的现代化；③团结广大职工，依靠科技进步，充分发挥卫生技术人员的主导作用，积极培养人才；④扩大预防，指导基层，城乡协作；⑤做好中西医及中西医结合工作；⑥加强经营管理，勤俭办院。

六、医院的发展趋势

现代医院应适应现代医学科学的发展和医学模式的转变，为病人提供高水平、高质量的医疗服务。我国的医院在医疗技术、专业结构、服务功能、管理水平等方面将面临以下发展方向和趋势。

（一）广泛应用现代科学技术的新成就

随着现代科学技术对医学领域的渗透，临床医学和实验医学研究的结合日趋紧密，新学科、新专业也不断涌现。越来越多的现代科学技术的新成就应用于临床上的治疗和诊断。现代医院不仅要加强临床研究，还要建立实验室及实验学科、配备实验人员，对医生则要求有一定比例的时间从事临床实验工作。

（二）专业分工精细和多学科协作

专业分科精细是现代医学发展的必然趋势，现代医院的专业分科越来越细并迅速发展了一些新的专科，如急救医学、老年医学、临床遗传学、社会医学等，这为进一步对疾病作细微观察和深入研究提供了更为有利的条件。人的机体是一个有机整体，因此在高度专业化的基础上，仍需各科协作、共同防治。现代医院实行多种综合，加强横向联系，建立各种诊治中心，如癌症治疗中心、心血管治疗中心、器官移植中心等。

（三）医疗设备先进和医院建筑的现代化

和技术相适应的医院硬件设施是医院现代化的物质基础和重要标志。目前，医疗设备质量高、更新快并正向精密化、细微化、高效化、无创伤方向发展。在建筑上，大多采取集中式高层建筑，建筑标准高，普遍使用自动门、室内空调、无线呼传系统、无菌气流手术间等。另外，为了给病人创造一个良好的治病养病环境，医院的环境正逐步向家庭化、艺术化发展。

（四）医院从医疗型逐步向医疗、预防、保健型转化

随着现代医学发展的整体化趋势，医疗、教学、科研、预防四项任务相辅相成，成为医院生存和自身发展不可分割的整体。特别是当前疾病谱的变化，威胁人类的疾病在死因中占前三位的分别是心血管疾病、肿瘤及意外伤害。这些疾病的发生、发展和治疗，仅靠控制生物、物理和化学因素是远远不够的，还要控制遗传、行为、心理因素和生活方式、社会环境因素的影响。这就要求医院的服务功能必须从治疗服务扩大到预防服务，从技术服务扩大到社会服务，从生理服务扩大到心理服务，从院内服务扩大到院外服务（包括家庭医疗服务、临终服务等），实现服务功能的全方位拓展。

（五）医院管理的科学化、系统化、信息化

现代化的医院不仅需要现代化的技术水平，更需要高层次的管理水平。对医院的管理者来说，应该掌握现代化的管理方法，以科学的管理思想来指导医院的各项管理工作。科学化强调管理的标准化、制度的规范化、组织结构的合理化等。医院的管理还应强调系统性，应达到整体功能与系统层次的优化组合，以提高工作效率与效能。另外，只有对信息及时准确的收集、分析、处理，才能进行有效的管理，针对医院信息量大且复杂的情况，医院信息系统的建立也必将成为现代化

医院的必由之路。

（六）重视人才建设，大力培养专业技术队伍和管理队伍

医院的发展与高质量的医疗水平关键在人。现代化的医院应重视人才，重视在职培训，建设一支掌握现代科学技术、现代医院工程技术和现代管理科学的队伍。在管理结构上，院长及医院高层次的管理者将由技术型硬专家逐渐被管理型软专家所替代。作为医院的管理者，还应高度重视人的积极性和创造性的发挥，建立有效激励机制，充分实现人才组合的最大效用。

第二节 医院管理学

管理学的基本原理、基本方法和管理职能等运用于社会各个领域的管理，形成了管理学在这些领域的分支学科，医院管理学就是其中之一。

一、医院管理学的概念

医院管理是按照医院工作的客观规律，运用管理理论和方法，对人、财、物、信息、时间等资源，进行计划、组织、协调、控制，充分发挥整体运行功能，以取得最佳综合效益的管理活动过程。

医院管理学是研究医院管理现象及其规律性的科学。它既与医学科学相联系，又与其他自然科学和社会科学相联系，是管理科学的一个分支学科，是一门应用科学，又是一门边缘科学。

二、医院管理学的研究对象与内容

医院管理学的研究对象主要是医院系统及其各个层次的管理现象和规律，同时也要研究医院系统在社会大系统中的地位、作用和制约条件。

医院管理学的研究内容非常广泛，为了便于理解和掌握，必须和这门学科的学科体系结合起来作出分析。医院管理的学科体系，可分为综合理论和应用管理两大部分。

综合理论部分主要研究医院管理的原理和医院概论等基本理论问题，也就是医院管理学总论。它的主要内容有医院管理学的概念、研究对象、学科体系、学科发展历史、医院管理职能、医院管理学方法论和基本原理。医院概论主要从社会角度来研究医院这个特定系统的一般规律，所以也可以称作"医院社会学"。它的内容主要有医院的定义、类型、性质、地位、任务和功能、工作特点、工作方针以及医院发展的历史和趋势等。此外,还要研究医院体系(医院群)的管理,包括社区医院布局及发展建设规划、医疗法规、医疗行政、医院资金、医疗保障制度和医疗费用问题、医院协作,以及医院人员配置、培训和医院工作监察、评审等。

应用管理部分则主要研究医院管理这个系统中相互有联系又有区别的各要素(即专业),也就是医院管理学的各论。这些要素包括人的管理(组织人员管理)、事的管理(医疗、技术、质量管理)、信息管理、物资设备的管理、财的管理(即经济管理,具体包括财务管理、经济核算、成本核算及实行各种经济管理制度等)。

需指出的是,在每个历史时期,医院管理学都有其需要侧重研究的内容。如现阶段对医院管理与市场经济的关系、医院改革如何深化、转换医院经营机制和运行机制、医德医风面临的新问题及其对策、现行人事体制与分配制度改革研究等为当前研究的重要课题。然而,有关医院质量管理、医学进步与技术建设、职业道德建设、医院经营管理、医院卫生学管理、医院管理的发展趋势及医院管理理论研究等,则是医院管理学研究的长久课题。

三、医院管理的职能

在以上的管理学基本理论中我们介绍了管理的几大职能,现结合医院管理的具体内容和要求逐一作出说明。

1. 计划

医院的计划工作是指医院管理目标的确定及实现目标的途径和方法,是医院管理的首要职能。这里的目标既有整个医院的目标,也有个别部门的目标。计划内容则既有对整个医院都具指导意义的计划,亦有各个科室或职能部门的工作计划,具体包括医院总体发展规划、医疗计划、药品计划、财务计划、人员调配计划、物资供应计划、设备购置计划、基建维修计划等。

2. 组织

为了实现医院的共同目标,须建立有效性、连续性的工作系统。建立这个系统所采取的行动过程就是组织工作。医院组织工作的一般程序为:确定医院目标、设置组织结构、合理配置资源、授予相应责权利、协调沟通各方关系。

3. 决策

在医院经营管理活动的始终及各个方面都贯穿着一系列的决策活动。例如,办院方针、工作规划、质量控制、人事安排、干部培训、财务预算、设备更新等都要作出合理的决定,即决策。从我国医院管理的现状来看,与小生产方式相适应的经验决策尚占主导地位。随着社会和医学科学的发展,决策在现代医院管理中的作用越来越大,地位也越来越重要。这就要求医院管理者在进行决策时,必须从战略到战术,从微观到宏观,从医疗保健的经济价值到社会效果,经过周密的方案论证和各种技术经济的分析比较,作出科学合理的决策,以摒弃单纯靠个人"拍脑袋"、"想当然"而作出错误判断。

4. 协调

医院工作是多部门、多学科专业化协作的科技工作,这就必须加强协调管理,才能保证各部门步调一致,密切配合。同时医院作为卫生系统内的一个组成部分,目的从属于系统的总目的,功能与其他组成部分互补。因此,客观上还要求医院与卫生系统内其他组织相互协作,充分发挥卫生系统的整体功能。医院协调的内容有:①对医院成员的协调;②对组织活动过程的协调。

5. 控制

医院不论是惯性运作还是各项工作计划的执行,都必须在有控制的条件下进行。控制是一种有目的的主动行为。医院的各级管理人员都有控制的职责,不仅对自己的工作负责,而且必须对医院整体计划和目标的实现负责。控制工作离不了信息的反馈,在现代化医院中建立医院信息系统将会成为管理者进行控制工作、保证管理工作沿着医院的目标前进的一种重要手段。

四、医院管理学发展

医院的科学管理始于 20 世纪初,而医院管理学科体系的建立则是在 20 世纪 30 年代左右。

(一)医院管理学的形成

早在 19 世纪,欧美国家担当医院管理任务的人,大多是慈善团体理事会的干事,而医院的具体管理工作是在医院总护士长的协助下完成的。公立医院任命在职医师为医监或医务长,在干事的协助下进行医院管理。

20 世纪开始以来,随着社会经济和科学技术的迅猛发展,医院的规模日趋扩大,结构日趋复杂,医学技术和医疗活动不断得到扩充与进步。与此同时,影响医院行为和发展的外部因素也逐渐增多。这就要求医院的管理人员不仅要有一定的医学知识,同时也应具备相应的管理知识与技能,否则就很难胜任管理工作。1910 年美国学者豪兰(Howland)等提出医院管理是一门独立的科学,提倡对医院管理人员进行管理教育。在 1917 年美国外科协会就开展了医院标准化运动,对不符合该协会标准的医院的医生不予承认会员资格,此后这项运动在全美展开。该协会调查委员会主席麦克依陈(MacEchen)于 1935 年出版了《医院的组织和管理》专著,开始形成医院管理学体系。从 1934 年开始,美国芝加哥大学开始设立医院管理课程。第二次世界大战以后,许多大学设立了医院管理课程,并培训医院管理人员。美国的这一经验和成果,引起了世界各国的重视和效仿。日本厚生省于1949年成立了"医院管理研修所",负责医院管理教育,轮训医院管理干部。1961年改为"医院管理研究所",进一步充实研究组织,成为医院管理的教育和科研中心。1964年开始建立医院管理专修科,对医科大学的毕业生进行为期一年的管理专业教育,许多医科大学也设立了医院管理课程,培养医院管理人员。

(二)我国医院管理学的发展

我国的医院管理工作,建国几十年来积累了丰富的经验。在新中国成立前,国内一些大城市的医院管理,主要是接受了欧美一些国家的管理方法。在解放区创建的医院采用的是适合革命战争需要的管理方法。建国初期,主要是采用前苏联的管理体制和方法,但同时也在积累我国社会主义建设时期的医院管理经验。1952年,中华医学会成立了医院行政管理研究会。1957年卫生部召开了第一次全国医院工作会议并颁布了《综合医院工作制度》和《医院工作人员职责》。1962年,医院行政管理研究会配合卫生部召开了会议,讨论了《关于改进医院工作若干问题的意见》,以后又制定了《高等医学院校附属医院工作四十条》。在以后的一个较长的时期内,我国的医院管理工作经历了"文化大革命"极"左"路线的干扰和破坏,与此同时,也从正反两方面积累了很多宝贵的经验。

十一届三中全会以来,党的工作重心转移到社会主义现代化建设上来,管理科学受到了应有的重视。卫生部在全面总结新中国成立以来医院管理工作经验的基础上,修改制定了《全国医院工作条例》,修订颁发了《医院工作制度及各级人员职责》等文件,对整顿医院工作起到很大的指导作用,也促进了全国医院的科学管理。

在学术方面,1980年11月中华医学会在北京召开了第一届全国医院管理学术会议,并成立了中华医学会医院管理学分会。这标志着我国的医院管理作为一门学科开展学术探讨,进入了一个新的历史时期。各省、市、自治区及地方,也相继成立了医院管理学会及分会,使我国医院管理的学术研究进入了有组织活动的时期。同时,还开展了国际性医院管理学术交流,包括参加学术会议和派出人员出国研修及考察等。1991年成立了卫生部医院管理研究所,它已逐渐成为我国医院管理学研究和培训的中心机构。

在教育培训方面,从1982年开始,上海、北京、湖北、陕西、安徽、四川、黑龙江、辽宁等地的高等医学院校,相继设立了卫生管理系,系统地进行管理人才的培养。此外,不少省市还成立了卫生管理干部学院或卫生管理干部培训中心。各地纷纷举办许多期各种内容和形式的管理培训班。这些对于建立一支高层次的医院管理专业人才队伍,实现我国医院管理的现代化,无疑具有重要意义。

在编著出版方面,1963年解放军总后勤部卫生部主编的《军队医院管理》一书是我国第一部医院管理学专著。继此书和1981年辽宁省的《医院管理学》之后，《现代医院管理》、《医院管理学教程》、《农村医院管理》、《实用医院管理学》、《现代医院管理理论与方法》等，以及医院管理方面的专业论著《医院标准化管理》、《医院质量管理实用教程》、《医疗事故纠纷的防范与处理》、《医院内感染与管理》、《医院护理管理》等相继问世。卫生部委托北京医科大学组织全国有关专家编写的《医院管理学》（钱信忠顾问，郭子恒主编）是一部较为系统的医院管理学专著，它标志着我国医院管理学科和学术体系的初步形成。关于专业刊物方面，1981年我国的第一个医院管理学专业杂志《中国医院管理》在黑龙江省创办，以后出版的学术刊物主要有《农村医院》、《国外医学·医院管理分册》（目前已经更名为医院管理论坛）等。中华医学会1985年创办了《中华医院管理杂志》，开辟了新的学术阵地，促进了学术的繁荣。近年来有关医院管理方面的专著和专业期刊层出不穷，其中包括中国医院协会主办的《中国医院》，第二军医大学主办的《解放军医院管理》等杂志，反映出我国医院管理理论研究的新进展。

1989年，卫生部颁布了《综合医院分级管理标准（试行草案）》和《医院分级管理办法（试行草案）》，为我国的医院建设和医院管理制定了标准。1997年，《中共中央、国务院关于卫生改革与发展的决定》总结了新中国成立以来我国卫生事业发展的各项成就和现阶段卫生事业发展中的各种问题，进一步明确了卫生工作的奋斗目标、指导思想和改革方向，将成为今后相当长一段时期内指导医疗机构改革与发展的纲领性文件。

在国际上，由于医院管理实践、医院管理研究、医院管理教育和医院评审相结合，使医院管理科学得以不断发展和提高，医院管理的内容得以不断科学化、系统化和现代化。我国医院管理已经获得的这些发展将有助于和国际上的先进领域全面接轨。

（晏　波　曹建文）

参考文献

[1] 哈罗德·孔茨主编.管理学.北京:经济科学出版社,1998
[2] 史自强,马永祥,胡浩波等主编.医院管理学.上海:上海远东出版社,1995
[3] 郭子恒主编.医院管理学.北京:人民卫生出版社,1990
[4] 朱教荣,张觉民主编.管理学基础.长春:吉林人民出版社,1992

第二章

组 织 管 理

第一节 概 述

组织是一个系统。它具有一定的结构。它是按照一定的目标形成的权责角色。组织工作是在这个权责结构中,按照组织目标的要求,把为达到组织目标所必需的各种管理活动加以组合分类,同时授予各类管理人员进行每一类管理活动所必需的职权,协调好各个层次人员上下左右的分工协作关系,并根据外界环境的变化,随时对组织结构进行调整使之日趋完善的过程。19世纪末至20世纪40年代的科学管理代表人物之一——法国的亨利·法约尔(Henry Fayol)强调组织的一个根本原则是统一指挥,发挥集体力量协同达到共同目标。医院便是这样一个组织。它的主要组织目标是更好地为病人提供医疗、保健、预防服务。医院将为达到这样一个目标所必需的住院、门急诊、科研、教学等方面的管理活动加以组合分类,同时授予医院各类管理人员进行每一类管理活动所必需的职权,从而实现医院组织的管理职能,发挥医院组织的总体功能。医院组织体系是一个医院完成其承担的医疗保健任务,达到医院集体的共同目标的组织保障。医院各类组织单元是组成医院的基本结构,是医院进行各项活动的基本条件,也是整个医院管理活动的基础。对医院的规模进行合理的设置,进而对其中单元进行合理确定,配备适当比例,将会促使整个医院管理的不断完善与改进。

医院既然是一个组织,则必然要对这个组织进行管理。医院组织管理是应用有关管理的原理和方法,研究医院组织的合理化配置和如何发挥医院干部职工的积极性,提高医院总体运作效能的一门管理学科。医院组织管理,主要是医院工作人员的配置与管理,它在医院管理中具有重要的意义。

一、组织的分类

组织是一种有意形成的职务结构。组织的分类有不同的方法,如从组织的形成方式、组织的体制等角度来对组织进行分类。从组织的形成方式来看,存在正式组织与非正式组织两种类型。图2-1显示了一般医院的组织结构模式。

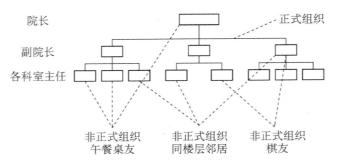

图2-1 医院正式与非正式组织

正式组织一般是指一个有正式组织的单位或企业中有意形成的角色结构。在医院中,具有隶属关系的角色间的结构是正式组织。非正式组织则是指任何没有自觉的共同目的的共同个人活动,即使这些活动也许有助于组织的共同目标的完成,这类活动也只是非正式组织,比如医院午餐时共同的桌友,或者住在同一楼层的不同管理线上的职工。它们并不是由正式组织所建立或所需要的,而是由人们相互联系而自发形成的个人和社会关系的网络。

体制是一个组织的机构设置与权力划分的体系,它应具有稳定性和适应性。从体制的要求上来看,医院的组织又可以分为直线组织、直线参谋组织、矩阵组织及其他复合组织类型。直线组织中的一切指挥和管理职能基本上由行政负责人比如院长自己执行,不设立任何参谋机构。直线参谋组织中管理人员有两类:一类是直线指挥人员,类似直线组织中的行政负责人,他们拥有对下级实行指挥和命令的权力并对工作负全部责任;另一类人员是直线指挥人员的参谋——职能管理人员,如医院管理办公室、医务科、人事科、财务科、设备科等,他们只起到对直线指挥人员的协助参谋作用,对于下级机构只起业务指导作用,而不能对他们进行指挥和命令。矩阵组织顾名思义便是整个组织部门间既有横向联系又有纵向联系,从而形成管理的"矩阵"。它保留了直线参谋组织形式,又有按规划目标划分的横向领导体系,增加了管理上的灵活性。随着管理学的发展及社会的知识化和信息化,医院的管理也要求更加灵活的组织形式与之匹配,从而出现了一些复合性的组织形式,它们将上述3种基本的组织形式在一个单位中复合配置,扬长避短,使医院能够对外界环境的变化作出及时的反应,更好地完成医院组织的目标和任务。

二、部门划分

部门是构成组织的细胞,同时建立部门是组织工作的一个方面。部门一词的意义是指组织中的一个明确区分的范围、部分或分支机构。在其中,一位管理人员负有从事某些特定活动的责任。部门的划分,可以单纯根据人数来划分(如部队)、按时间划分(如轮班作业)、按职能划分(如生产、销售、财会等)、按顾客划分(如全日制教学与非全日制教学),或按地区或工艺流程划分。事实上并不存在适合所有组织所有情况的所谓最佳"部门划分模式",医院更是如此,因而医院部门的划分通常是数种部门划分方式的综合,如按时间("三班倒"轮班制)、按顾客(门诊部、急诊部、住院部等)、按职能(行政、后勤等)。目前我国医院的主要构成部门一般可分为诊疗部门、辅助诊疗部门、护理部门、机关职能部门与后勤保障部门。

(一)诊疗部门

目前,我国医院种类较多。20世纪50年代初,我国大多数医院是综合性医院,进入20世纪60年代,我国已出现了妇产科医院、儿童医院、肿瘤医院、眼科医院、五官科医院、胸科医院、骨伤科医院、老年医院等专科医院。这些专科医院诊疗部门的设置重点各有不同,但与综合性医院的框架基本相似。在综合性医院中,诊疗部门通常包括门诊诊疗部、急诊诊疗部和住院诊疗部。在较小规模的医院中门诊、急诊诊疗部通常是一个部门;而在较大规模的医院中,则通常是门诊、急诊两个相对独立部门。门诊诊疗部通常还包括预防保健、计划生育门诊。在级别较高、规模较大的医院住院诊疗部通常按疾病系统或病种细分为诸如神经内科、内分泌科、血液病科、消化内科、呼吸内科以及脑外科、胸外科、泌尿外科、整形外科等科室部门。目前,有些医院将住院部按病人的不同分为急性病部、日间服务部、慢性病部等。所谓急性病部主要用来解决需要正规救治和(或)手术的留观病人,日间服务部主要用于解决小手术后需要住院观察以及需要其他临时处理的病人,慢性病部主要解决达到急性病出院标准尚需进一步后续治疗的病人的医疗服务需求。诊疗部门是医院为病人服务的第一线,是医院主要的业务部门。

临床科室是医院诊疗组织的主要组成单位。我国医院临床专科的划分大致有以下类型。第一,按治疗手段分科,如内科、外科、放射治疗科等。内科主要以药物治疗,外科主要以手术治疗。第二,按治疗对象分科,如妇产科、儿科、老年科等。第三,按病种分科,如肿瘤科、结核病科、传染病科、精神病科、口腔科、遗传病科、糖尿病科等。第四，按人体系统及器官分科，如眼科、神经科、皮肤科、内分泌科等。在多数综合性医院中，中医科通常只设独立门诊。

（二）辅助诊疗部门

辅助诊疗部门包括医院医技科室，如药剂科、营养科、放射科、检验科、超声科、病理科、麻醉科、消毒科、同位素室、心脑电图室、理疗体疗室、中心实验室等。辅助诊疗部门开展专门技术和设备的辅助诊疗工作，是现代医院的一个重要环节。

我国医技诊疗科室发展较快，相应部门的设置呈中心化发展趋势。医院把面向广泛而精密度高的医疗设备集中设置，集中使用，集中管理。如中心实验室、中心功能检查室、中心影像室、CT室、中心放疗室、超声诊断室、内镜检查室等。中心化管理可以节约开支，提高设备利用率，提高工作效率。

（三）护理部门

护理部门主要包括住院护理、门急诊护理、保健护理、医技部门（如理疗康复）护理等，是一个贯穿整个医院功能范围的综合性部门，由护理部统一领导。较大规模的医院通常也将住院护理按病种或疾病系统分为不同的护理病区。

（四）机关职能部门与后勤保障部门

机关职能部门包括两大类：一类是党群部门，主要有医院党办、团委、工会等；另一类是行政组织系统，如医院管理办公室、医务科、院长办公室、人事科、财务科等。

后勤保障部门在医院中目前主要是总务科，它包括建筑、设备维修、物资库、车队、锅炉房、食堂、洗衣房、环卫清洁等，是医院诊疗护理工作的重要辅助部门。

对于职能管理及后勤保障部门的设置，应以精干有力，减少组织层次，提高效能，有利于医疗、有利于病人的原则进行，应从组织机构的科学性、合理性和提高工作效率出发，但不能简单地理解为"精简机构"。例如一所大型医院，后勤工作的任务很重，若后勤机构只设一个总务科，势必使总务科的管理范围太大而影响后勤保障。因此，或者细分后勤机构，或者增加后勤管理层次，两者必居其一。合理扩大行政后勤副院长的管理范围，减少下级的管理范围和层次，则可提高工作效率，而人员不一定需要增加。

（五）其他部门

大型医院由于承担着医学科学的教学、科研工作，相应地在大型医院中通常还设有科研、教学部门，负责教学培训、科学研究及新药、新诊疗技术开发工作的计划、组织、实施。我国较大规模的医院根据自身的专业特长，相继成立了各种临床实验室或研究室,配备了一定的人员和设备,成为开展临床研究工作的专业研究基地。

另外,不同规模的医院根据其具体情况还常设立学术、医疗事故鉴定、药事管理、病案管理、院内感染管理、服务监督委员会等辅助组织,以利于医院部门之间的横向协调及民主管理、集思广益。值得一提的是,这些委员会(或"小组")的存在,有些是长期的,有些是临时设置的。

上述部门构成医院组织体系。医院内部门机构的设置,应遵循组织的原则和系统的原理,以医疗为中心,从业务实际需要的角度出发,在上级卫生行政部门的统一安排下,兼顾医院自身的技术力量和发展规划来设置。以中等规模以上的综合性医院为例,我国当前医院的一般机构模式见图 2-2。对于职能机构的设置模式通常如图 2-3。

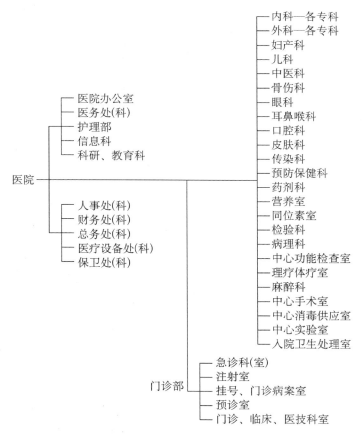

图 2-2　我国综合性医院一般机构模式

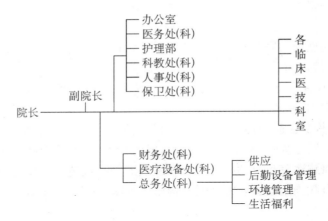

图 2-3　医院职能机构设置模式

国外现代医院多采用类似的"一长三部"制,见图 2-4,即整个医院设一位院长,下属医疗、护理、后勤三部,在院长的统一领导下,医疗、护理、后勤三条线三位一体,共同完成医院的各项任务。这种体制组织层次少,部门分工明确,护理工作自成体系,较为适应现代医院的管理。

三、组织结构的变迁

19世纪后期,当直线组织结构在西方社会开始扩散时,马克斯·韦伯(Max Webor)对它进行了系统研究。他发现这种组织结构可能带来系统的高效率从而在工业时代取得了显赫地位。然而,随着社会的发展,工人从非熟练工人转化为知识工作者,任务由重复性工作转为创新与关心别人,工作从个人作业转到团队协作,社会的各种挑战需要有生气、充满智慧的组织结构。现代高科技工作的本质要求组织中不同岗位的人员对一些过程和任务负责,而这些过程和任务最终会影响企业或单位的顾客乃至范围更广的公众。随着产业的劳动密集型向知识密集型和信息密集型的转化,直线组织已经不能适应外界瞬时万千的变化。例如,医疗小组在抢救病人时,小组成员针对不同病人熟练地使用数以百计的技术工具、药品和方法,他们需要不断更新知识和技术,无论是纯粹技术人员还是一个外科医生莫不如此。在这样的背景下,柔性组织便应运而生。"柔性"这一概念在一个组织内部是指参与外部的变化,对意外的变化不断反应,以及适时根据可预期变化的意外结果迅速调整的能力,简而言之,柔性是指能做不同的工作或能适应不同需求的变化的能力。柔性组织便是具有这种特性的组织。但是,它潜在的缺陷也是显而易见的,那就是有可能由于常见的摩擦带来组织结构人员的频繁流

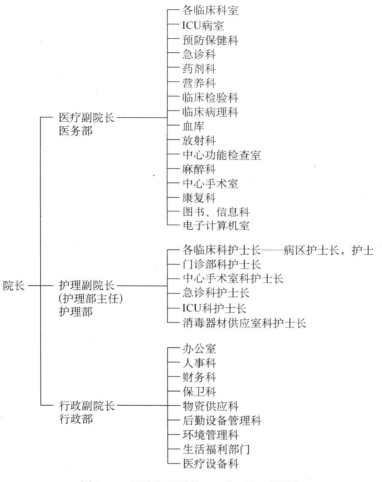

图 2-4 医院组织结构——"一长三部"制

动、因互相推诿而导致职责不清,甚至由于多头指挥而导致混乱。基于认识到这些缺陷,目前世界上很多公司采用一种名为"策略经营单位"的组织形式,它也是组织适应外界环境变化而不断发展的结果。这种组织形式的主要好处在于可以保证在一个大的企业(单位)中某一"产品"不至于被销售量大、利润高的其他产品挤掉,可以保护企业主或单位行政负责人的注意力和精力,致力于企业的宏观发展。

前一节所述医院直线参谋组织和矩阵组织可以说是柔性组织在医院组织形式中两个不断演变的例子。直线参谋组织将组织的权力进行了划分而形成两部分——直线职权和参谋职权,它有助于医院组织内部部门之间的协调;矩阵组织的实质是在医院统一组织机构中把按职能划分部分和按"产品"划分部门结合起来,增加了医院管理的柔性,现代医院的组织多采用这种形式。随着医院诊疗组织和医院辅助诊疗组织的中心化和专业化的发展以及世界范围内医疗保障制度、医院补偿及分配制度的改革,针对社会医疗需求和医学科研工作的需要,医院的组织形式也逐渐向一种类似"策略经营单位"的形式转化,如医院集团的出现,集团中各子医院("单位")开始更加重视经营管理,使整个医院集团的组织形式更具复杂性和整合性,同时使医院集团的各部分协调发展而不会由于某些局部收益的不足而导致该业务萎缩。目前,我国有些医院里某些科室实行科室核算与承包,这种组织形式与之有些相似但不是完全意义上的"策略经营单位"。

四、组织的层次

任何组织均有一定的层次,因为一名行政管理人员能够有效管理的人数是有限的,比如一名医院院长,他能有效听取汇报的下属人员的数量是有限的。管理层次的多少又受管理跨度的影响。所谓管理跨度是指一个管理人员能管理多少下属人员。有研究表明,对高层管理人员来说,其管理跨度通常是 4~8 名;而对较低层次的管理人员来说则一般为 8~15 人。另外也有人认为,任何一名管理人员的管理跨度均可达 15~30 名下属。管理跨度的宽窄使组织有两种形式:宽跨度组织与窄跨度组织。跨度宽的组织其层次一般是较少的,管理跨度窄则会造成组织层次太多。目前我国一般实行院长负责制,综合性医院院长的管理跨度一般为 3~5 名。

然而,组织的层次并非越多越好,医院亦是如此。首先,层次多使管理费用增多,导致管理费用或所谓的"一般行政费用"增加却不是直接成本的增加;其次,部门的多层次使部门间的交流复杂化,影响组织的运作;再次,层次是信息的"过滤器",当信息由上往下传达或由下往上传递时,信息会在层次间的流动中被遗漏、歪曲及逐渐减少,造成"阳奉阴违"等贯彻不力的局面,影响医院组织任务的完成和目标的实现。另外,众多的层次会使计划与控制工作难以开展,容易使计划失去协调和明确性,对管理人员的控制也将更加困难。

第二节 组织工作的基本职能

一、组织工作的基本逻辑

组织工作作为一个过程,它有一个基本的逻辑,如图 2-5 所示。其中,第一步

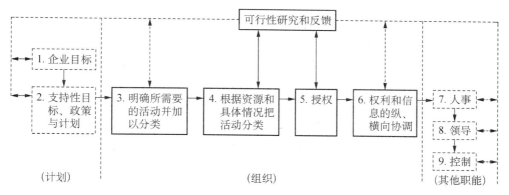

图 2-5 组织工作过程

和第二步实际上属于计划过程。

医院组织工作的主要目的是使医院干部职工能更加有效地合作,医院组织工作与其他组织工作一样,也有一个过程问题。从一个企业的组织过程图可以看出,医院的组织过程应当包括如下 6 个步骤:①确定医院的总体目标;②制定支持性的目标、政策和计划;③明确为完成上述目标、政策和计划所必需的活动并加以分门别类;④根据现有的人力、物力,并根据环境来使用人力和物力的最佳方法,把上述活动划分成各个组,如医疗组、保健组、预防组、科研教学组等,各组又可细分为数个科室亚组;⑤给各个组的领导人授予要完成活动所必需的权力;⑥通过职权关系和信息流通,建立医院各项汇报、转诊、会诊、质量考核、业绩考评、服务监督等制度,横向和纵向交错地把各个组联系起来形成医院组织的有机总体。

二、组织工作的职能

在上述组织过程的基本框架下,医院组织工作可看成:①明确医院的诊疗活动并加以分类;②对为实现目标所必要的活动分组;③授权;④为医院组织结构的横向协调与纵向协调制定有关规定。医院组织工作的基本职能主要表现在以下几个方面。

(一)通过组织工作充分发挥组织的功能

组织系统是以人为主体的社会系统,该系统的特征是强调目标、强调整体、强调责任和效率。在医院中,为使医院整个系统顺利运转起来,良好的组织工作是必不可少的,它能使医院每一个成员充分认识到自己所从事的工作,对实现医院的目标有着重要作用,从而能够保质保量地完成任务,带来医院组织的高效率和高效益,促进医院组织的整体发展。同时,医院组织的发展也能满足成员自身物质需要和精神需要,使其更加主动地为实现医院组织的目标而努力工作。

(二)通过组织工作协调各种关系

组织具有整体性,讲究分工协作。医院作为一个总体,只有通过组织工作,才能划分和沟通上下左右各种关系。这样不但能使医院各类医务人员、技术人员及管理人员明确自己在医院组织中的工作关系和隶属关系,并且能够处理好这些关系,从而处理好人、才、物等方面的复杂关系,以便为医院创造更好的社会效益与经济效益。

(三)通过组织工作促进组织的革新与完善

现代医院管理十分重视不断改善医院组织的结构,这不仅在于提高医院管理的效率,更重要的是关系到医院在走向市场中改革的成败。因为组织总是处于一定的社会系统中,医院也不例外。它必须同外界环境不断进行能量、信息、物质的输入和输出,而这种交换势必影响到医院组织的目标。医院组织必须根据外界环境的变化不断修正自己的目标。通过组织工作,则可随时调整、改善医院的组织结构,使其更加合理,也使医院各部门的职责范围更加明确,不断适应客观环境的变化与发展。

第三节 医院组织的主要类型

如本章第一节所述,目前医院的组织类型主要有直线组织、直线参谋组织、矩阵组织以及其他类型的组织。不同组织形式有各自的优缺点,其适应的范围也不尽相同。分述如下。

一、直线组织

医院组织类型中直线组织是最早、最简单的一种。其结构见图2-6所示。这种组织的优点是机构简单,责任与权限明确,指挥统一,作出决定迅速,工作效率较高。缺点是要求医院行政负责人通晓多方面的知识,各方面的工作能力均较强,这往往是不容易做到的。这种组织只适合于规模较小,管理层次较为简单的医院,如街道、地段医院等一级医院。这种组织形式不适应于规模较大、管理工作较复杂的医院。

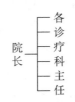

图2-6 直线组织结构示意

二、直线参谋组织

直线参谋组织是按照组织和管理职能来划分医院的部门和设置机构。组织结构示意见图2-7。这种组织的主要精神是保证医院内有一个统一的指挥和管理,避免多头指挥和无人负责的现象。同时有一套职能部门和人员,作为直线指挥人员的参谋助手,因而能对本组织内部的活动实行有效的管理。因此这种组织形式将医院管理人员分为两类:直线指挥人员和参谋人员(职能管理人员)。在参谋职能部门中,根据其从事的参谋工作的范围,又可分为综合性参谋职能部门和专业性参谋职能部门。前者如医院的院长办公室、医务处(科)等。它们处理的事务是全院性及涉及各个部门的工作,如医院调查研究设计、计划及计划总结、文书档案、内外联系等。后者如人事科、财务科、设备科、信息科等。它们把本来属于直线组织部门的同类业务集中,对直线组织部门提供专门服务,对院长提供工作协助。直线参谋组织的缺点是下一级部门的主动性和积极性受到一定的限制,部门之间的互通情况少,对新情况难以及时作出反应;其另一个内在矛盾是具有专业分工的各个职能部门如果协调不好,将会妨碍工作的正常进行,同时,各职能部门对各业务部门虽然不能直接指挥,却可以在专业范围内对下级部门提出工作部署和要求,这些要求如果不能协调一致,会使下级部门无所适从,或妨碍中心工作的执行。为减少或避免这种情况的发生,实行会议制是作为医院内部协调的一种必要措施。直线参谋组织形式比较适用于中等规模的医院,我国的区、县中心医院等二级医院绝大多数采用这种组织结构形式。

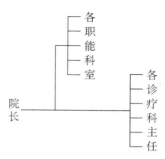

图2-7 直线参谋组织示意

三、矩阵组织

矩阵组织是在直线参谋组织的基础上,又有横向的机构系统。如临床各科与中心化的辅助诊疗部门就是这种组织形式(图2-8)。矩阵组织形式使集权与分权有机结合,增强了医院管理工作的科学性和灵活性,也有利于医院各学科的发展和专门人才的培养。这种组织形式对医疗任务重、业务

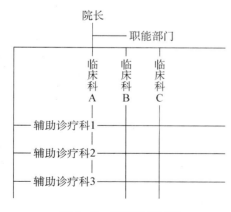

图2-8 矩阵组织示意

情况复杂、辅助诊疗技术较高、科研任务较多的大型医疗单位是一种行之有效的组织形式。

四、其他复合组织类型

随着社会的进步与医疗技术的发展，现有的医院组织模式已经不能适应医院本身发展的需要。医院在不断发展中出现了许多复合的组织类型。我国从20世纪80年代初期开始尝试性地出现股份制医院；近年来借鉴国外某些医院的做法，开始出现医院集团。这些医院组织形式的出现使医院的组织出现了诸如董事会或股东大会等投资管理机构，一些医院集团的管理部门逐渐游离出去形成独立的管理集团。这些医院组织类型是在医院原有组织机构的基础上，融合现代企业的一些组织模式而形成的。它们的出现使医院的管理活动更加专业化，医院的效益得到不同程度的提高。目前医院的组织形式出现的另一显著变化是医院后勤部门的社会化。医院组织结构这一变化使医院从传统的"小而全"的组织模式向分工社会化的方向发展，使医院在专业性、技术性加强的同时与社会的联系更加紧密。

第四节　医院规模的设置

医院规模的设置是医院组织管理的一个重要内容。它主要涉及医院的病床数的编制和相应人员的编配两方面。医院规模的大小通常是以医院的病床数来衡量的，病床数通常又是人员编配的重要参考标准。医院规模的设置必须遵循一定的原则，按一定的方法或参考国家的有关标准进行。

一、医院病床设置

（一）医院病床设置的原则

医院规模的大小及收治病人能力的大小，通常是以医院病床的编制为指标来衡量的，虽然它并不一定是医院业务水平高低的标志。医院病床的编制，通常要遵循以下基本原则。

1. 合理布局的原则

一个国家或地区的卫生资源是有限的。医院病床的编设要适应当地卫生行政主管部门对医疗卫生发展规划的总体要求，以保证卫生资源的合理配置和充分利用，同时应能满足本地区人群对医疗保健服务的基本需要。因此，医院的病床编设与调整，必须在充分论证的基础上，报当地卫生行政主管部门审批后，方可付诸实施。

2. 适应社会需求的原则

这是从一个医院新建或扩建时便要考虑的原则。所谓社会需求是指医院所服务的社区人群对医疗保健服务有支付能力的需要。社会需求是决定一个医院规模及相应的病床编制的一个重要指标。所在地的该医院服务范围，地区经济特征，服务人群的性别、年龄等人口学特征，人群疾病谱和发病率以及现有医疗机构的分布状况和病床的设置数量，当地医疗保障体制，病床的工作效率和医院工作人员的业务能力等都是影响当地住院服务有效社会需求的因素。

3. 服从医院等级的原则

不同等级的医院承担着不同的社会功能，其病床编设的规模与比例也有所不同。目前的二、三级医院从其功能出发一般配备适当比例的病床数；地段医院、乡镇卫生院等一级医院则以门诊服务为主，仅有少量病床。将来我国医院的走向是二、三级医院向医疗中心转化，一级医院则向社区卫生服务中心转化，医院病床的编制更应从其功能定位，以其承担的功能为标准，从医院人才力量、设备条件的可能以及兼顾医院发展规划而综合性地加以研究和科学合理地编设。

4. 效益与动态管理的原则

医院病床的编设，要注意医院病床使用的经济效益，以保证卫生资源的充分利用。随着医院进入社会主义市场经济竞争，医院的经济效益将是各医院考核其经营水平的一个重要指标。现代社会是一个信息社会，医院要随时掌握各类病种病床的需求信息及其使用情况，对医院病床进行动态管理。对于使用效率低的病床，要在充分论证的基础上，及时地、合理地加以调整；对于本地区发病率低、病床基本闲置的科室可不设病床。

5. 保证重点反映特色的原则

不同的医院或多或少都有自己的重点学科或反映本院特色的专科，尤其是省、市级医院，其重点学科和专业特色在病床编设时必须予以充分考虑，保证其重点学科与特色专科的发展，同时满足病人的医疗要求。

（二）病床设置方法

我国的医院属于带有一定福利性的公益性事业，要充分满足服务人群的医疗保健需要，又要考虑社会主义市场经济下医院的经营效益，病床数和结构比例合理是非常必要的，而床位数又基本上决定了医院人员的编设（下述）。从社会住院服务的需要量或需求量出发来编配医院的病床是进行医院规模设置的常用方法。

1. 社会住院服务需要量法

这种方法的基本思路是先进行医院服务人群的人口特征、主要多发病种发病率的历史资料和现况调查;通过专家咨询法确定发病率中应当住院的百分比;由此来推算每年社会需要多少住院服务;然后根据有关病床周转次数的规定,将之转化为该地区所需编配的病床数;再根据被配置医院的功能定位以及外来病人的可能的百分比,确定有多大份额的病床数能配备到该医院。然后,通过获得的资料来预测将来的人群人口学特征、发病率和住院百分比,对病床的编排进行动态管理与调整。这种方法是单纯从医疗服务的生物性来考虑住院服务的需要,从伦理的角度说有较大的可接受性。

2. 社会住院服务需求量法

社会住院服务需求量法的基本思路与需要量法的思路基本相同。不同之处是在基线调查及历史资料的收集时,还应收集有关影响卫生服务利用的因素(如经济、交通等)的资料,以此来权衡可被利用的住院服务需要量的百分比作为住院服务需求量,以住院服务需求量为参数来核算病床的编配额与结构。这种方法较好地体现了医疗服务的社会性,也有利于提高医院的经营效益。

3. 有关标准

上述方法各有利弊,且这两种方法是建立在大规模的基础资料调查上的。为简化工作,国家根据大多数情况建立了相应的标准,比如每百万人口需配备多少张病床,各类病床的比例、结构如何等。然而,这些标准也有其显而易见的局限性。医院病床的设置,主要是依据服务人群的住院服务的需要量或需求量,根据医院本身的建筑、设备条件,同时考虑医院的功能定位和医院建设规划,由上级卫生行政部门审定。一般认为城市综合医院病床数不超过600张为宜,超过1 000张病床将较难管理。目前在我国的城市三级医院,为了满足更多病人的医疗需求,医院床位数往往超过1 000张,有的医院如四川华西医院床位数超过了4 000张,成为中国医院的航空母舰,这就需要在医院的科学管理上下工夫才能管理好这样的医院。通常有重点专科发展需要或教学科研的医院,床位可以多一些。病种单一、需求量大的专科医院如精神病医院的病床规模亦可大些。

对于每千人口至少拥有的床位数,我国现行的标准是:新建城镇每千人口设综合床位5~7张;新建工矿企业每百职工设综合病床1.3~1.8张。

综合医院各科病床的编设比例,可参照我国的有关经验见表2-1。但是,床位的编设也要根据各医院的学科特色来设置,不能完全采用统一的编设比例进行编设。

表 2-1　一般综合医院各科病床的编设比例表

科　　别	百分比(%)	科　　别	百分比(%)
内科	30.0	眼科	3.0
外科	25.0	耳鼻喉科	2.5
妇产科	15.0	口腔科	1.5
儿科	10.0	皮肤科	2.0
中医科	5.0	合计	100.0
传染、结核科	6.0		

至于病床与门、急诊量的比例,卫生部1978年颁布的《综合医院组织编制原则(试行草案)》规定医院病床数与门、急诊人次(日)的比例以1:3作为正常比例界限,这可作为编设或调整医院床位数的一个参考。

二、人员编制

(一)医院编制的概念

如前所述,组织管理在很大程度上是人的管理。医院工作人员是构成医院的重要因素,是医院进行各种活动的基础。医院人员的编设是应用现代医院的组织理论和人员管理的理论,确定医院各级人员合适编设的原则和方法,它是医院组织管理重要的组成部分。

从医院管理学的角度来说,医院编制有广义与狭义之分。广义的编制确定所有法定医院的组织形式、机构设置以及规定工作人员的数量、构成和职务数的配额,它是从卫生行政部门比较宏观的角度来界定医院编制的。狭义的编制概念等同于医院人员编制的概念,即纯粹的对医院工作人员数量、各类人员构成等的设定。医院人员的编制是医院组织管理的重要组成部分,在医院管理中占有重要的地位。它同时作为管理中的手段和方法来进行"人"的管理,目的是使医院人员编设定位恰当、结构合理,在动态管理中达到人力资源的优化配置,保证医院各项任务(医疗、预防、科研、教学等)的顺利完成,促进医院的发展建设。同时,它作为一种规范,可以有效地制约医院盲目扩大规模,防止卫生资源浪费的现象发生。

(二)医院人员编制的影响因素

要使医院的人员编设合理、高效,考察影响医院人员编制的因素非常必要。影响医院人员编制的因素是多种多样的。随着医院日益走向市场,医院人员编制在适应社会主义市场经济的基础上,应当考虑两类因素:一类是医院内部因素,另一类是医院外部因素。

1. 医院内部因素

（1）医院承担的任务：医院服务提供任务的轻重是决定医院人员编制的主要因素，如日门急诊人次数、床位数、病床周转次数以及经常性院外服务（如国家规定某些医院负有一定的预防、计划生育、体检、援外、保健、指导下级医院、社区服务等）。医院日门急诊人次数大、床位数多其人员编制需增大，其意义是不言而喻的。经常性的院外服务也应在人员编制时将之考虑在内。此外，医院的社会影响力是直接影响医院工作量的一个重要因素，医院的社会知名度大，医院相应的服务人群范围将扩大，从而要增加医院的人员编制。

（2）医院专科特色及学科发展：大型医院一般都有自己的专科特色，尤其是大型专科性医院，由于特色专科的发展以及由此吸引众多外地患者前来就诊，使得诊疗技术日趋先进和复杂专业化的分工及工作量的增加要求配备大量的多科系、多工种的各个层次的专门人才以及相应的护理、药剂等辅助人员。医院领先学科的发展使部分医务人员不仅要承担临床工作还要兼顾部分医学科研及教学工作，这也常常使医院编制必须增加，医院才能圆满完成其目标和任务。单就综合性医院不同的专科科室而言，其人员编设也有很大的差别。因此，核定医院人员编制时应充分考虑医院的专科特色及学科发展的需要。

（3）医院的软、硬件条件：医院的软件条件是指医院人员的素质。人员素质高，训练有素，工作效率高，医院编制自然可以减少；反之，低素质的医务工作人员只会使医院编制增加，导致组织管理的难度增大，形成恶性循环。当然，医院在确定人员编设时也要照顾实际，合理定编。在现有条件下加强人员培训，提高人员素质，再对人员编制进行动态调整。医院的硬件设施如建筑、设备、设施将影响人员的工作效率，从而影响医院的编制。良好的工作环境、集中式的建筑、先进的自动化设备通常可以节省一些人力，但有时相应的保障、维修人员将增多，在编制时应当加以权衡。

（4）医院的内部管理体制：我国医院内部存在党政两套管理系统。医院采取怎样的管理体制势必影响医院行政及党群部门的编制。医院在人员编设时必须进行适当的编配。同时，高效、有序的内部管理体制可以减少管理人员的配置。

2. 医院外部因素

影响医院人员编制的医院外部因素主要包括所服务人群的人口学特征、经济特征、地理环境和人事、工资、病、事、产假制度及计划生育、社会保障医疗保险制度等政策性因素以及各种社会条件的影响。例如，我国城市医院危重病人、疑难病人、急诊病人集中，城市人口老龄化使得城市医院相应的编制增加；有调查资料显示，公费、劳保人群卫生服务利用比自费人群的卫生服务利用要高许多，这也直接影响到医院的工作量从而影响医院的人员编制。此外,服务社区良好的基础条件可适度缩减医院的人员编制;南北气候的不同也会影响医院的人员编制,尤其医院后勤人员的编设。

(三) 医院人员编制应遵循的主要原则

在考虑上述因素的基础上,医院人员编制应遵循的主要原则如下。

1. 功能任务定位的原则

我国目前的三级医疗保健网中各级医院由于其功能、承担的任务、服务对象、拥有的卫生资源不同,各级医院的人员编制也不同。在人员编制的过程中应由医院的功能、任务来定位医院相应的人员编制。将来二、三级医院转化为医疗中心,一级医院转化为社区卫生服务中心后,医院的人员编制将更应从医院功能定位出发,以利于卫生人力资源的充分利用。因此,应区别医院不同的等级和任务、不同的专业、不同的功能、不同的条件,从实际出发进行医院人员的编设。

2. 结构合理的原则

医院的任务是多方面的,医、教、研、防需要各种不同种类的人才;同时,医院工作具有高度的科学性、复杂性和严密性,每级工作人员的能力、资历、思想品质都应与其担负的职级相对称。要充分发挥这些人才的整体作用必须使各类人才按一定层次和一定比例进行有机组合,从数量和质量上进行合理配置。从数量的角度来看,卫生技术人员(包括医疗、预防、护理、药剂、检验检查、放射等卫生技术人员)、行政管理人员、工程技术人员和工勤人员的数量及其在全院工作人员中所占的比例要合理;质量上的要求是指不同学历或不同职称人员的比例要恰当。只有按合理的比例进行人员的编设,才能保证医院各部门或科室间的协调合作以及工作状态的稳定。

3. 低投入、高产出的原则

社会主义市场经济的大环境使医院在编制人员的配置时,应当按经济规律办事,要考虑人力成本与效益的关系。优化人才组织的结构,充分发挥个体的潜能和创造力,以最低的人力投入获得最大的医疗效果。在服务过程中充分体现医疗技术的劳务价值,在注重社会效益的同时提高医院的经济效益。

4. 动态发展的原则

尽管卫生行政主管部门对不同医院的人员编制有不同的编制技术标准,但我们知道并没有适合任何场合、任何时候的全能标准。客观实际的变化(医院内部如技术、装备、体制、机构的变化;医院外部如政策、服务人群特点的变化)要求人员编制保持弹性和动态发展。人员的流动在现代社会越来越频繁,能进能出、能上能下且具"预见性"的编制对于合理编配医院的人员是非常必要的。

(四) 医院人员的编制方法

医院各类人员的编配是在已确定的医院组织编制原则的指导下,综合考虑医院的性质、规模、装备、专科特点、门诊工作量等影响医院编制的院内外因素,通过工时测定或国家标准(有时也根据经验)来确定人员的编制总额和比例。

1. 医院人员编制总数的核定

医院人员编制总数一般由一定数量的核编参数来决定。除门诊部以门急诊人次数外,医院一般是以病床数来核定编制总数的。病床较少的医院如地段、街道、乡村医院则常根据服务地域人口数来核定编制总数。医院床位数与人员编制标准如表2-2所示。

表2-2 医院床位与人员编制比例标准

适应范围(床)	计算基数	编制比例	核编总数(人数)
80~150	100	1.3~1.4	130~160
151~250	200	1.3~1.4	260~280
251~350	300	1.4~1.5	420~450
351~450	400	1.4~1.5	560~600
>450	500	1.6~1.7	800~850

2. 医院人员的分类及其编制比例

我国医院工作人员大体可以分成4类,即卫生技术人员、工程技术人员、工勤人员、党政管理人员。各种人员的任务职称可以从相关的文献文件中查到。各类人员的配置比例可以参考以下标准,见表2-3。

表2-3 医院各类人员编制标准

类别	比例(%)
行政、工勤人员	28~30
其中:行政	8~10
工勤	18~22
卫生技术人员*	70~72

* 卫生技术人员中,中、西医师约占25%,护理人员约占50%,药剂、放射、检验、其他人员约占8%、4.4%、4.6%、8%。

在医师编制中,主任医师、副主任医师、主治医师、住院医师一般可以按

1∶2∶4∶8的比例配备。其他护理、药剂、放射、检验等人员数与病床数的比例可参照1978年卫生部颁布的《县及县以上综合性医院组织编制原则(试行草案)》中的有关规定,但也要考虑医院的学科特色和学科布局通盘进行配置。

3. 医院人员编制计算的基本方法

(1) 工作量的测定:工时测定法是工作量和消耗时间之间内在联系的方法,也是确定劳动量的基本方法之一。通常它包括工时、工时单位、工时单位值的测定。工时是指完成某项医疗工作全过程的每一环节必须进行的程序和动作所耗费的时间;工时单位是指完成某项医疗工作所要消耗的平均工时,通常用"分"表示;工时单位值则是每人每小时能够完成的工时单位值,以"工时单位/每小时"表示。工时单位值可认为是每小时内个人的最有效的工作时间,日常工作中最理想的工时单位值为45工时单位/每小时。

直接的工时测定可以按以下步骤进行:①抽取一定量的能熟练掌握测定项目的操作技术和方法且技术水平具代表性的被测定者;②分解测定项目的操作步骤与环节;③测定每一操作步骤所耗费的时间并汇总工时;④不同时间及环境中反复测定找出所测项目工时的误差百分比,取得相对正确的平均工时值;⑤测定时被测定者集体操作,可取其平均值;⑥标准工时单位值的计算。公式为

$$标准工时单位值\ T = (A_{min} + 4A_{mean} + A_{max})/6$$

说明:A_{min}、A_{mean}、A_{max}是被测定者完成操作的最短、平均和最长时间。

间接工时测定法是利用国家规定的标准工时表或其他医院或单位的直接测定的数据,结合本院的实际情况加以对比、校正。例如,我国综合性医院门诊医师每完成一名门诊病人诊治的工时标准见表2-4。

表2-4 综合性医院门诊医师工时标准

科 别	工时标准(分)
外科、皮肤科	8.59
内科、妇产科、计划生育科、眼科、五官科、传染科	10.00
小儿、中医科	12.00
口腔科	20.00
平均	12.00

(2) 各部门人员编制方法:由于工时的测定繁琐,不可能所有的医院或单位都直接去测定工时,因此医院在人员的编配上应用最多的还是利用国家规定的标准

工时来进行推算。医院各部门人员编制的计算公式如下。

1) 门诊各科医师编制方法：计算公式为

$$\text{某医疗科应编医师数} = \frac{\text{科日均诊疗人次} \times \text{平均每名病人所需诊疗时间}}{\text{每名医师日有效工作工时值}} + \text{机动数}(25\%)$$

说明：式中的机动数一般为25%，每名医师的日有效工时单位值为45分(下同)。

2) 病房各科医师编制方法：计算公式为

$$\text{某科病房应编医师数} = \frac{\text{编制床位数} \times \text{床位使用率} \times \text{每名病人日均所需诊疗时间}}{\text{每名医师日有效工作工时值}} + \text{机动数}$$

3) 护理人员编制方法：

● 计算公式1：

$$\text{某科病房应编护理人员数} = \frac{\text{各级护理实际病人数} \times \text{各级护理平均所需时间}}{\text{每名护理人员日有效工作工时值}} + \text{机动数}$$

● 计算公式2：

$$\text{某科病房应编护理人员数} = \frac{\text{编制床位数} \times \text{床位使用率} \times \text{每名病人日均所需护理治疗时间}}{\text{每名护理人员日有效工作工时值}} + \text{机动数}$$

说明：式中各级护理平均所需时间参照卫生部颁布的有关标准。

4) 医技科室人员编制方法：

● 医技门诊科室人员编制方法计算公式：

$$\text{某医技科门诊应编数} = \frac{\text{日均门诊人次} \times \text{每人次门诊平均检查件数} \times \text{检查平均耗时}}{\text{医技科工作人员日有效工作工时值}} + \text{机动数}$$

说明：平均每人次门诊检查件数、平均每件检查所需时间均按有关文件规定及医院实际情况而定(下同)。

● 医技科室病房人员编制方法计算公式：

$$\text{某医技科病房应编数} = \frac{\text{床位数} \times \text{床位使用率} \times \text{每名病人平均检查件数} \times \text{检查平均耗时}}{\text{医技科工作人员日有效工作工时值}} + \text{机动数}$$

5) 行政、工勤部门人员的编制方法：行政部门人员的编制可参考国家的有关规定，视医院体制、规模等具体情况而定；工勤部门的人员编制可通过工作量、负责范围等来进行编制。

6) 街道、乡村医院工作人员的编制方法：街道、乡村医院由于极少设立病床，因而工作人员的编制常按服务地域人口数来核定。计算公式为

$$某医院应编工作人员数 = \frac{地域人口总数}{每工作人员规定服务人口数} + 机动数$$

说明：每一工作人员规定服务人口数按有关规定及本地区实际情况而决定。

（周林古　曹建文）

─────●参考文献●─────

[1]　〔美〕哈罗德·孔茨/海因茨·韦里克著.管理学.第10版.北京：经济科学出版社,1998
[2]　史自强,马永祥,胡浩波等主编.医院管理学.上海：上海远东出版社,1995
[3]　郭子恒主编.医院管理学.第3版.北京：人民卫生出版社,1990
[4]　朱教荣等主编.管理学基础.长春：吉林人民出版社,1992
[5]　〔美〕保罗·S·麦耶那主编.知识管理与组织设计.珠海：珠海出版社,1998

第三章 人力资源管理

　　人力资源是最重要的管理要素之一,人事管理是人力资源管理工作中的一项重要职能。现代管理强调以人为中心,充分发挥人的作用,通过人员的合理配备,发挥最大的效用。

　　医院是以医务人员的科学技术才能为人民提供医疗保健服务的,医疗质量的高低直接取决于医院各类人员的医学知识水平和技术才能。要建设好一个现代化的医院,促进医院的发展,很大程度上取决于医院是否拥有一批具有先进科学技术和创造能力的技术人员以及具有丰富医学知识和高度管理才能的管理人员。因此,要搞好医院管理,首先要抓好医院的人力资源管理。

　　现代医院已逐步发展成为多学科、多层次、多功能的机构,不同专业的科室设置繁多,拥有大量现代化的先进医疗仪器设备,汇集着不同类型、不同层次的专业技术人才。而组织好这个庞大的群体最核心、最根本的问题是对人的管理,即提高医院各类人员的智力、知识、能力和政治思想品德,使之与医院各项工作的要求相匹配。要做好医院的人事管理工作,要求管理者除了掌握组织理论、劳动人事管理知识、人才学知识以外,还应具备一定的医学知识,熟悉医疗工作规律和现代医院管理知识。

第一节　人事管理的概念与内容

一、人事管理的概念

　　人事一词,一般解释为:人情事理或人事间的事情,也有的解释为"人为之事"。由于人是社会的人,人们在社会生产劳动中就必然会发生人与人、人与组织、人与事之间的联系,并组成一定的关系,只有这三者关系的正确组合与处理,才有利于合理组织劳动,提高劳动生产率,促进社会的发展。因此,人事,就是人以治事,力求人与事相互协调。

人事管理主要是指国家机关、企事业单位为实现组织既定目标,运用现代管理理论、原理和方法对其所属工作人员的录用、聘任、任免、调配、培训、奖惩、工资、福利、退休等一系列工作进行计划、组织、指挥、协调、控制等管理活动的总称。它是以人为中心的管理,其根本任务是协调人与人、人与事的关系,达到人尽其才、才尽其用、人事相宜,充分发挥人的积极性、主动性和创造性,以提高劳动效率。

二、人事管理的框架

人事工作是一项系统工程,它与医院其他的管理职能密切相关。

图3-1显示了人事管理与整个管理体系的关系。医院当前和计划中的组织结构决定了医院所需的人员类型和数量,根据人员的储备情况,可与人员需求进行对照,在这一分析的基础上,就可在招聘、选拔、安置、提升和调离人员的过程中,利用外部和内部的人力资源。人事工作的其他主要方面还有考评、业务策略以及人员的培训和提高。

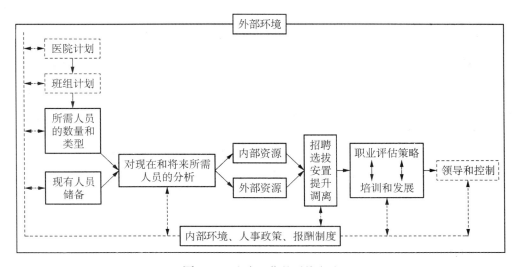

图3-1 人事工作的系统方法

如图所示,人事工作还影响到领导和控制。正确的人事安排将有利于领导层的工作,同样,选拔合格的管理人员会影响到控制工作。

人事工作在医院内部进行,必须考虑到人事政策、组织气氛和报酬制度等医院的内部因素，只有创造良好的内部环境，才能吸引并留住优秀的人才。然而，外部环境也不容忽视，人事工作法规、社会的人才流动机制、医院管理体制和医院的人事自主权都将对医院的人事工作产生重要的影响。

三、人事管理的主要内容

（一）岗位设置

岗位设置就是根据医院的服务功能要求，建立合理明确的组织结构，设置相应的岗位，并对各岗位的职责与权限范围、工作内容与要求、人员要求等作出规定，以确保医院工作的有效开展。

（二）人员配备

人员配备是指根据医院各工作岗位的人员要求，招聘、选拔、调配、任用适当人选的过程。人员配备是否合理，是人事管理工作成败的关键。

（三）人员培训

人才是教育和培养的结果，有计划地抓好医院各类人员的教育和培养，是人事管理的重要工作之一。现代医学技术发展迅速，新学科、新理论、新技术不断涌现，这在客观上迫切要求做好医院的人员培养工作。

（四）人员考核

医院人员考核是对所属的医学人才的工作表现和业务理论水平与技术能力等方面的综合评价。医院人员考核是人事管理的重要环节，它不仅可以了解医务人员的业务水平，正确判断人员与岗位职责是否相称，还能激发其上进心，促进人才成长。同时，人员考核还为人员的流动、奖惩提供了依据。

（五）人员奖惩

广义的人员奖惩包括了对各类人员的报酬、资格认可、职称评定、聘任、晋升管理等。医院应该建立合理的报酬制度和有效的激励机制与约束机制，保障工作人员的权益，鼓励人才的成长。

（六）劳动人事统计和人事档案管理

这是医院人员管理科学化的基础条件，它为人事管理的其他各项工作提供了科学依据。

四、人事管理的基本原理

（一）能级管理原理

能级管理就是根据不同的能级，建立层次分明的组织机构，安排与职位能级相适应的人去担负该项任务,并与相应的责、权、利相匹配。只有这样,才能做到人尽其才,才尽其用。

能级越高,所承担的任务越重,工作的复杂程度也越高,其职务也相应越高。岗位职责是医院总体目标在具体岗位的负载形式,也是目标分解的最终落脚点,岗位职责越具体越易于执行。

(二)互补原理

每一个个体都有自身的长处与短处,互补原理的核心就是要在用人所长的基础上,尽可能地做到在一个人群中多方面的互补,包括才能、知识、个性、年龄等各个方面。这种互补是一种有机的结合,只有具有互补效应的群体结构,才能发挥出最佳的群体效能。

(三)激励原理

激励就是通过科学的方式和手段,激发人们内在的潜力,充分调动人员的积极性和创造性,使之自觉地为实现目标而努力工作。所以,激发动力是做好人的工作的前提。动力一般有3种,即物质动力、精神动力和信息动力。另外,还要注意正确处理个人动力与集体动力的关系,因势利导,综合平衡,以求最佳效率。

(四)相关原理

在管理系统中,任何一个分系统的某方面的要素发生变动,必然会引起整个系统中其他各方面的相关变化。人事工作决策过程中,必须考虑各种相关因素,注意整体效应,避免片面性。

(五)动态原理

任何系统都是处在运动、变化中的,能级与人才的对应也应在动态发展中实现。随着生产力的发展、科学技术的进步,工作岗位的能级要求也在变化;而人的才能也有一个不断发展和丰富的过程。因此,人事安排是一个动态的过程,当然,这种对应不会自发实现,而必须在一定组织机构的管理下,按照管理的能级原理,有计划、有组织地实现。

(六)行为科学

行为科学的理论与人事管理在实现组织目标方面有着密切的关系。行为科学注重研究人的自然属性方面的问题,研究人的心理。人事工作要求正确地了解人,兼顾人的特点,才能发挥人的专长,这就要求管理者必须针对人的自然属性,寻求实施科学管理,充分调动积极性的有效方法。

(七)系统论、信息论、控制论

"三论"的科学原理在人事管理上的运用,主要是进行系统分析、信息沟通和反馈控制,这是人事管理的方法论。

系统分析方法就是要把被管理的对象置于整个系统中加以考察分析。从系统的观点出发对部门、群体和个人之间,群体与外部环境之间的关系进行研究,以达到整体最优化的目的。

信息论就是将人事管理活动看作人事信息的获得、传递、分析、处理而实现目标控制的一种规律运动。人事管理的信息反馈主要包括各个群体及人员的德才素质和实绩表现,以及人才能级和岗位能级的变化情况、人员的工作动态等。

控制论就是控制系统把信息输送出去,又把其作用返送回来,并对信息的再输出发生影响,起到控制的作用,以达到预定的目标。

第二节 岗位设置与人员配备

一、医院的岗位设置

(一)岗位设置的原则

1. 按需设岗、因事设岗

岗位设置主要遵循"按需设岗、因事设岗"的原则。应该根据医院的性质、服务功能、规模、学科分类,确定必需的岗位。切忌盲目地求全,滥设岗位,以免造成人浮于事的现象。

科学合理的岗位设置,应以精简、经济、高效为目标,岗位职数不仅受到编制的控制,而且还受国家经济发展水平制约。对可设可不设的岗位,坚决不设;只设一岗可以完成的,就不设第二岗。把岗位数限制在有效完成工作任务所需的最低数额之内。

2. 合理结构的原则

为了充分发挥整体效应,岗位的设置要符合一定的结构比例,形成一种合理匹配层次。一般来说,机构比例呈上小下大的梯形结构,才能充分发挥各级各类人员的作用,使之由各自的分力,变成最佳的聚合力。

(二)岗位设置的方法

1. 分析医院的服务功能

首先应分析医院的服务功能:是综合性医院还是专科性医院;是主要提供医疗服务,还是主要提供社区卫生服务;是否承担科研、教学、生产任务等。

2. 按服务功能分类,确定需要设立的部门

根据医院的服务功能设立临床诊疗部门、辅助诊疗部门、预防保健部门、后勤保障部门、行政管理部门。如有科研、教学、生产任务的应设立相应的机构。

3. 按各部门的学科构成与管理职能要求分类,设立岗位

根据综合性医院或专科性医院的性质差别,设立相应的临床诊疗科室、辅助诊疗科室,其中设立护理单元,在大的科室中按学科分类设立专科;根据医院规模大小和管理要求,设立相应的后勤保障科室和行政科室。

4. 明确岗位的人员数量与结构要求

岗位确立后必须明确各工作岗位的人员需求量和人员要求。这是一个综合分析的过程,须考虑的因素包括医院的主要功能、任务的轻重、医院的发展规划、医院的学科特色、该岗位工作性质、工作难易程度、工作条件等。主要承担医疗功能的医院应将较多的人力投入到诊疗岗位;主要承担社区卫生服务的医院,应将较多人力投入到预防保健工作岗位;优势学科的各个岗位可投入较多的人力;工作难度高的岗位应投入较多的高级人员。

5. 明确岗位责任制

岗位建立后,应确立各岗位的权限、责任、具体工作内容和要求。不同岗位之间要尽量做到既不互相包含,又不互相冲突,权责分明,便于管理。

6. 建立各级各类人员的管理制度

在明确岗位责任制的基础上建立岗位工作常规或守则,逐步建立相对稳定、切实可行的各类人员选拔、聘任、晋升制度,规范各岗位人员的管理。

二、人员配备

(一) 人员配备的原则

1. 因事设人

首先是要根据医院需要的岗位及其对人员的要求进行人员配备,这包括明确哪些职位空缺、需要配备的人员数、该职位的任职条件等,这就是因事设人。其次是要做到人事相宜,既要按照工作需要配备人员,又要能级对应,量才使用,按人员的能力安排适宜的岗位,避免大材小用或小材大用。

医院工作具有高度的科学性、复杂性和严密性。因此,对各级人员的配备,必须严格遵循能级对应的原则,即每级工作人员的能力、资历、思想品质都应与其担负的职级和职责相称。

2. 责、权、利一致

现代管理的职务链理论要求,一个健全的管理职务,应该是职务、职责、职权

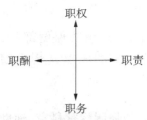

图 3-2 管理职务链示意图

和职酬相互对应的,如图 3-2。在其位,谋其政;行其权,尽其责;取其值,获其荣;失其职,惩其误。这就是要做到职责与职权相统一,工作难度、风险、贡献与人员的利益相一致。只有这样才能激发人员的工作热情,充分发挥人员的潜能,促进医院的发展。

3. 用人所长,扬长避短

一个人只有处在最能发挥其才能的职位上,才会干得最好。因此,要重视人员的专业,做到专业对口;要注意发现人员的专长,在人员配备时,应选择个人长处最适合于这个职位的候选者。

4. 合理流动,人尽其才

人员的合理流动有利于人员之间吸收彼此之所长,形成最优化发展;可以通过不同岗位的锻炼发现其所长;可以避免因循守旧,开拓新的思路;可以解决用人不当和不能充分发挥所长的弊端。因此,要根据医院业务发展的需要,让人员合理流动到最需要、最能发挥作用的地方去发挥其聪明才智。

（二）人员配备的方法

1. 明确职位要求和工作岗位设计

首先必须回答以下这些问题:这个职位的工作性质是什么?这些工作中必须做些什么?怎么去做?需要什么知识、什么观念以及什么才能?完成这些工作需要赋予哪些职权?由于技术的进步和发展,职位要求不是静止不变的,因此还必须考虑其他的一些问题,如:是否可以用另外的方法完成这些工作?假如可以,要求具备什么条件?以上列举的种种问题的答案,就组成了一份岗位说明书,在企业管理中经常被用于人才的招聘。

2. 人员配备的途径

人员配备的基本途径为外部选拔（招聘）和内部选拔,两者各有利弊。详见本章第三节。

第三节 人力资源开发

人力资源开发是指用现代化的科学技术知识,经过有目的的培养教育和组织协调,发掘、发展和利用人员的智慧、知识、经验、技能和创造性,使之得到充分发挥,达到人尽其才,才尽其用。具体地说,包括了人力的选拔、培训和考核工作。

一、人员选拔

（一）人员选拔的方法

1. 传统方法

（1）领导发现：领导者通过工作接触，人际交往等途径，发现某人能够胜任某项职位，从而选拔担任该职务。这种选拔方法带有较多的感情色彩，主观意向程度较大，带有较大的偶然性和风险。

（2）他人举荐：这是一种通过"伯乐"向组织和领导推荐人才，从而选拔任用的方法。它是发现人才的一种好方法，但是如果不能发挥机构和制度的作用，过分强调"伯乐"的作用，则仍然表现为"人治"的特点，主观意向仍然较大。

（3）组织考察：这种方法是在不与被考察者见面的情况下，通过各级组织对某些拟选对象进行有关方面的综合考察，从而决定其是否被选用的一种方法。通常通过对包括出身、经历的内查外调及其现实表现的调查了解，进行综合考察。此种方法由于不作直接考察，往往也会出现偏差。

（4）考试选拔：这是一种较为有效、公平的选拔人才的办法，但它仅仅能够衡量个人的知识水平，而不能考察其综合素质。

2. 现代方法

（1）能力测验：对候选对象的业务技能进行考核，按照一定的标准或由专家进行评定。了解其实际工作水平和专长。

（2）面谈：通过面谈了解拟订要考察的内容，或任由其发挥，了解其工作经历、工作成就、上进心、学术水平、特长及优缺点、抱负和对工作的设想等。它的优点在于直接简便，能作出初步的评估，但也容易受候选者表面现象的影响。

（3）三结合选拔方法：这是民主推荐、专家考评和组织考察相结合的选拔方法。先由群众民主推荐，提出候选人名单，凡是多数人不赞成的，不能作为选拔对象。然后以答辩的形式通过由有关专家、领导和群众组成的考评机构的考评，综合各考评人员的考评结果得出综合考评分值。最后由组织根据选拔条件，结合候选人各方面考核成绩，全面衡量作出最后是否任用的决策。

（4）试用：这是对外部招聘人员考察的重要手段。人员选拔不当主要是因为选拔之前未经严格考核或者考核结果出现偏差，而信息的不充分和不对称则往往是导致考核结果出现偏差的主要原因。因而，通过一段时期的试用期考察，可以加强双方的信息交流，更充分地了解人员的实际水平和能力。

（5）其他方法：近年来，人员选拔的方法逐渐丰富，出现了众多的新方法，但均较多地用于管理人员的选拔，如心理素质测验、性格测验、环境模拟法、角色扮演法等。

（二）人员选拔的途径

人员的选拔途径，可以是从内部选拔，也可以是从外部招聘，但无论是内部选拔，还是外部招聘，都应当鼓励进行公开竞争。

1. 内部选拔

内部选拔是指从医院内部选拔那些能够胜任岗位要求的人员，充实到岗位上去。实行内部选拔要求有详尽的人员工作表现的资料，以便客观地评价其才能。这种途径既有优点，也存在着不足。

（1）内部选拔的优点：对本单位人员有较可靠的资料，了解其优缺点，以便判断能否适合干新的工作；可以激励内部人员的进取心，提高他们的工作热情。

（2）内部选拔的缺点：供选拔的人员有限，也容易造成"近亲繁殖"，同时对组织内没有被提拔到的人积极性会有所挫伤。

2. 外部招聘

外部招聘可通过学校、广告、就业服务机构、组织内人员推荐等途径来进行。招聘应当说明职务的性质和要求、工作环境的现状和前景以及福利报酬条件等。从外部招聘也有其优缺点。

（1）优点：有广泛的来源满足医院的需要，并能招聘到较高水准的人才，可以避免"近亲繁殖"，给医院带来新的生气；多数应聘者有一定的经验，可以节省培训时间和费用。

（2）缺点：由于对应聘者实际情况不够了解，难以作出客观评价，选不准会影响内部人员的情绪。应聘者对医院的历史和现状的了解以及对岗位的适应也需要一段过程。这些问题一般可以采取试用来弥补。

总之，究竟从内部选拔，还是从外部招聘，要根据具体情况来决定。在实际工作中，往往是采用从内部选拔和外部招聘相结合的途径来进行。

二、人员培训

人才的成长需要有主、客观上的条件，主观的条件主要是个人的立志和勤奋，客观条件包括家庭环境、学校教育等。但最主要的，一是实践，实践出人才，这对于医学人才的成长尤为重要；二是社会制度的保证。人才不能完全靠自己设计，而是受到各种社会因素的制约，特别是社会制度的制约。社会制度对人才的影响不是抽象的，它通过有关的方针政策、人事制度、管理者在人才管理方面的水平而具体地体现出来，因此，医院管理者要努力创造良好的成材环境，为人才成长开辟道路。

医学人才成长具有实践性的特点。临床实践是培养医学人才必不可少的途径,根据这个特点,医院要建立严格的岗位责任制和医疗常规等规章制度,促使医务人员在实践中努力学习。如:住院医师对病人负责制,实习医师长时间守护病人和亲自检验操作制,医护人员定时巡回制,危重病人特别护理制,严格交接班制度,按时完成病史记录制,严格三级查房制,疑难病例、死亡病例讨论制度等。医学人才成长又具有晚熟性的特点,就多数人而言较其他领域的人才成长相对拖后,因此,对每一个来到医院工作的医务人员都要及早选拔、培养,使之尽早成材。医学人才的成长还具有群体性的特点,有两个方面的含义:一是就个人来说,医学人才的成长,不是孤立的,也不是只靠个人努力就能达到的,需要上级人员的帮、扶、带、教和许多相关人员的支持与合作;二是就一个医院的范围看,培养人才不能一枝独秀,而应该是成批、成套的培养,百花争艳。一个办得好的医院,人才必定是配套成龙,以群体形式出现的。因此,医院应当根据本院的任务和在一定时期(5年、10年)内要达到的目标、结合本院人力、财力基础来制定人才培养计划。

人才的培养,无论对个人来说,还是对医院来说,都是无止境的,医院在医务人员几十年的工作过程中,都要持续不断地进行继续教育和终身教育。

(一) 培训的原则

1. 全员培训和重点提高相结合的原则

全员培训,就是对单位内的所有员工进行有计划、有步骤的培训,使所有被培训人员的知识、技能、素质得到不断的提高,从整体上适应新形势的要求。

在全员培训的过程中,要抓住重点,优先培养事业发展需要的急需人才。

2. 按需施教、讲求实效的原则

培训的目的是要解决实际工作中所遇到的问题,提高工作的质量和效率。因此,应根据不同种类、不同层次人员的实际需要,选择合适的内容,运用适当的方式进行培训,以获得解决当前工作主要问题的知识和技能。通过培训,使受训者学习的知识与具体工作结合起来,学以致用。

3. 目前需要和长远需求相结合的原则

在立足于目前需要进行培养的基础上,还要适当地结合长远发展和未来的需求进行培养。为了目前的需求进行培训,这是培训的重点,但是,由于卫生事业的发展,需要卫生技术人员学习新的理论、方法和技能,这是一种智力投资,这种投资将在相当长的时期内产生效益。

(二) 培训的内容

培训的内容包括政治理论、专业知识与技能、科学文化知识3个方面。

1. 政治理论

指导我们党和国家政治生活和社会主义经济建设的理论基础是马克思列宁主义、毛泽东思想和邓小平理论。人员培训的重要任务之一,就是要进行政治理论的教育。教育卫生技术人员要运用马克思主义的立场、观点和方法来观察、认识和处理现实问题,提高解决各种实际问题的能力。

2. 专业知识与技能

专业知识与技能是从事本职工作所必需的能力,各级各类人员都要不断地丰富和更新自己的专业知识和技能,适应科学技术飞速发展的时代挑战,提高自身的工作质量和工作效率,更好地为提高人民健康水平服务,为卫生事业的发展作出更大的贡献。

3. 科学文化知识

科学文化知识是关于自然、社会和思维的一般知识的总称。科学文化知识是学习专业知识的工具,是专业拔尖的基础,只有拥有广博的基础知识,才有可能在学术上、能力上不断创新和提高。因此,必须加强这方面素质的培养和提高。

(三) 培训的方法

1. 按工作岗位划分

(1) 不脱产培训:又称在职培训,是利用业余时间或占用少量工作时间进行培训,如在工作岗位有组织地学习,参加夜大学习及中、高等成人教育自学考试等。

(2) 脱产培训:这是指暂时脱离工作岗位到专门的培训机构集中学习。岗位培训大多采取这种形式。

(3) 半脱产培训:这是指占用一定的工作时间,又利用一定的业余时间的培训。一些函授教育采取了这种形式。

2. 按培训时间划分

(1) 长期培训:一般指一年以上的脱产培训。多用于专业性、系统性的培训,如学历教育等。

(2) 中期培训:它是指半年以上一年以内的脱产培训。主要用于专科教育、补课教育。

(3) 短期培训:这是指半年以下的脱产培训,主要用于岗位培训。

3. 按培训形式划分

(1) 学历教育:这是指受教育者能够获得国家承认其学历的教育。

(2) 岗位培训:一般来说,岗位培训是指对已经走上各种岗位及需要转换工作岗位的人员,根据工作任务和岗位要求进行的培训活动。这种培训时间短,效果明显。

(3) 专业证书制度：这是指医院根据工作岗位的需要，对在岗位上工作的人员，为使其达到上岗任职所要求的专业知识水平，有目的地进行专业知识教育的教育证书制度。专业证书只是表明已达到岗位所要求的层次专业知识水平的证明，只在本行业的工作范围内适用。

三、人员考核

（一）考核的意义

1. 为人员选拔任用提供依据

没有客观的考核就难以权衡其工作能力，更谈不上安置适宜的工作岗位，就有可能出现不称职的现象。因此，要想充分发挥人力资源的作用，避免浪费一个人才和误用一个庸才，就必须做好人员的考核。

2. 提供评价工作绩效的依据

工作人员工作的好坏，单凭主观印象难免会作出错误的评判。要想客观地评价人员的工作绩效，就要对被考核者的工作进行定量的考评，通过考核进行奖惩兑现。

（二）考核的内容

要从德、能、勤、绩 4 个方面进行考核。其中，德是核心，能是考核的主要内容，绩是德和能的综合表现形式，是考核的重点。

德，主要是指思想政治素质，包括政治立场、政治品质、职业道德、思想作风等。

能，是指知识与技能，包括基础知识、专业知识、操作技能等。

勤，主要指勤奋精神，包括组织纪律观念、工作积极性、出勤率等。

绩，主要指工作的数量和质量，包括完成岗位任务的情况和工作效率。

（三）考核的方法

1. 定性考评

(1) 自我考评：由被考核人员根据培养计划和本岗位的职责作自我鉴定，并提供能反映本人业务水平的各种依据，如工作总结、论文、论著和译著、奖励和发明证书等。

(2) 民主评议：通过座谈会、调查问卷等方法对被考核对象进行全面评价。

(3) 上级考评：基本做法是由被考核者写述职报告，分管领导召开述职评议会或个别谈话并审阅述职报告，在听取意见的基础上写出对考核对象的考评意见。

2. 定量考评

(1) 考试：一般用于对认知能力，即知识水平的考核，如基础医学和临床医学理论知识、外语水平考核等。自20世纪50年代以来,由于日益注意到考核方法的客观性,以及由此而提出的较高可靠性的要求,出现了医学多选题的广泛应用。

(2) 现场考核:通常用于非认知能力,即工作技能的考核,如床旁考试、临诊表演等。

(3) 评分量表:将人员素质分解成若干要素,选择定量指标,确定各指标的权重,形成一个可操作的、标准的定量评价体系,对被考核者对照打分。其程序一般分为4步:①设计量表;②实施测评;③汇总分析;④追踪验证。

(4) 业务技术档案

1) 业务技术档案的内容:业务技术档案一般应包括:①个人业务技术自传(一般统一制定),包括学历、资历、工作表现、奖惩情况等;②个人论著,包括学术论文、资料综述、书刊编译、专著、论著,并应分别记载学术水平评价和受奖级别;③创造发明,包括重大技术革新、有价值的合理化建议、科研成果等;④考核评定,指对医务人员进行的定期或不定期的技术能力和理论知识水平的评定;⑤考试成绩,包括脱产或不脱产参加的学习班、进修班的考试成绩、鉴定等。

2) 建立业务技术档案的范围:凡具有卫生人员技术职称者,包括具有中专以上学历或虽没有正式学历,但一向从事卫生技术工作的或因工作需要改任业务技术管理工作并有技术职称者,均应建立业务技术档案。

3) 业务技术档案的管理办法:建立技术档案后,要有专人保管,主管者要定期收集有关资料入档,入档的资料要正确无误。为便于统计还可建立卡片,一人一卡,便于查阅。

第四节 医院领导科学

一、领导学概述

领导是一门科学,也是一门艺术。领导学作为一门学科,是一门关于领导活动的性质、特点和规律的科学。它研究的主要问题是领导活动的一般过程和领导活动的结构。所谓领导活动的一般过程是指领导者的领导活动的认知和实践过程,如开展调查研究、计划规划、决策、组织、指挥、监督、控制、教育、激励等;领导活动的结构是指领导的体制、领导活动的各主要要素之间的关系以及领导者的素质结构和领导集团的结构。

对于"领导"定义,许多学者将之定义为"对组织内的部门或个人的行为施加影响,以引导完成组织目标的过程"。这里所谓"施加影响"包括强制、说服教育、民主协商等方式;所谓"组织目标"是指某一组织或部门的目标。在日常生活中,人们常常将领导者和管理者混为一谈,其实这两者之间是有差别的。从范围上来说,领导属于管理的一个部分。领导与管理既有联系又有区别。领导是一种管理,是管理的高级形式。管理比领导具有更广泛的含义,其差别主要表现在以下两个方面:①在活动对象上,管理的对象包括人、财、物、时间、信息等多方面,而领导的重点对象是人;②从功能上来看,管理活动包括对未来的预测、目标的选择、战略的制定、资源的分配、人员的激励、工作的考评等,即所谓计划决策、组织领导、控制协调三大功能。而领导只是管理的一个功能,即主要针对机构成员的作为,如提高士气、调解纠纷、创造良好的工作气氛等,其中主要涉及人的因素。

所以说,管理者并不一定都是领导者,有些管理者如果缺乏领导才能,不善于调动人的积极因素,则他只能被认为是一个管理者而不是真正的领导者。从长期的角度看,一个有效的管理者必须同时是一个优秀的领导者。

领导作为一门艺术,它是建立在一定科学知识上的领导技能,是领导者在履行其职责时依照具体情况具体形式所采取的有利于达成组织主要目标的各种技巧、手段和方法,是领导者德、才、学、识、心理素质、经验的综合体现。对于一名成功领导者而言,领导艺术的内容主要如下。

(1) 运筹帷幄。运筹主要是指对于具体的项目或宏观决策进行谋划、策划和思考的过程。对领导者来说,运筹就是对领导者负责的工作的方针、重点、目标、步骤程序等问题进行深思熟虑。在一个组织中,领导的主要职责是制定组织的目标并保证其实现。在实际工作中,会遇到许多难题需要领导者运筹帷幄,制定一系列策略予以解决。

(2) 推陈出新。"创新性"是现代领导艺术的一个极重要的特征。如何对已知的有效的管理手段的"综合转换"是重中之重。因此,一名领导者能否最大限度地利用新的管理手段进行领导活动,是区别"传统的领导艺术"和"现代领导艺术"的重要分界线,也是提高领导艺术的前提条件。

(3) 因势利导。领导者要善于运用客观条件,包括国家政策、方针、组织内外环境和自然资源,以便能极大地提高领导工作的有效性。要设计良好的工作环境,就应该善于组织和发挥本地区、本部门的各种优势。

(4) 扬长避短。领导者要善于发挥主体优势,就是知人善用,避人所短,用人所长。善于发现人的长处是一种本领,充分发挥人的长处才是"艺术"。

(5) 协力合作。领导者为使组织目标得以实现,就要善于团结一切可以团结的力量,组织调动各方面的积极因素和发挥集体智慧,同心协力去奋斗。

各行业的领导者尽管有所不同,但是他们有一个共同的特征,那就是领导是责、权、利三位一体。领导的权力是一个组织赋予的,这样他才能顺利地进行工作,"有职无权"是无法顺利开展工作的。在行使这种权力的同时,领导者也必须承担一定的责任,权力越大,责任也越大,权力和义务从来就是一对相辅相成的事物。在行使权力与履行义务,服务于人民、服务于社会的同时,领导者作为一名普通人同样有权享受应得的报酬、福利等利益。

二、医院领导体制

研究、探索和建立现代医院科学合理的领导体制,是医院管理学必须从理论和实践上均需重点解决的课题之一。

(一)领导体制的基本概念

领导体制是指一个组织领导机构的设置和权限的划分制度,是领导者职能及其意图借以实现的组织机构形式。医院的领导体制受社会制度等历史因素的影响。它的内容主要包括医院的管理结构、管理方式、管理层次的划分,以及各管理层的职能分工与协调合作的科学规定。在研究和制定医院的领导管理体制时,既要研究管理的各要素之间的关系,又要了解影响管理结构的社会因素和环境因素。

(二)医院领导体制的分类

从权限与责任的角度来看,医院领导体制主要有两类:一类是集权型,另一类是分权型。它们的主要区别在于,集权型的医院领导体制下,院长对医院的医疗护理、行政后勤工作统一领导,全面负责。此类型一般要求院长是医师出身,兼有组织管理才能,并由行政副院长辅佐。分权制在美国、西欧国家较为普遍,这种类型医师、护理、行政三权分立。院长的主要职责不是专业业务,而是医院的行政及宏观经营管理。

目前我国的医院领导体制的主要模式有:党委书记领导下的院长负责制、院长负责制、董事会领导下的院长负责制。

1. 党委书记领导下的院长负责制

1982年国家卫生部颁发的《全国医院管理条例》规定,我国医院要实行党委书记领导下的院长负责制。该体制包括3个方面:党委集体领导、院长在党委的领导下负责医院行政指挥、医院职工参与民主管理。党委作为医院的领导核心,在抓好党组织的自身建设的同时,对医院的行政、业务工作负有领导责任,保证党的路线、方针政策的贯彻实施,决定医院重大行政问题。院长对于党委决定的重大行政、业务上的问题,拥有独立的领导和指挥权,对医院的日常行政及业务工作,有直接领导和决定权,对行政干部的任免有建议权。医院职工通过党委领导的职工代表大会对院长的工作进行支持和监督。这种体制最大的缺点是由于书记、院长多头指挥,难于实现院长对行政业务的独立领导和统一指挥。

2. 院长负责制

院长负责制是1985年经国务院批准实行的医院领导体制。这种体制下院长对医院行政、业务工作全权负责,党委实行保证监督,职工通过职工代表大会参与医院的民主监督与民主管理。院长受国家委托全权管理医院,对行政、业务工作全面负责,统一领导,行使指挥权与决策权。党委是医院的政治核心,是与院长并列的一套领导体系,其主要职能是保证党和国家的方针、政策的贯彻执行,支持院长的工作,领导并发挥工会、共青团、妇联等组织的作用,保证医院各项工作的顺利进行。职工代表大会既是民主管理的基本形式又是监督机构。院长负责制中领导结构比较合理,层次清楚,职能明确,目前我国公立医院领导体制主要还是院长负责制。

3. 董事会领导下的院长负责制

股份制对我国医院而言是一种新的筹资方式。随着改革开放的深入,我国陆续出现了股份制医院。这种医院实行的领导体制是董事会领导下的院长负责制。医院董事会向股东大会负责;院长由董事会任命,对董事会负责。医院行政、业务上的重大问题,经董事会讨论决定,院长是具体执行者。目前这种体制主要在占医院总数比例不大的一些中外合资医院或国内股份制医院中实行。

三、医院领导素质

(一)政治素质

政治素质是医院领导的首要素质。

(1) 医院领导者要学会和掌握用马克思主义的立场、观点和方法去分析研究医院管理工作中的问题。在医院工作中,要自觉地坚持四项基本原则,坚持贯彻执行党的基本路线、方针和政策。

(2) 要具有强烈的事业心和高度的责任感。

(3) 要有不断创新的进取精神。

(二)品德素质

医院领导要具备的品德素质,其实质是对院长的职业道德的要求。品德素质的好坏直接关系到领导活动的成败。

(1) 领导者要有崇高的思想境界。要牢记全心全意为人民服务的宗旨,树立公心,克服私欲,严于律己,以身作则,以自己的崇高思想境界去影响人、感染人和教育人。

(2) 要有无私无畏的高尚情操。要坚持原则、坚持正义,秉公办事,不弄虚作假,不营私舞弊。

(3) 要作风民主、宽以待人。领导者要善于听取不同的意见,对工作中的过失,要勇于承担责任,不文过饰非,把错误推给别人,把成绩留给自己。要有爱才、惜才之心,要善于团结不同学术见解、不同才能、不同个性的人员,充分发挥他们的作用。

(三) 知识素质

(1) 要熟悉和掌握管理科学和相关学科的知识和技能。领导者不仅要具备系统的管理学及相关学科知识,而且要善于将这些知识正确运用于实践。

(2) 要在本专业医学知识的基础上,了解相关专业的医学知识。

(3) 要掌握一定的社会、人文科学知识。其中包括:社会科学如政治、哲学、社会学、法学等;人文科学如语言、艺术、心理学、伦理学、美学等。

(4) 要有丰富的社会实践和管理经验。实践出真知,许多问题的解决,并非光凭理论,而是靠正确的理论运用。领导者在实际工作中要善于总结经验,提高自己的管理水平。

(四) 才能素质

(1) 要有统帅全局的战略头脑。要正确运用系统论的方法,以卓越的眼光,敏锐地抓住对医院全局最关键的问题。要努力掌握事物的发展规律,按照事物的连续性和因果性的关系,从它的过去与现状,预见未来的发展趋势。

(2) 要有多谋善断的决策能力。要求领导者有良好的分析判断逻辑推理能力,缜密新颖而辨证的思维能力,同时要有当机立断的魄力和风险决策的精神。

(3) 要有良好的组织管理能力:包括计划能力、设计能力、组织能力、协调能力、人际交往能力和表达能力等。

(4) 要有控制能力和评价能力。要能牢牢控制医院发展的方向,使之朝目标前进,同时,要能够正确评价医院活动及计划的执行效果。能及时采取措施纠正偏差。

四、医院领导职责

医院领导的基本工作是决策、计划、组织、用人、协调、控制。

(一) 决策

决策是领导者的基本职能,也是管理最本质、最高级的职能。提高科学决策能力,是提高医院管理水平的重要环节,也是检验领导水平的重要标志。

(二) 计划

领导者要在充分研究论证的基础上,对未来工作的发展方向,形成有条理的想法,确定目标,并作出切合实际的规划。

(三) 组织

领导者要建立一个适当的工作系统,将医院的各个要素(人、财、物、信息等)、各个部门、各个环节合理地组织起来,形成一个有机的整体。

(四) 用人

领导者要知人善任,要善于发现各种不同类型的人才,要有用才之能,要善于激励,要大力培养人才,促进事业的兴旺与发展。

(五) 协调

领导者在纷繁复杂的环境面前,在盘根错节的人际关系之中,要起到一个协调的作用,要善于排除各种不力因素,促进整体功效的提高。

(六) 控制

领导者要及时发现事业发展中的偏差,寻找原因和对策,控制好医院发展的方向。

五、医院领导工作方法

(一) 基本工作方法

1. 调查研究、听取意见、集思广益

调查研究是医院领导的基本工作方法,只有深入医疗第一线,进行调查研究,掌握第一手资料,才能取得医院领导工作的主动权,更好地行使各项管理职能。同时还能听取意见,集思广益,这样,在制定计划、进行决策时才能体现多数群众的意志。

2. 点面结合,具体指导

领导者要抓全局工作,抓战略,抓方向;同时要抓重点,抓薄弱环节。既要从大的方面作规划、布置,又要对关键问题作具体指导。

3. 合理分权、合理授权

领导者在工作中不可能面面俱到,因此要注意合理地授权与分权,既能减轻自身的负担,又能锻炼培养下属的工作能力,激励下属的工作热情。

4. 贯彻执行、注意反馈

领导者既要将形成的决策、计划,通过各种形式贯彻下去,也要带头贯彻执行。同时要注意反馈信息的收集,随时修正计划,纠正执行中的偏差。

(二) 具体的领导方法

1. 行政领导方法

(1) 运筹时间:有效的领导者都是惜时如金的。珍惜时间,把握时机,充分利用时间资源,是现代领导者取得成功的重要因素之一。

1) 分类安排工作:就是分清工作的轻重缓急,先办重要的事、紧急的事。美国管理学家莱金将事情分为 A、B、C 三类,A 类最重要,B 类次之,C 类可以缓办。分类安排,时间可以是 1 天,也可以是 1 周、1 个月或一段更长的时间。当然这种分类是可以变动的,轻重缓急是可以转化的。

2) 整批时间与零星时间:对于重要工作使用整批时间,这样可以使思路连续,既提高效率,又保证质量;同时,领导者还要充分利用零星时间,处理好日常工作。

(2) 组织会议:①明确会议议题,会前对参加会议人员说明会议目的,集中话题,提高效率;②会议期间,要始终抓住会议主题,同时注意激发与会者积极思考;③善于吸收与会者提出的观点、设想、方案;④一般先不将自己的方案和盘托出,以免压制与会者的积极性和创造性。

(3) 处理公文:①控制发文的数量、质量和范围;②筛选公文:先由有关职能科室筛选后,重要的送领导阅示;③限期办理:对报送公文,限期办理,超期不复,等于批准;④催办落实:对下发公文,要检查落实执行情况。

2. 业务领导方法

(1) 从抓重点学科入手,采取强有力的措施,促其发展;同时加强薄弱环节,促进平衡发展。

(2) 花大力气抓好人才建设,主要是抓好学科带头人建设、学科梯队建设。

(3) 抓好设备的引进、使用及效益评价。

(4) 加强基本建设和经济管理。

3. 学术领导方法

(1) 抓好院内的学术活动,建立学术讨论制度。

(2) 积极参加院外学术活动和友好往来。

(3) 建立学术领导中心,吸收院内老专家和一定比例的中青年学术骨干参加。

六、医院领导的考核

医院领导的考核,多数采用上级考评,由卫生行政主管部门对其政治素质、思想品德、工作业绩作综合评价。

具体考核办法见本章第三节。

(付　晨　曹建文)

参考文献

[1] 〔美〕哈罗德.孔茨/海因茨.韦里克著.管理学.第10版.北京:经济科学出版社,1998
[2] 史自强,马永祥,胡浩波等主编.医院管理学.上海:上海远东出版社,1995
[3] 郭子恒主编.医院管理学.第3版.北京:人民卫生出版社,1990
[4] 朱教荣,张觉民主编.管理学基础.长春:吉林人民出版社,1992
[5] 王立忠主编.卫生人事管理学.北京:人民卫生出版社,1992

第四章

医 疗 管 理

第一节 医疗管理概述

一、医疗管理的概念和意义

医院的医疗管理是指对医院医疗活动全过程所进行的组织、计划、协调和控制，使之经常处于应有状态，并对变化了的客观环境有较强的适应性，达到最佳医疗效率和医疗效果的目的，是完成医疗任务的重要手段，是影响医院管理活动的重要环节。

医院的医疗活动由院外和院内两部分组成。

医院外的医疗活动大多指社会医疗服务，包括出院后随访、人群健康检查、疾病普查普治、家庭病床等。

医院内的医疗过程是从病人进入医院大门直至出院的全部过程，包括门诊、急诊管理，住院管理，康复管理等。

院内医疗过程和程序示意图见图4-1。本章所述的医疗管理主要涉及院内的医疗活动。

门诊是诊疗活动的第一线，进行一般的或初期的诊疗工作，解决大多数病人的诊疗问题；急诊是诊疗和抢救急、危重、首诊病人，留察疑难和未脱离危险期病人；住院是对各种复杂、疑难重症病人进行全面系统的诊疗，是院内医疗活动的中心环节；康复是对恢复期病人的诊疗，从现代医学模式的观念来看不仅是生活能力的恢复，还包括心理和社会适应能力的恢复。

医疗工作量完成的多少，医疗质量的优劣，医疗技术水平的高低，医疗经济效益的大小，是一个医院医疗管理水平的综合反映。

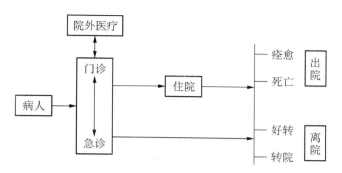

图 4-1　院内医疗过程和程序示意图

二、医疗管理的作用

1. 医疗管理是完成医院任务的主要手段

医院的基本任务是医疗,即救死扶伤,而医疗任务主要靠医疗活动去实现,医疗工作是医院工作的中心,因此加强医疗管理,提高医疗系统的能力,是保证医院任务完成的重要手段。

2. 医疗管理是影响整个医院管理水平的中心环节

医院管理是综合性的管理,例如人员管理、组织管理、物资管理、质量管理等,但在医院管理总体中,医疗管理是影响整个医院管理水平的中心环节。

三、基本原则

医疗管理的基本原则可以概括为几个方面:①病人第一的原则,即一切从病人需要出发;②安全有效的原则,即把医疗质量放在首位;③首诊负责制原则,即对首诊病人做到及时、认真、负责;④重点加强的原则,即对重点病人,如急症、重症、疑难病人做到重点保证。

四、医疗管理的职能

1. 制定医疗管理计划

医疗管理计划是实施医疗管理和评价医疗管理效果的依据,使医疗工作目标明确,避免盲目性。医疗管理计划的制定要经过制定任务目标、测算需要、核定现有条件、对需要与可能提供的条件加以平衡,最后确定计划目标这几个阶段。制定医疗管理计划是在对宏观、微观充分认识的基础上计划:①门诊、急诊、病房、院外及医技科的医疗工作数量、效率及质量目标;②新开展医疗项目的方向、规模;③技术力量的配备。

2. 合理组织医疗技术力量

合理组织、调配医疗技术力量是实现医疗计划目标的有力保证,也是医疗管理的一项主要职能,其主要管理工作内容为医疗组织机构的设置,医疗技术人员的配备、组合与调度,医疗技术人员的调整与排班,健全医疗指挥系统及精干高效的职能部门,做到灵敏有效地反馈。

3. 制定各项医疗规章制度

医疗规章制度具有一定程度的指令性质和法规性质,是从事医疗活动人员遵循的规范,是使各项医疗活动纳入常规运行的保障,包括以责任制为中心的医疗管理制度、各级人员职责、各种诊疗常规、各项技术操作规范。

4. 作好医疗活动中的协调

协调是医疗管理的一项重要职能,是保障医疗活动随时适应外界环境变化的手段,又是目标计划缺陷的一个有力补充。

5. 检查评定医疗效果

医疗效果是医疗管理效能的综合反映,所以医疗效果的检查评定对医疗管理具有重要意义,作为医疗管理的终末步骤,可以检验医疗管理职能状态;可看出医疗系统功能发挥的水平,评定是否完成预定指标;可发现管理上的缺陷,并分析其产生原因;可进一步帮助我们制定医疗管理的计划,协调和指挥工作方面的薄弱之处;可为下一个管理计划的编制和执行提供有说服力的依据。

第二节 门诊管理

门诊既是直接接受病人进行诊断、治疗、预防保健和康复服务的场所,也是进行医学教育和临床科研,以提高医院科学技术水平和医务人员业务能力的重要阵地。

一、门诊工作的特点

(一)病人集中并且流量大

门诊每天要接待大量来自社会的病人,2008年卫生部在全国开展了第四次国家卫生服务调查,2008年调查地区居民两周就诊率为14.5%。由此推算,2008年全国门急诊人次数达50.1亿,与2003年相比,增加2.6亿人次。卫生部的数据显示就诊的门诊病人人次数远大于住院病人,并且大量的病人、病人陪伴者和医务人员聚集在门诊部进行检查和治疗,因此门诊部门具有公共场所人群聚集的特点,形成以病人为主体,传染病人和非传染病人、病人与健康人相混杂的特点,容易造成交叉感染。要求医院作好门诊感染管理,尤其是预防交叉感染和环境卫生管理。

一般省级综合医院的日门诊量均超过 2 000 人次,有的甚至超过 4 000 人次。对于这种门诊病人集中的情况,为了保证病人得到及时、有效、优质的诊疗服务,要求医院合理安排门诊工作人员,改善门诊工作条件,尤其要做好门诊高峰的分流工作,保证良好的诊疗秩序。

(二) 门诊医生用于诊断和治疗的时间短暂

门诊病人流量大,因此门诊医生对每一个病人的诊断时间短暂,有关病情的诊断主要靠病人或陪同人的叙述以及医生自己短暂的观察。为了保证诊断的质量,解决质量与时间短暂的矛盾,关键在于加强科学管理,并针对门诊工作特点落实到提高质量上。门诊管理还要突出技术管理和质量管理,注重人员、技术结构的配备,健全管理制度,不断提高医疗质量和技术水平。

(三) 门诊工作是保证医疗质量的第一个关键环节

保证医疗质量的一个关键环节是早诊断、早治疗,门诊是大部分病人就诊的第一个环节,是否做到早期诊断和及时治疗,其关键在于门诊的医疗服务。门诊工作应急变化多,人数、病种、急慢程度难以预测。医生变换多,病人复诊时很难找到初诊的医生,加上诊断和治疗的时间短暂都为医疗质量的保证设置了障碍,要求管理者注重医疗质量。

(四) 就诊环节多而复杂

门诊是一个功能相对齐全的有机整体,流程包括挂号、候诊、诊断、取药、治疗及化验检查数个环节,任何一个环节的堵塞都可能造成整个流程的不畅。据调查,一般门诊每位病人平均在门诊停留时间为 1~1.5 小时,而医师直接诊察病人时间仅 10~15 分钟。管理中要剖析门诊各环节的特点和时间,作好导医工作,简化就诊手续,帮助病人就诊。

(五) 门诊是方便而经济的医疗服务方式

病人到门诊看病,基本上不需要脱离原来的生活环境和工作环境,与住院相比医疗程序简化,是方便的医疗服务方式。门诊与住院相比,所需的人员编制、建设资金和医疗成本都低于住院部,同时门诊病人的经济负担也较轻,费时较少。为了控制医疗费用的增长,许多医院增设日间诊疗部,将一些原来需要住院的治疗改在门诊治疗和处理。门诊就诊的方式出现了多样化,病人对门诊服务的需求增加。

二、门诊工作的流程

(一) 分诊

到门诊就诊的病人很多,病情复杂,有初诊的、复诊的病人,病情有轻、重、缓、急之分,甚至有一些传染病病人。现代医院门诊分科很细,这样病人难以准确选科就诊,因此就诊程序首先应预检分诊,这样有助于提高医院工作效率,避免浪费病人时间,也能及早发现传染病病人,防止交叉感染。

(二) 挂号

预检分诊后,病人需要挂号,这是为了保持就诊秩序和建立必要的记录。挂号也是病人与医院之间正式建立就医法律责任的依据和起点,也是病人作为消费者与医院提供医疗服务之间关系和依据的起点。挂号的功能有:①代行分诊;②建立新病历或发出调用存档病历的指令,第一次来院就诊的病人要建立新病历;③建立就诊顺序并向病人交代候诊地点及大体就诊时间;④在计算机系统较为完善的医院,挂号还具有为就诊建立基本数据资料或启动医疗保险记录的功能。挂号窗口要做到成年人和儿童分开,非传染病和传染病分开。

当日挂号必须以最简方式快速完成挂号手续,挂号时间过长,不仅造成病人不便,而且易造成门诊程序混乱。解决的办法除了有健全的管理制度、操作规程外,挂号效率必须与病人数量、来院高峰相适应。现在不少医院已实现了挂号的计算机系统,可以通过计算机数据库的信息系统分析,探索挂号时间长的瓶颈问题,从而着手解决。

(三) 候诊

病人挂号后到相应门诊科室候诊。门诊护士要维持好候诊室的秩序,告诉病人等候次序,安排病人依次就诊、进行必要的检查(体温、脉搏、血压等)、对病情较重较急的病人及时安排优先就诊、回答病人提出的相关问题、对可疑传染病人采取及时措施、对病人进行健康教育、保持门诊环境的有序、安静和卫生。

(四) 就诊

就诊是门诊的中心环节,也是病人来院的主要目的和要求。候诊室护士按顺序把病人分配到诊室,复诊病人最好安排原诊治医生接诊。医生询问有关病史后进行检查,必要时进行化验和特殊检查,医生根据病情及检查作出初步诊断。门诊病历要整洁、简明、规范。

提供治疗意见,征得病人同意,给予诊断治疗意见。对诊断治疗有疑问的,应请本科室上级医生或有关科室会诊,病情不宜在门诊治疗的应收入院。

(五) 医技科室检查及治疗

在诊疗过程中医生认为需要进行检查或检验时,需开出检查或治疗申请单,嘱咐检查或治疗前的准备注意事项。对于某些较为复杂的项目,通常采取预约的方式。

(六) 取药

病人取药是门诊工作的重要环节,门诊医生必须严格执行处方制度,处方内容齐全,书写端正清楚,不得涂改(如有涂改,医生要在涂改处签字)。药剂科在发药时必须按规定审查处方,遇到配伍禁忌、涂改、超剂量或短缺药品时,要建议处方医生更正,药剂人员不得自行更改处方。发药前认真核对药品、剂量和姓名。

(七) 离院、留院观察或入院

病人经诊断、治疗即可离院。有的病人病情较重,疾病诊断不明或病床紧缺可以留门诊观察室观察,以观察病人病情变化,确定诊断。如果决定病人住院治疗,应签发住院通知。需要转院的则办转院手续。

挂号、看病、检查、取药、治疗是医院就诊过程的五大环节(图 4-2)。医疗行业本身专业技术特点和原有营运管理方式的影响使患者在五大环节涉及的科室、部门中穿梭、排队,其中任何一个环节出了问题,病人就要在医生、药房、检查科室、收费窗口等之间往返。再加上初诊病人对医院科室、部门设置、环境的陌生,

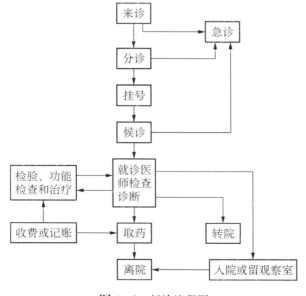

图 4-2 门诊流程图

医院科室设置越来越细，病人越可能跑冤枉路。在整个就诊过程中，病人从挂号开始，诊疗活动不同阶段和环节所产生的各类诊断与治疗处置信息的中转和传递工作，一般都由病人承担。

随着管理上"以病人为中心"的服务观念的转变，医院数字化水平的提高，医院的服务模式正悄悄地发生着革命性变化。不仅简化了病人就医步骤，优化病人就诊流程，而且从硬件和技术上保证了为病人在就诊过程中提供诊疗全程服务。现在病人就诊前可通过医院的互联网网站、门诊大厅触摸屏等进行查询以了解科室、专家以及诊疗收费等相关的信息服务。就诊中计算机门诊工作管理子系统除了满足普通门诊挂号、确定就诊科室、收取医生诊疗和处置费用、购置病历、退换号等工作管理功能以外，还兼有录入和保存病人基本信息、办理医院内使用的存有病人基本信息和预付金金额的IC卡等信息处理和管理功能，便于医生在线调用。门诊工作管理系统还可帮助医生管理诊疗过程中产生的相关信息。病人辅助检查结果自动生成后，直接传送至医生桌面；医生开出的处方单、治疗单可以自动生成、打印，发送处方到门诊药房收费处、取药处划价、划账、配药，医院处理信息的时间减少，大大缩短了病人等候时间。

门诊在宏观上通过门诊工作管理子网与门诊医生桌面系统的信息交换，了解门诊医生桌面系统所反馈的医生在线人数、处理病人的平均时间、进度、各在线医生的候诊病人人数等信息，自动评估病人就诊等候时间，以便于分配病人到哪个就诊科室、诊室、医生处候诊，并可以实现在挂号凭证上打印诊室的方位提示。这些做法使病人可以合理、灵活安排就诊时间，使医院可以在宏观上合理分流科室各诊室的候诊病人。

三、门诊任务

（1）负责组织完成病人的门诊诊疗工作，对病情不适于在门诊处置的病人要收入院或转院治疗。

（2）承担负责地区范围内基层医疗单位转来病人的会诊，要充分发挥基层医疗单位的技术和能力，有的病人在明确诊断和治疗方案后，应转回基层医疗单位处理，也可留本院治疗，必要时转往有关医院。

（3）负责责任区范围内基层医疗单位的业务技术指导，有计划地对基层医务人员进行培训，提高他们的医疗技术水平，开展医疗保健咨询和技术指导工作。

（4）对承担基层医疗工作的医院，其门诊部要在地段范围内组织好出诊和访视，做好防病工作。大型医院也要开展部分家庭病床，建立防治网点，配合有关部门开展普查普治工作。

（5）负责责任地区范围内或上级卫生行政部门分配的健康检查任务。

四、门诊类型

参照卫生部下达的《医院分级管理办法》和我国的实际情况,将门诊做以下分类。

(一)按医院科室设置划分

门诊科室的设置与病房相呼应,只有少数科室仅有门诊不设病房或仅有病房不设门诊。随着医学专业分科越来越细的特点,门诊科室的分科也越来越细。如增加老年病门诊,将内科分为呼吸内科、消化内科、神经内科、心血管内科等。

(二)按医院分级管理划分

1989年的《医院分级管理办法》将综合性医院分为三级,并设立相应的门诊。根据不同等级医院所承担任务的不同而划分的医疗门诊,无论在收治接诊对象和病种复杂程度,还是人员要求、设备情况都是不同的,要根据卫生部制定的医院分级标准,对门诊的分科、专业人员、门诊服务条件做出相应的设置和建设。

(三)按就诊人的情况划分

按照就诊人的健康状况及病情需要处理的迫切程度,门诊可以分为一般门诊、急诊和保健门诊。一般门诊可分为预约门诊和非预约门诊。预约门诊在国外已广泛开展,在我国病人就诊主要集中在上午,预约门诊可解决负荷不平均的问题。预约门诊可分为病人主动预约和医生根据病情需要要求病人按期复诊。

按照满足不同病人的需求,门诊可分为基本医疗门诊和特需医疗门诊。基本门诊可分为:①一般门诊,是医院门诊的主要部门,要充分保证;②简易门诊,专为一些慢性病、行动不便的复诊病人提供简单检查、简单咨询或续配一些长期服用药物的基本医疗服务;③体检服务,为各种服务提供方便;④家庭服务,为一些病人提供上门服务。

五、门诊组织管理体制

组织形式是管理的重要组成部分。门诊组织管理形式直接影响着门诊质量的高低、门诊秩序的好坏和门诊矛盾的多少。门诊的组织管理体制主要采用业务副院长领导下的门诊部主任负责制,负责门诊、急诊工作,县以上综合医院应建立急诊科,单独领导急诊工作。医院门诊部的领导体制大致分为以下两种形式。

(一)双重领导形式

门诊工作人员包括医护人员、工勤后勤人员、财务人员等都要接受门诊部主任和所在科室主任的双重领导。门诊部主任和门诊办公室工作人员主要负责检查、督促、联系、组织、协调工作,解决日常门诊工作中发生的事宜。医护人员的安排主要分别由各临床科室和护理部指定专人负责。各临床科室有一名科主任或副主任分管门诊工作,负责人员调配、对门诊人员的专业考核,并指定专人担任本专科的门诊组组长。门诊部设总护士长总管门诊护理工作,督促检查门诊环境卫生和宣教工作。

(二)门诊部统一归口领导形式

凡在门诊部工作的医护人员和工勤人员等各类人员无论从哪个部门和科室派出,在业务组织管理和考勤考绩方面都由门诊部负责,并要求各部门和科室派出参加门诊工作的医护人员做到相对稳定,不得随便调动。

第三节 急诊管理

急诊医学(emergency medicine)是随着现代医学的发展而逐步发展起来的新兴独立学科。我国急诊医学发展起步较晚。20世纪50年代中期开始,虽曾在大中城市建立急救站,但限于当时国家的财力和认识水平,急救站规模小、设备简陋,只能起到对伤病员的转运作用。直至"文革"结束后,具有真正意义上的急诊医学才进入了一个全新的发展时期。1980年,国家卫生部颁发《加强城市急诊工作》的指示,1983年在反复讨论、修改的基础上,又颁布了《城市医院急诊室(科)建立方案》,规定了急诊室(科)的任务,急诊医疗工作的方向、组织和管理以及急诊工作的规章制度,有效地促进了急诊医学在国内的兴起与发展。全国各大、中城市医院纷纷成立急诊科,加强了急诊的领导和管理,并增派高年资医师从事急诊工作。1985年,国务院学位评定委员会批准在中国协和医科大学附属北京协和医院设立"急诊医学"硕士研究生点。1987年5月经中华医学会批准正式成立了"中华医学会急诊医学分会"。从此,急诊医学在我国被正式承认为一门独立的医学学科。20世纪90年代以来,随着我国经济实力的增强和全社会对急诊医学重要性认识水平的提高,许多医院急诊科的装备得到了更新和充实,工作条件和环境得到了明显改善。与此同时,加强了急诊医学人才的培养。

急诊、急救在日常医疗实践中占有极其重要的地位,它不仅涉及医院内急救,还涉及院前急救,如何把急救医疗措施迅速送到事故现场的危重病人身边,经过初步急救处理,再把病人安全地转送到医院内进一步救治,这是目前比较合理的救治急性病、伤员的组织系统,也是当今国际上很多国家在努力组建的新颖的急诊医疗系统,称为"急诊医疗服务体系"(emergency medical service system,

EMSS)。虽然我国目前还没有一个城市已组建成功一个完善的 EMSS,但是为时不会太远,很多城市正朝这个方向努力。近年来,在北京、上海、重庆等一批大中城市,普遍设立了"120"急诊呼救电话,EMSS 从无到有,正逐步得到加强和完善。

急诊管理在医院管理工作中占据重要地位。急诊工作的好坏,服务质量的优劣,直接关系到病人的生命安危、医院的医疗工作质量、医院形象等。完善建立设备先进的急诊监护病房,配置必要的现代化急救设备和检查仪器,使得急诊病人的诊断、检查、急救处置以及急危重病人的抢救性手术都可以在急诊科完成,最大限度挽救病人生命,提高抢救成功率。

一、医院急诊科

医院急诊科是医院急救医疗的第一线,与病人的生命安危密切相关,是反映和衡量医院的技术水平、道德素质和管理水平最鲜明的镜子和标尺。

(一)急诊科的特点

1. 时间性特别强

在急诊科时间就是生命,因为急性病人大多发病急骤、病情突变或遭受意外事故伤害等对生命具有严重威胁,因此能否及时抢救、有效救治是能否挽救病人生命的关键。

2. 随机性比较大

急诊病人的人数、病种、来诊时间、来诊方式、危重程度都是难以预料的,尤其是遇有突发事件或灾难,如车祸、中毒、地震等情况时,病人的随机性就更大,并通常是集体就诊。要求医院急诊科要随时作好充分应急准备,完善各种诊疗操作常规、健全各种管理制度,完备各种通讯呼叫器械,做好医务人员、医药急救物品的调度工作,以求应对突变。

3. 病种涉及面广及专业性强

急诊工作的主要特点之一就是多学科交叉综合性和合作互助性,由于我国目前实行"无限制性急诊",所以急诊病人病谱不仅广,而且杂。急诊病人尤其是遭受意外事故伤害的病人往往需要多个科室的共同抢救,所以急诊工作特别强调团结协作。这就要求急诊工作人员不但要有坚实的专业知识,而且要具备跨学科知识,作好鉴别诊断,及时请兄弟科室会诊,搞好各科之间的协作;既要熟悉各种常见病的诊治方法,又要了解一些少见病的临床特征,还要掌握各类急重症的抢救技术,具有很强的专业性。

4. 任务重责任大

急诊的随机性和时间性决定了在抢救中劳动强度大、持续时间长、精神紧张,要求医务人员有高度的责任心、精湛的技术水平和强健的体魄体力,在急救过程中各科协调合作,确保急诊任务的完成。

5. 医疗纠纷多

急诊科既不同于门诊,又不同于病房。急诊科要 24 小时开放接待随时就诊的病人,同时还要负责对那些急需住院治疗,但又因医院条件有限,暂时不能收住院的病人进行及时全面、系统的诊断和治疗,所以急诊医护人员工作是非常繁忙的,精神上也是高度紧张,稍有不慎就可能出现失误或差错。另外,急诊病人多为突然发病或病情突然加重,病人及家属在对其尚无心理准备的情况下,往往会出现急躁、愤怒以及过激言语等一些不理智的表现,严重者还直接威胁着医务人员的人身安全。除此之外,由于多种社会因素的影响(吸毒、流动人口的增加、下岗等),很多医院急诊科已受到过精神异常者、吸毒者等骚扰,所以急诊工作人员的人身安全常受到威胁。这就更要求急诊工作人员不论遇到什么样的情况,都应沉着冷静,以病人的利益为重。同时,还需要得到社会、医院领导及医学同道的理解。

(二)急诊科的任务和范围

1. 任务

(1)治疗各类急性病及慢性病急性发作。依据不同病情经诊治后对病人作出回家、留院观察或收入急诊病房、ICU 的决定。

(2)做好急诊科的抢救工作。这直接关系到病人的安危。对危及生命的病人要组织人力、物力进行抢救,需要医务人员在短时间内作出正确诊断,给予及时、合理、有效的抢救和治疗。

(3)对急诊专业医生及来急诊科轮转的医生进行培训,对急诊专业护士进行培训。

(4)开展急救医学的研究工作。开展有关急性病发病机制、早期诊断技术及有效治疗方法的研究,重点是开展复苏、休克、多系统和器官衰竭的研究。

(5)结合急诊临床改进或研制有关医疗仪器和设备。

2. 范围

范围为急性发热性疾病,若有明显症状或痛苦,体温不到 38℃ 也应诊治;严重喘息、呼吸困难者;各种心脏疾患;严重高血压或血压波动剧烈者;各种急性脑血管病;各种急性出血;各种急性炎症;昏迷;急性泌尿系统疾患、尿闭、血尿和急性肾衰竭;急腹症;休克;急性外伤、烧伤;急性中毒;意外事故;临产、流产等。

(三)急诊科领导体制和机构设置

领导体制有两种形式:一种是由门诊部负责领导,把急诊业务作为门诊业务的组成部分；一种是把急诊科作为一个独立的部门，由医院分管业务的院长直接领导，实行急诊科主任负责制。

急诊科的设置有两种：一类是把急诊工作作为医院门诊的一部分，在门诊部内设急救室，属于门诊部管理。急诊室的管理是由一名门诊部副主任或主任主管急诊工作，医院成立急诊领导小组，由医务处、门诊部、急诊室护士长、各临床科室主任或副主任组成；另一类是与门诊部并列的急诊科，有时为加强急诊工作的开展，设立急救中心，一般一级医院设急救室，二级以上综合医院设急诊科。急诊科直属副院长或院长管理，实行科主任负责制，通常由具有较高急诊医学业务能力和一定管理能力的专业人员担任。

（四）急诊科编制

卫生部以1984年下达的《关于发布医院急诊科建设方案（试行）的通知》为基础，结合医院等级、工作量等情况确定急诊科的编制数量（表4-1）。

表4-1 急诊科人员编制表

急诊量（日平均人数）	抢救量（日平均人数）	观察床位数	观察人数	监护床位数	监护人数	医生（人）	护士长（人）	护士（人）	卫生员（人）	总人数
150～	1	4～6	10	2	1～2	14～15	1	14～16	2	31～33
200～	1～1.5	6～10	15	4	2～4	15～16	2	16～18	3	36～39
250～	1.5～2	10～15	20	6	5	16～18	2	18～21	3	39～44
300～	2～2.5	15～20	25	6	5	18～20	3	21～24	4	46～51
350～	2.5～3	20～30	30	6	5	20～22	3	24～26	4	51～55
>400	>3	>30	>30	>6	>5	>22	>3	>26	>4	>55

（五）急诊科布局及人员配置

（1）有一相对独立的急诊区，做到有鲜明标志，让病人一目了然，方便就诊。

（2）急诊区环境有独立入口，运送病人车辆可直接开到入口处。

（3）急诊科大门要宽敞，候诊走廊要宽大，以方便轮椅和手推车进出。

（4）布局要求减少交叉穿行和往返，以利于节省病人时间。

（5）要求有利于预防交叉感染，保持通风和采光。

（6）急诊科必须设有独立的挂号、收费、取药、检验、放射、住院处等或要靠近这些部门，保证急诊工作的顺利进行。

（7）急诊科要设立候诊、预诊、各科诊察室、抢救室、留观室等，有条件的要设立监护室、急诊手术室等。

急诊科医务人员的配置主要是根据急诊科所负担的任务及建筑状况、设备条件等因素来确定。每日急诊量增加者,人员编制相应增加。急诊科室设置多者,亦需相应增加人员。楼层建筑比平面建筑的急诊科大,工作人员也要多些。急诊科配备主任1人,副主任1～2人外,主任医师或副主任医师、主治医生、住院医师及护士长、护士、护理人员也应有相应比例。

二、院前急救

现代急救医疗系统(EMSS)包括院前急救、医院急诊科急救和ICU急救3个部分。其中,院前急救的时间最短,但却是决定危重病人抢救能否取得成功的关键。院前急救在EMSS中占有最为重要的地位,反映国家、社会对重大伤害、疾病的应急能力以及公民的品格水平。

(一) 院前急救的内容

1. 现场急救

现场急救包括在家庭、工厂、农村、街道以及交通事故现场等所有出事地点对病人的初步救护,这是我国当前医疗救护中最为薄弱的环节,其关键问题是要大力进行急救知识普及训练。

2. 搬运

经过初步现场处理后,必须把病人及时转送到合适的医院进行进一步急救处理。在这转送过程中,搬运做得及时、正确不仅可减少病人的痛苦,还可有利于防止造成新的损伤而致残疾或死亡。

3. 监护运送

现代急救医学改变了过去认为运送急诊病人是交通部门或医务人员的事,而把医疗急救运送看作是院前急救的重要组成部分。

(二) 院前急救的管理

院前急救处于急救医学的最前沿,是急救医学的首要环节和重要基础,能迅速地把急救医疗送到急、危、重病人的身边,最大限度地减少了病人"无治疗期"(从病人发病至获得治疗为止的时间)。因此,提高院前急救的关键是:在最短的时间里,把最好的医疗设备和最好的医生送到病人身边,在最短的时间里作出必需的诊治。

院前急救目前尚存在的主要问题是:①急诊急救网络不全。目前,虽然在一些大中城市中已经建立起急救中心或相应的救护指挥中心,开通了"120"呼救电话专线,但呼救反应时间仍然较长,抢救半径过大;区域性的乃至全国统一的急救网络尚未建成,以致一些重大抢救在医务人员、药品和器材的调配上,仍然存在着依赖于"运气"的被动局面。此外,中小城镇的急诊急救机构也远未得到规范与完善。②装备不好。相当一部分医院用于急救的救护车状态不良,抢救器械陈旧或不全,无通讯设备,致使呼救反应时间延长或使院前抢救流于形式。③宣传不够,公众对急诊医学服务体系及急救常识所知甚少。最新的调查资料显示,上海约有半数的公众不知"120"为医疗呼救电话,59.5%的人不知道"心肺复苏"这个名称,与国外比较相差甚远。

为了有效地实施院前急救,必须掌握院前急救的全流程各组成要素的特点,有针对性地进行管理,才能保证院前急救工作的组织指挥顺畅,救治迅速有效。

1. 通讯指挥系统

为了实施有效的院前急救,建立完善的通讯指挥系统是首要的基础工作。通讯系统必须24小时有人值守连续运转,并且与政府的电信部门建立紧急查询的机制。车载、机载通讯设备应具有较强的抗干扰性和带宽。院前急救的通讯系统还应与医院或相关机构保持通畅的直达联系网络。

2. 急救车辆和车载急救设施

车辆必须保持随时待发的良好状态,应有空调和保暖装置。车载急救设施应包括氧气输入、复苏、辅助呼吸、除颤、运输工具、骨折固定器械、产妇器械、照明设备及各类急救、护理器具,包括便盆、尿壶、厕纸、呕吐袋都应备全,并且要建立严格的逐日清点和检查制度。

3. 急救人员的训练

应当明确的是急救车上的急救人员不能等同于医生、护士。在我国的一些地区存在着很大的误区,即混淆了这两类人员的区别。对于专职急救人员应有专门严格的急救训练,从观察伤情、判断处理到固定搬运的每一个细节都十分规范,这样才能保证人员在混乱的灾难现场,沉着熟练地按医学程序进行有条不紊的抢救。此外,急救人员应穿规定的制服,有严格的纪律和职业道德,我国香港特区急救人员一律穿制服列为纪律部队,并有明显的衔级标志,这有利于鼓舞团队士气,便于大型灾难现场的组织指挥。

4. 急救工作要适应本地区病人特点

院前救护的设备、人员专业知识、药品器材种类要适应地区的特点。例如,上海地区1991~1995年的院前急救467 674例病人中,病种前三位分别是外伤、脑血管病、心脏病;而院前死因前三位则是心脏病、呼吸道急症、自杀与中毒。而有的地区可能又会是另一番情况。这就要求急救工作要针对本地区的特点经常作出相应的调整。

第四节 住院诊疗管理

一、住院诊疗管理的概念

住院诊疗是以三级医生(主任医师、主治医师、住院医师)结构为核心,应用医学科学理论知识、现代化诊疗手段,充分发挥医院整体功能对患者个体和人群实施诊疗。在治疗过程中充分发挥组织、协调、控制等系统管理功能,提高医疗工作效率、保证医疗质量、提供满意的医疗服务。

住院诊疗管理是指对入院接受诊疗的病人,提供良好的医疗服务,实行以病房管理为中心、以三级医生负责制为基础的全部管理活动。这包括对住院诊疗组织结构的设计、医疗质量的监控、医务人员实施诊疗活动行为规范、诊疗技术的应用管理、规划,提高住院诊疗整体水平的目标管理等。

住院诊疗管理就是通常所说的病房管理。由于病房的性质、病情严重程度、住院时间长短不同,因此管理的侧重点不同,但基本要求是相同的,即对新入院病人要按照诊疗程序严格全面地进行,对危重和疑难病人要进行重点监控管理,要为所有住院病人创造尽可能良好的诊疗和休养环境,要对每一位出院病人(或者死亡病例)进行医疗服务质量的评价。

二、住院诊疗管理的意义

(一)住院诊疗管理是医院整体医疗水平的保障

病房是医院实施诊疗工作的主要场所,不仅为住院病人提供诊疗服务,而且为门、急诊工作提供坚实的后盾。病人要早期诊断、早期治疗,危重病人要监护、抢救,手术病人要观察,这些活动需要通过住院诊疗管理来协调临床、医技科室的工作,使之紧密配合,发挥医院整体医疗功能,才能使病人得到及时、有效、合理的诊疗服务。

(二)住院诊疗管理是发挥医院功能的中心环节,是医疗质量的基本保证

门诊与住院诊疗是医院医疗工作的两大组成部分,住院诊疗主要是对疾病个人进行连续、系统诊疗,管理难度大,复杂性高,技术性强,并且涉及医院的各个科室及各部门。住院诊疗质量不仅是医疗质量的集中体现,也是医院整体工作的基础。因而,住院诊疗管理是发挥中心环节带动全面工作,为医院的优质医疗服务提供保障,集中反映了医疗质量和水平。

（三）住院诊疗管理水平是医院服务能级的一项重要标志

病人诊治效果的转归，医院技术水平和医疗质量的高低，医院的信誉和社会信任度主要源于住院诊疗管理，有效的住院诊疗管理水平可提高服务工作效率、医疗技术水平及质量、合理消耗医疗资源，因此住院诊疗管理水平是医院服务能级的一项重要标志。

三、住院诊疗管理的特点

（一）以病房管理为中心涉及多学科多部门的协作

住院诊疗是在医院内特定的环境条件下，为达到最佳医疗服务效果所实现的组织管理行为。住院诊疗的主要场所在病房，以病房管理为中心，同时病人的管理组织、病房环境气氛、严格地预防院内感染及设备维修、后勤供应等都与病房活动息息相关，是以病房管理为中心的系统工程。

（二）以三级医生结构为核心，医疗业务活动为重点的管理体系

住院诊疗中医生相对固定，由三级医生结构组成，三级医生相互间通过不同的职能各司其职，并以检诊、查房、会诊、病例讨论、医疗文书书写等业务活动相互联络、协同组成紧密工作网络，各网络间信息交流，及时收集反馈信息，完成诊疗工作。通过三级医生结构，调控目标，运作管理功能。

（三）医疗功能的连续性、协同性、系统性、综合性

住院诊疗服务是综合性的，包括医学服务和生活服务的综合。就诊疗来说，包括医疗、护理、医技、心理、营养等方面的服务；就生活服务来说，包括饮食、清洁卫生等。住院诊疗服务的综合性带来住院诊疗工作的协同性，综合服务有赖于各种专业人员的共同协作支持配合。

对住院病人的诊疗包括诊断、治疗、康复3个过程。医院必须向住院病人提供一系列的服务，只有加强纵向、横向协调，加强对住院诊疗工作系统管理，才能保证病人得到及时的、全面的、优质的医疗服务。

（四）信息量大，内容丰富，反馈调节作用明显

住院诊疗中有各种医疗方案、措施、效果、数据，信息量大，内容丰富，因此要求管理者必须随时收集反馈信息及时调控并指导纠正行为偏离。

四、住院诊疗的任务

1. **为住院病人提供优质的诊疗服务**

发挥三级医生负责制为核心的组织效能，不断提高诊疗质量和技术水平，为

病人提供及时的、连续的、系统的、规范的、优质的诊疗服务。医院的主要医务人员的各种医疗服务主要集中在住院诊疗工作中,医院的行政后勤服务更要落实在住院诊疗工作中。为住院病人提供优质的诊疗服务是医院工作最根本、最核心的任务。

2. 为住院病人提供良好的诊疗条件和环境

除了为住院病人提供相应的诊疗服务,还要为住院病人提供良好的生活服务。为住院病人提供良好的诊疗条件和环境包括3个方面:①为病人创造安静、舒适、整洁、安全的住院环境;②为病人提供各种生活照料及其相应的特殊服务;③做好病人的心理治疗和咨询,使病人保持良好的心理状态,积极接受和配合各种诊疗工作。

3. 为医务人员和医学生提供临床实践场所

住院诊疗工作是为医学生提供临床实习和为进修医生提供学习深造机会的场所,同时也是医务人员提高临床实习和为进修医生提高临床技术水平的载体,医学水平、医疗质量的提高永远离不开病人的奉献。

4. 为开展临床科研提供重要基地

临床科研成果主要通过住院诊疗来取得,而且也只有通过开展临床科研工作才能保证住院诊疗工作的质量和促进病房工作管理水平的提高。

五、住院诊疗组织

住院诊疗组织是指对入院病员实施诊疗活动,发挥诊疗功能的组织设置及医疗技术人员能级机构方式。

我国综合性医院的住院诊疗组织通常由联络组织、中心组织、支持组织3个部分组成。

联络组织的工作由住院处完成,负责门、急诊与住院诊疗的联系,办理病人出、入院、安排调整病位、住院经济核算、协调解决住院中遇到的各项事务问题;中心组织由接纳病人住院并从事诊疗活动的病房组织及与诊疗活动直接相关的医疗技术科室所组成;支持组织主要为住院诊疗活动正常进行提供药品、器械、设备、后勤生活供应等。

病房是运行系统的中心,诊疗组织的基层单位,由病房单元组成;每个病房单元一般设30~50张病床,一个护理单元可分数个护理小组,根据拥有的主治医生可分为1到数个由医生组成的医疗小组。每个病房设1~2名护士长,有一名以上的主治医生,科主任指定一位主治医生为该病房负责人,负责领导本病房的行政业务工作。实行科主任、科护士长领导下的主治医生、护士长分工负责制。

六、住院诊疗的业务管理

住院诊疗的业务工作包括入院、出院、转院、检诊、查房、会诊、病例讨论、计划诊疗、病历书写、晨会、值班制度、随访及其他内容,住院诊疗的管理就是通过组织、协调、指导、控制,把各项内容及其程序有机连接起来,使住院诊疗工作形成一个有效的整体,达到质量最优化。

(一)入、出、转院

入、出、转院一律服从医嘱,手续通过住院处办理。病人出、转院由病房主治医师以上专家决定。

(二)检诊

检诊是医疗决策的首要环节,检诊的内容包括采集病史、体格检查、常规检查和特殊检查,检诊的程序为:①病人到病房后,护士迅速安置床位,简单询问病情,进行一般的生命体征的检查,向病人介绍入院的有关事项,并通知主管住院医师接诊;②主管住院医师及时对病人进行检诊,作出初步诊断,及时下达长期医嘱和临时医嘱。

(三)查房

查房是病房最基本、最重要的医疗活动,是提高医疗质量的重要环节,也是培养下级医护人员的重要手段,要严格执行卫生部有关规定,实行三级医师查房制度。

查房的方式包括晨间查房、午后查房、夜间查房、急危重病人的查房和教学查房。

(1)晨间查房分为住院医师、主任医师查房。住院医师每天对所分管病人晨间查房一次,主治医师、主任医师每周定期查房,对所分管病房的新入院病人、急危重病人及诊断不明确、治疗效果不好的病人重点查房,主治医师每周2~3次,主任医师每周至少一次。

(2)午后查房主要是住院医师对自己所分管的病人进行重点巡视,观察重、危、疑难、发烧、待查、新入院及手术后病人的病情变化,检查当天医嘱执行情况及疗效,同时作好对夜班医师交代危重病人需要观察治疗的准备。

(3)夜间查房是夜班医师对一般病人的夜间巡诊和对重危病人所进行的连续诊查工作。

(4)急危重病人查房可根据病情需要每日内进行数次。

(5)教学查房对实习和进修医生、护士可专门安排主要为教学目的的查房。

(四) 会诊与病例讨论

会诊是发挥医院各学科优势,发挥医院整体功能,发挥医务人员集体智慧,重点解决疑难、危重病人和特殊医疗对象的诊断和治疗的一种重要方法和有效形式。

会诊的方式包括科内会诊、科间会诊、全院会诊、院外会诊、急诊会诊和院内外大会诊。会诊时要做好完善的会诊记录,会诊记录与整理的材料,应纳入到病历中保存。

病例讨论既是住院诊疗管理的一种重要形式,又是住院诊疗管理的一项重要制度,是病房基本的医疗活动。

根据临床医疗和教学安排需要,病例讨论可分为疑难病例讨论、术前病例讨论、出院病例讨论、死亡病例讨论等。

(五) 治疗

临床治疗的范围较广,主要包括药物治疗、手术治疗、物理治疗、放射治疗等多种,通常由医师和护士分工协同进行。无论何种治疗方法都必须按医师的指令即医嘱执行,病房诊疗工作通常是以医嘱形式来实现的。

医嘱是医师在医疗过程中下达的指示,是对病人的有关诊断、治疗、护理工作的决定和要求,是医疗信息传递的渠道。

医嘱分为长期医嘱、临时医嘱和备用医嘱。医嘱直接关系到诊疗质量,甚至关系到病人生命安危,因此必须认真执行医嘱制度。

(六) 病历书写

病历是记载病人的疾病发生、发展及其转归的医疗记录,是临床医师根据对病人进行的问诊、检查后所收集到的病情资料加以归纳、整理后书面写成的记录,是医务人员在医疗活动中形成的文字、符号、图表、影像、切片等资料的总和,包括门、急诊病历和住院病历。

病历书写对诊疗质量具有重要意义,完整的病历是临床医师对诊疗工作的全面记录和总结,因此它是保证正确诊断和制定合理的治疗和预防措施的重要依据,是进行教学和科研工作的基本资料,也是医院信息管理最重要、最基本的资料。

病历书写有明确的格式和常规,各科亦有标准示范病历。对病历书写的基本要求是真实完整、文字精练,字迹清晰,科学性强,表达准确,标点符号运用正确,层次分明,重点突出,关键性情节、因果关系交代清楚,及时完成,计量单位标准。

病历质量评审要实行三级监督检查制度:一级自我监督是以诊疗小组为单位,主治医师通过查房对病案及时修正并按标准评估,出院时作总评分;二级评审由诊疗单元主任医师全面评价;三级评审由院指定病案管理专家专审。

（七）晨会与值班制度

(1) 晨会是医护人员交流诊疗信息,保持诊疗环节连续性进行的医务组织形式,属病房工作例会。由病房负责人主持,全体人员参加,通常由值班医护人员报告病人流动情况,重危及手术病例、接受特殊检查前后病情变化及值班时间内病人情况,对需要立即解决的问题当场决定,每周利用1次晨会传达上级指示,晨会应有记录,时间一般不超过30分钟。

(2) 值班制度是在夜间、节假日及集体学习、劳动和会议等时间,设值班医护人员履行巡视病房,完成新入院、危重病人及急诊会诊医疗诊治任务和急症手术。遇到重大问题及复杂疑难问题需立即解决,及时向上级请求报告,并写好病历及病程记录。

（八）随访

随访是住院诊疗工作的延续,是开展家庭医学,进行全面综合性医疗服务的途径,应引起重视并成为制度。现阶段随访任务,主要是对重点疾病、重点人群延续治疗,建立家庭医疗服务网络。

第五节 重点病人诊疗的管理

加强监护(intensive care)是近40年来在医学科学领域中逐渐形成的一门新兴学科,成为一个独立的医疗新领域。加强监护病房(intensive care unit,ICU)又称为重症监护病房,是根据现代医学发展的需要和新仪器设备的出现而产生的,是一种现代化的、先进的诊疗护理组织形式。国内外已把ICU的建立,包括床位数占医院总床位数的比例、设备完善度、人员素质以及抢救效果等方面,作为判断一个医院的医疗功能分化程度与总体技术水平的重要标志之一。随着生物医学工程产品的不断更新,各种先进监护仪与高新尖生命支持装置与技术的广泛应用,以及ICU内医护与技术人员的经验积累和素质提高,各类危重病人的治愈率大大提高,显著地降低了死亡率和病残率。

一、ICU的历史

1863年,南丁格尔就曾撰文提到专门为术后病人设置"小房间",这便是ICU的雏形,直至20世纪20年代被正式命名为"术后修复室",这是最早的关于ICU的设想。20世纪40年代后,国外逐步建立了麻醉复苏室,以集中观察治疗麻醉手术后的病人,安全度过围手术期,有效地保证了病人麻醉后的安全,也进一步启发和孕育了建立 ICU 的设想。1952 年夏,丹麦首都哥本哈根发生了脊髓灰质炎的流行,造成了很多延髓性呼吸麻痹的病例。当时病人被集中起来,在内科和麻醉科医生的共同努力下,通过气管切开保持呼吸道通畅并进行人工通气,使死亡率显著下降,这使有关医生认识到加强监护和治疗的重要性。1958 年美国正式成立了综合 ICU,当时隶属麻醉科管理。1962 年又成立了心脏病 ICU。1963 年美国在全国范围内首次大规模举办了 ICU 学习班,并于 1970 年成立了危重病医学会。

我国 ICU 的建设起步较晚。1982 年北京协和医院成立了手术后 ICU,属外科系统管理,1984 年成立了综合性 ICU。经过 10 余年的探索和实践,目前全国各省级医院及许多市级医院均已设置了 ICU。1997 年 9 月,中国危重病医学专业委员会在北京正式成立。

二、ICU 的定义、类型

ICU 是指把需要特别诊疗和护理的急重危病人,集中在一个专治的病区或病室,采用专门的诊疗技术和仪器设备,实施加强诊疗、护理和监视的一种过渡性诊疗组织形式,是随着医疗护理专业的发展、新型医疗设备的诞生和医院管理体制的改进而出现的一种集现代化医疗护理技术为一体的医疗组织管理形式。它集中了一批训练有素、精干的医护人员,利用先进的、高科技医疗仪器设备及先进的诊疗、护理技术,将急危重病人集中进行严密地动态监测,强化治疗及精心护理的场所。

ICU 有以下 6 种类型。

(1) 重症集中监护病房:综合性质的监护病房,收容对象为经过集中抢救、治疗有可能恢复的各种急重症病人,如有休克、复合外伤、心、呼吸、肾衰竭等的重症病人以及大手术、新开展手术后早期的病人等,当病情缓解后,可转入普通病房。

(2) 冠心病监护病房(coronary care unit,CCU):收容心肌梗死急性期或心肌梗死先兆心律失常等病人。

(3) 麻醉及术后监护病房:大手术、新开展手术的病人,在术后几天内可在术后复苏室集中治疗、护理,当停止补液、拔掉胃管或已脱离危险时可返回原病房。

(4) 新生儿监护病房(NICU):收容新生儿急重症病人,包括早产儿,甚至胎儿的监护、新生儿低血糖、新生儿重度高胆红素血症等。

(5) 肾透析病房(MOCU):收容肾衰竭病人或肾移植病人做血液透析。急性肾衰竭病人在肾透析病房治疗效果好。

(6) 其他监护病房,包括呼吸监护病房、神经监护病房、创伤监护病房、烧伤监护病房等各类型的监护病房。

三、ICU 的设计

1. ICU 选址

ICU 的病人 50% 为重大手术后的病人,由各手术科室转入。其余病人来自急诊、其他各科或直接从院外转入,故 ICU 的地址宜在全院较中心的位置并与麻醉科及各手术科室相近。为便于抢救,其位置尚须靠近血库及其他相关科室,并在各通道标上醒目的指示牌。

2. ICU 的规模

国外 200 张床位以上的医院常设 ICU,ICU 的床位数一般占总床位数的 1%～2%,也有一些重点医院或急救工作量大的医院 ICU 的床位数可达 6%。一些综合性大医院由于专科力量强而设置各专科的 ICU,ICU 的床位数达 10%～20%。我国目前尚无统一标准,按最新医院分级管理标准,三级医院至少具有 4 张床位以上的 ICU。

3. ICU 的平面布局

常见圆形、长方形或"U"形布局,现更趋向于大病房,室内用大平板透明玻璃分隔为半封闭单元。ICU 的平面布局要达到:①从中心监护台能观察到所有病人;②病房排列宽畅,便于抢救;③内分清洁区和非清洁区;④有固定放置药物、仪器及其他医疗用品的场所。

四、ICU 的管理

1. ICU 的组织机构

综合性 ICU 在院长领导下,实行科主任负责制,由科主任全盘负责全室医疗行政工作,主治医师带领住院医师分级管理病人的医疗。护士长在科主任领导下,主管护理工作,监督护士执行医师下达的医嘱,检查 ICU 规章制度的落实。

2. ICU 工作人员的编制

在我国综合性 ICU 作为一个独立的科室,原则上 ICU 应作为一个独立的科室。ICU 人员编制设主任医师或副主任医师 1 名,主治医师 2～3 名,住院医师 5～7 名,各级医师总数与 ICU 总床位数之比为(1.5～2):1,护士总人数与总床位数之比为(3～4):1,同时还应配备一定数量的工程技术人员和护理人员、勤杂人员。

3. ICU 工作人员的职责

ICU 工作人员的职责如图 4-3。

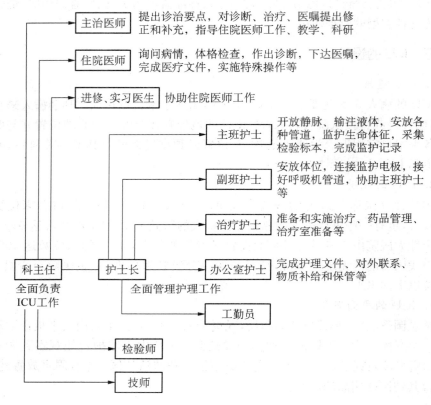

图 4-3 ICU 组织机构与各级人员职责示意

4. 业务管理

(1) 制定监护病房病人的入室、离室标准；制定合适的探视制度，避免院内感染。

(2) 建立一套严格的工作制度。监护病房同其他病房相比，具有更急、多变、复杂的特点，因此要有严格的各种岗位责任制，交接班制度，抢救操作程序等一系列的制度，以保证病房的医疗业务环节正常运作。

(3) 严格执行消毒制度。监护病房的病人多有插入性导管和气管切开，加上病人的免疫防御功能低，感染的可能性很大，因此要求严格执行消毒隔离和感染管理。

(4) 病区标准化管理：病区标准化管理是医院目标管理总体规划的组成部分，主要包括病区管理制度化、医疗技术规范化、病房设置规格化、医疗质量标准化。标准化管理强调运作的统一、协调、简单，是高质量、高效率完成住院诊疗的保证措施。

第六节 康复管理

康复医学(rehabilitation medicine)是一门新兴学科,是医学的一个重要分支。康复医学作为第三医学与保健、预防、临床共同组成全面医学(comprehensive medicine)。

一、康复医学概述

康复(rehabilitation)是综合协调地应用各种措施,以减少病伤残者身心、社会功能障碍,使病伤残者能重返社会。康复不仅是训练残疾者使其适应环境,而且还需要调整残疾者周围的环境和社会条件以利于他们重返社会,并要求残疾者本人、家庭及其所在的社区参与有关康复服务计划的制定和实施。

康复医学是为了达到康复的目的,侧重应用医学科学技术和康复工程等手段,努力做到早期评价、早期康复治疗、早期恢复,并且和社会康复、教育康复、职业康复相配合,借以改善以至于恢复残疾者生理上、心理上的整体功能障碍,为重返社会创造条件。

全面康复:主要包括医学康复或医疗康复(medical rehabilitation),即利用医疗手段促进康复;教育康复(educational rehabilitation),主要促进残疾儿童、青少年上学受教育;就业康复(vocational rehabilitation),主要促进青壮年残疾人就业或自谋生计;社会康复(social rehabilitation),主要研究和协助解决残疾人重返社会时遇到的一切社会问题,使之能够有机会参与社会生活,不受歧视,并能履行力所能及的社会职责。

上述4个方面的康复就是全面康复,医学康复是全面康复的基础和前提。

(一)残疾的分类

康复医学的对象主要是由于损伤以及急、慢性疾病和老龄带来的功能障碍者,先天性发育障碍的残疾者。

2001年世界卫生组织(WHO)将《国际损伤、残疾和残障分类》(ICIDH-2)修改为《国际功能、残疾和健康分类》,简称国际功能分类(ICF)。它将"疾病的结局分类"转变为"健康的成分"分类,是以健康新概念为基础的,即健康是功能状态,是个人作为个体和社会成员完成全部生活的能力,它把功能作为判断健康的主要因素。而功能又分为身体功能和结构、活动与参与3个方面。当三者均正常时为健康状态。相反,当身体功能和结构受损伤和(或)能力受限和(或)参与局限性时为残疾。

因此,残疾可分为损伤、活动受限和参与局限性 3 类或 3 个水平。残疾是对上述三者的一个概括术语,现描述如下。

(1) 损伤(impairments):身体结构或生理功能(包括精神功能)的丧失或异常。

(2) 活动受限(activity limitations):个体在进行活动时可能遇到的困难。

(3) 参与局限性(participation restrictions):个体投入到生活情景中可能经历到的问题,是否参与局限要通过比较个体的参与和在相同的文化或社会中无残疾个体所期望的参与来决定。

在 ICF 的模式中,以上各个项目间的关系是双向的、有关联的、相互作用的(图 4-4)。同时,它们受背景性因素的正面或负面影响。背景性因素包括环境因素和个人因素,前者包括自然界及其特征、其他人员的态度、社会体制和服务以及政策、规则、法律等;后者如年龄、性别、社会阶层、生活经历等。因此,我们要改善环境和个人因素,有针对性地采取三级预防措施,以预防或减轻残疾的发生和程度,促进健康。

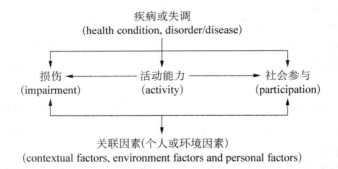

图 4-4　WHO 对残疾的分类示意

(二) 康复医学的内容

康复医学工作的主要内容包括康复预防、康复评定和康复治疗。

1. 康复预防

应用流行病学的方法,通过对致残因素等的研究,采取措施预防和控制残疾(包括原发性和继发性)的发生和发展。

康复预防分以下 3 个层次进行。

(1) 一级预防:又称初级预防或病因预防,就是针对致残原因,采取各种有效措施,预防致残伤病、发育缺陷、精神创伤等的发生。

(2) 二级预防：就是早发现、早诊断、早治疗、早康复，限制或逆转由损害造成的活动受限，特别是要积极治疗可能致残的疾病，如脑卒中、高血压、糖尿病、精神病、肢体损伤等。

(3) 三级预防：就是积极康复治疗，防止损害或能力受限向社会参与局限转变。特别是通过康复训练、特殊教育、提供合适的辅助器械、提供生活、就业指导和心理、社会参与方面的咨询，提高残疾人生活自理和参与社会的能力，做到残而不废。

2. 康复评定

康复评定(rehabilitation evaluation and assessment)是康复治疗的基础。康复评定不单是寻找疾病的病因和诊断，而是客观地、准确地评定功能障碍的性质、部位、范围、严重程度、发展趋势、预后和转归。评定工作一般在治疗的前、中、后进行一次，根据评定结果，制定、修改治疗计划和对康复治疗效果作出客观的评价。评价指标为

$$康复效率 = \frac{治疗后\ ADL\ 评分 - 治疗前\ ADL\ 评分}{治疗天数}$$

数值越大，效率越高。

3. 康复治疗

(1) 物理疗法(physical therapy, PT)：应用躯体运动、按摩、牵引、机械设备训练等力学因素和电、光、声、磁、冷热、水等其他物理因素预防和治疗伤病的一种治疗方法。它是康复治疗中应用最广和最主要的方法。

(2) 作业治疗(occupational therapy, OT)：利用经过选择和设计的作业活动，以治疗躯体和(或)精神疾患，使患者在日常生活各个方面的功能和独立性达到可能达到的最高水平。常用的治疗性作业有：日常生活活动训练、职业性劳动训练、工艺劳动(如泥塑、制陶、编织等)、园艺劳动，以及其他促进生活自理、改善日常生活素质的适应性处理和训练。

(3) 言语治疗(speech therapy, ST)：矫治各种言语障碍、恢复交流能力。

(4) 心理治疗(psychotherapy)：针对患者心理、精神、情绪和行为异常进行心理治疗。

(5) 康复工程(rehabilitation engineering)：利用假肢(prosthesis)与矫形器、假体、轮椅与助行器、自助器具、特殊护理系统(如机器人、环境控制系统)、聋盲哑人辅助器(如电子导盲装置)、无障碍设施等，以补偿、矫正或增强残疾者功能。

(6) 中国传统康复治疗：如推拿按摩、针灸、气功、导引、食疗、药疗等。

(7) 康复护理：主要在一般治疗护理的基础上，采用主动护理及配合与日常生活活动有关的物理疗法、作业疗法等以提高残疾者的生活自理能力。

(8) 其他：如文娱治疗(recreation therapy)、临床社会工作、职业咨询和必要的矫形手术、药物疗法等。

（三）发展康复医学的必要性

1. 残疾人增加

随着工业与交通日益发达，因工伤和车祸致残的人数增多。据世界卫生组织统计，当前全世界残疾人占总人口的10％左右，总数约4.5亿人，其中残疾儿童约1.5亿人，80％在发展中国家。

2. 疾病谱的改变和慢性病比例增加

随着医学的发展和人们生活水平的提高，传染病的发病率下降，慢性病的发病率提高。心血管疾病、创伤、癌症都位于疾病发病率的前列，而康复医学能帮助慢性病人提高生活质量。如心肌梗死后存活的病人进行积极的康复治疗可以明显延长寿命，参加康复治疗者的死亡率比不参加者低36.8％。

3. 老年人的比例增加

随着期望寿命的增加，老年人的比例明显增加。老年人多患有多种慢性病，老年人心肌梗死、脑血管意外和癌症的发病率比年轻人高。

（四）康复医学的工作方式

采用多专业联合作战的方式。

由于康复医学由多个专业组成，因此解决病人的功能障碍由康复治疗组的形式完成。小组的领导人为康复医生(physiatrist)，其他成员包括理、体疗师(physical therapist, PT)，作业疗法师(occupational therapist, OT)，言语矫治师(speech therapist, ST)，心理治疗师，假肢与矫形器师(prosthetist and orthotist, PO)，文体治疗师(recreation therapist, RT)，社会工作者(social worker, SW)等组成。各专业人员对患者的功能障碍提出各自的对策，然后由康复医生归纳总结为一个完整的治疗计划，由各专业分头实施。

世界卫生组织提出的康复服务方式有以下3种。

(1) 康复机构的康复(institution - based - rehabilitation, IBR)：包括综合性医院中的康复科、康复门诊、专科康复门诊、康复医院等。有较完善的康复设备，有经过正规训练的各类专业人员。

(2) 上门康复服务(out - reaching - rehabilitation, ORR)：具有一定水平的康复人员到病、残、伤者家庭或社区进行康复服务。

(3) 社区康复(community - based - rehabilitation, CBR)：依靠社区资源为本

社区病、伤、残者就地服务。

（五）康复医学的地位和作用

随着社会进步和人们的观念改变，21世纪康复医学将比20世纪更加辉煌。康复工作的对象将侧重于老年人、慢性疾病患者。以及各种障碍、失能和残障者。康复医师首先必须负责患者的医疗。康复医学作为第三医学与保健、预防、临床共同组成全面医学，但康复医学并不是医疗后的延续，也不是临床医疗的重复，而是从治疗的第一阶段就开始并进。

二、医院康复科（部）管理

卫生部颁布的《医院分级管理试行草案》规定各级医院均负责预防、医疗、保健和康复服务任务，其中康复服务均包含医院内康复和社区康复两方面，同时规定二、三级医院必须设立康复医学科，属于一级临床科室。

医院康复科是临床一级治疗科室，具有丰富的治疗经验，是以功能康复、心理康复、急慢性疾病康复治疗的重要科室，是承担临床各科以及社区康复治疗和训练任务的重要科室之一。康复科服务的对象主要是各种长期功能障碍的患者，包括残疾人，各种慢性病、老年病患者、部分急性期及恢复早期的患者。服务的宗旨是利用一切可利用的综合措施，促进病、伤、残者功能恢复，提高生存质量，使患者能够重返社会。

（一）医院康复科的任务

（1）提高康复医疗质量：遵守医德规范，为残疾人和功能障碍者提供优质服务，重点是为早期、急性期或手术后的残疾人进行康复医疗。

（2）开展健康教育：侧重宣传诸如残疾的原因和预防措施，社会、残疾人自己及其家庭如何正确对待残疾、积极参与康复工作以及了解康复医疗常识等。

（3）开展人员培训和科研工作：有条件的康复科应承担康复医学人才培养工作，包括继续教育任务，并应结合康复医疗实际，开展科研工作。

（4）指导基层医疗卫生单位开展社区康复工作，并对地区康复体系和康复医疗网络系统提供技术指导。

（二）康复科的特点

1. 康复服务对象的特殊性

康复科的服务对象主要是老年人、慢性病人、残疾人，总之有不同程度功能障碍者，因此无论在医疗服务或生活服务方面，其难度和工作量都要高于其他科室。

2. 康复服务手段的多样性

康复科的治疗手段多种多样，根据病情的不同采用不同的方式，目的是使残留的功能得到最大限度的发挥。

3. 康复科建筑要求的特殊性

康复科的建筑必须适应残疾人和老年人的活动。

4. 康复医务人员的专业性

康复人员必须是经过专业培训的专业人员,包括康复医生,理、体疗师,作业疗法师,言语矫治师,心理治疗师,假肢与矫形器师,文体治疗师,社会工作者等组成。

5. 康复医疗程序的特殊性

康复医疗不是针对疾病、病程,而是着眼于功能障碍的程度和恢复的情况。而且在诊治过程中通常采用康复医疗小组的组织形式。

(三) 康复科的管理要点

1. 加强对康复科的领导和建设

重视康复科的发展和建设是发展康复医学的前提,也是搞好康复科管理的重要前提。发展康复医学的必要性和康复医学的迅速发展使康复科在综合医院中的作用和地位日益重要。

2. 抓好康复专业人员的培训

康复对专业人员的要求较高,缺乏健全的康复专业队伍,康复科的服务和质量是不可想象的。因此要抓好康复人员的培训。

3. 搞好与其他临床科室的协调性

康复科的最大特点是跨学科性,同时康复科的收治对象也靠其他临床科室来联系支持,康复过程中遇到的困难也要靠其他临床科室支援解决,因此康复科的业务工作要注意同其他科室的协调,只有这样才能提高康复医疗的质量和水平。

4. 抓好社区康复工作

社区康复是康复医疗与初级卫生保健的结合,是康复工作中很重要的一环。综合医院的康复科开展社区康复工作是重要的社会责任。

(王小琴 郝 娟 刘越泽)

参考文献

[1] 南登昆,缪鸿石主编.康复医学.北京:人民卫生出版社,1993

[2] 何梦乔.实用急救医学.上海:上海医科大学出版社,1998

[3] 徐鑫荣,钟正江主编.实用重症监测治疗手册.北京:中国医药科技出版社,1996

[4] 郭子恒主编.医院管理学.第3版.北京:人民卫生出版社,1990
[5] 史自强,马永祥,胡浩波等主编.医院管理学.上海:上海远东出版社,1995
[6] 丁涵章,马骏等.现代医院管理全书.杭州:杭州出版社,1999
[7] 苏鸿熙主编.重症加强监护学.北京:人民卫生出版社,1996
[8] 于学忠等.急诊科现状及展望初探.中国急救医学,1999,3(19):131~132
[9] 朱立等.急诊医学及其未来发展面临的任务.中国急救医学,1999,7(19):439~441
[10] 卓大宏.中国康复医学的成就和面临新世纪的挑战.中国康复医学杂志,1999,1(14):3~6
[11] 王茂斌.康复医学的一些新动向.中国康复医学杂志,1999,4(14):165
[12] 陈洁.医院管理学.北京:人民卫生出版社,2007
[13] 胡怀明,王蕾,孙萍.门急诊管理工作探讨.郧阳医学院学报,2005,8(4):254~255
[14] 赵双彪,郑伟华,谢钢等.院前急救模式探讨.中华医学实践杂志,2003,2(10):36~37
[15] 邱平.康复医学科医疗风险及防范对策.中国康复医学杂志,2007,22(6):556~558

第五章

医院预防保健与社区卫生服务管理

随着医学模式的转变,健康观、卫生观与生命观的改变,预防概念的更新以及人类对健康需求的变化,医院预防保健服务的社会功能必然得到进一步扩展。要求医院不仅要面向疾病,而且要面向健康,不仅要面向院内,而且要面向社区,由单纯的传统医疗模式逐步转变为医疗、预防、保健、康复、健康教育一体化的新型医疗模式,向社会提供更好的服务,以适应社会的客观要求,从总体上提高人们的健康水平和生命质量。因此,对医院预防保健服务应给予高度重视并加强管理是非常必要的。

医院贯彻"预防为主"方针主要体现在两个方面:①加强医院的卫生学管理,防止医源性疾病的发生,保护医院职工和患者的健康,提高医院的管理水平;②结合临床工作,积极开展临床预防服务,进一步扩大预防,在社会的预防保健工作中做出应有的贡献。

第一节 医学模式的转变和三级预防

一、现代生物-心理-社会医学模式

随着医学科技的发展和哲学观的变化,医学模式已由生物医学模式转为生物-心理-社会医学模式,对病因的认识也由单纯的生物病因提高到生物、心理和社会的综合病因上,病因理论由单因单果上升到多因多果,即每种疾病均有多种致病因素,多种因素联合作用又可导致多种疾病。无病就是健康已成为传统的健康观,世界卫生组织对健康的定义为"健康不仅仅是没有疾病和衰弱,而是身体、心理和社会的完好状态"。新的健康观对健康提出了更高的要求,强调三维健康、

三级预防。

生物-心理-社会医学模式是随着社会和经济及科学技术的发展,在生物医学模式的基础上形成的一个适应现代人类保健技术的新的医学模式。它把握住了时代的脉搏,指导人们更全面、更客观地认识和解决现代社会的医疗和保健问题,指导着医学科学的发展。

生物-心理-社会医学模式从整体观念出发,突破了生物医学模式的局限性。它指出:作为医学研究对象的人,既是自然的人,又是社会的人;在影响健康与疾病的条件中,既有生物因素又有社会心理因素。

由生物医学模式转变为生物-心理-社会医学模式的过程,有着复杂的历史背景和社会背景。

(一)疾病谱和死亡谱的变化

疾病谱是指将疾病按其患病率的高低而排列的顺序;死亡谱是各种死亡原因占总死亡原因的百分比,由高到低的排列顺序。

目前,全球的疾病和死因结构与从前相比发生了根本的改变。影响人类健康的主要疾病和死亡原因,已由过去的急、慢性传染病为主,逐步转变为慢性非传染病为主。特别是最近几十年尤为明显。世界各国都出现了以心脏病、脑血管病、恶性肿瘤占据疾病和死因的主要位置的趋势。据我国六大地区 19 个城乡点 1981~1982 年典型调查表明,心脏病、脑血管病和恶性肿瘤的病因中,生活方式和行为均占第一位。8 种主要死因中,半数以上生活方式也占第一位(表 5-1)。

表 5-1 四大因素与 8 种主要死因的关系(%)

(1 岁以上,男女合计)

死　因	生活方式	环境因素	保健服务	人类生物学
心脏病	47.6	18.1	5.7	28.6
脑血管病	43.2	14.7	6.0	36.1
恶性肿瘤	45.2	7.0	2.6	45.2
意外死亡	18.8	67.6	10.2	3.4
呼吸系统疾病	39.1	17.2	13.2	30.5
消化系统疾病	25.8	17.0	28.8	28.4
传染病	15.9	18.8	56.5	8.8
其他	8.6	19.6	18.9	52.9
合计	37.3	19.7	10.9	32.1

因此,在疾病谱与死亡谱变化的情况下,用生物-心理-社会医学模式来指导卫生保健的实践,是历史发展的必然趋势。

(二) 人类对卫生保健需求的提高

随着社会经济与生产力的发展,人类生活水平在不断提高,对卫生保健服务的需求也发生了变化。人们不仅要满足对疾病的防治,对医疗卫生保健也提出了更高的要求。人们不仅要长寿,而且要活得好,增进健康,更好地享用高度发达的现代科学技术带来的物质文明,充分的营养、舒适的住房、讲究的衣着和高档的生活用品,同时要保持健康的心态。这标志着人们的卫生保健需求,已经超越了生物机体为维持生命的基本卫生需求,而上升到满足人类心理和社会的更高层次的卫生保健需求。据资料报道,美国近年来研究初诊病人中约有50%为心身性疾病。我国据报告约占30%。因此,只有用生物-心理-社会医学模式作指导,才能满足人们对卫生保健的需要。使人在精神上、身体上得到全面发展,全面满足人的物质需要和精神需要。

(三) 医学发展的社会化

医学发展的社会化是指从个人分散医学活动转变为社会分工协作进行医学活动的过程。20世纪以来,生产社会化水平的不断提高,加速了都市化的进程,大批农民和手工业者拥进了城市,也带来了一系列健康问题。人类保护健康和与疾病作斗争已经不是个人的活动,而成为社会性运动和措施。医学的发展与社会发展息息相关。我国制定了预防为主的卫生工作方针,开展群众性的爱国卫生运动,对减少和消灭传染病和寄生虫病起到了决定性作用。当然还有科学的进步,各种疫苗、预防接种、杀菌灭虫药物的广泛开展和应用,配合社会的政策,就能够有效地控制或减少疾病对人类的威胁。对待慢性非传染性疾病也是一样。例如心脏病、高血压病、恶性肿瘤等更要依靠社会措施。世界卫生组织近来总结全球23个防治心血管病点的经验,认为对付心血管病"与其用传统的医学技术,毋宁说要用政治行动"。所指的政治行动,即要动员国家社会各行各业的力量来防治心血管疾病。

(四) 人类对生命认识层次的不断深化

人类对生命认识有一个不断深化的过程,它也是促使医学模式转变的一个重要原因。随着人们对保护健康和与疾病作斗争经验的积累和总结,人们的认识有了深刻的变化。即由单纯的生物层次,深入到心理与社会层次。对人的属性的认识由生物自然人,上升到社会经济人这个层次。因此,许多疾病发生和变化的本质,也由生物本质发展到社会本质来认识。把人的健康、疾病现象与心理、社会因素联系起来考虑,并用心理与社会学方法来解决,这就使医学科学技术与方法论,也由分析性为主的思维方式,逐步扩展成为分析与综合相结合的多维的思维方式。

总之,医学模式的一系列转变,是社会发展的必然趋势,也是医学发展的客观要求。生物-心理-社会医学模式的产生,反映了时代的精神,有着很强的科学性和现实性,是医学社会化的必然结果,反映了现代的健康观和疾病观。

二、初级卫生保健

1990年卫生部给初级卫生保健下了一个简明的定义:初级卫生保健指最基本的,人人都得到的,体现社会平等权利的,人民群众和政府都负担得起的卫生保健服务。初级卫生保健指的是第一线的最重要、最基础的卫生保健。这类卫生服务的对象不仅是社会上患病就医的少数人,也不光是传统预防保健工作的目标人群,而是要改变卫生工作只面向接受卫生服务的少数人的现状,将工作重点转移到保护95%以上的健康人群,实现为全体人民的健康服务,这就是初级卫生保健的内容和范围。

初级卫生保健工作的开展,改变了过去卫生保健的方向,它面向社会、面向基层、面向家庭,最大限度地深入到人们的生活和工作中,是保证全体人群获得较高健康水平的关键。

三、三级预防体系

三级预防是疾病预防的核心,它体现了对于个体和群体在疾病发生前后各个阶段的全方位预防措施。它是根据目前对疾病病因、机体调节功能和代偿情况以及对疾病自然进程和转归的了解的基础上来进行的。因此,在疾病发生和发展的每一阶段,都可以采取适当的措施,来预防疾病的产生与恶化。

1. 第一级预防

第一级预防(primary prevention)又称病因预防。这是针对疾病易感期而采取的预防措施,即无病防病。目的是从根本上防止疾病及意外伤害,是疾病预防的最高目标。第一级预防的主要目的是在去除病因作用后维持健康,或是针对病因采取直接措施,改善生活和生产环境,减轻由于生物、理化、社会、心理因素等对人体的有害作用,提高预防和抵抗疾病的能力。一般而言,对致病因素明确的疾病或状态均应以第一级预防为重点,如传染病、地方病、职业病、营养不良、出生缺陷以及生活生产意外等。第一级预防的主要措施包括:①施行健康教育,改善不良生活方式;②提倡合理营养,加强体育锻炼;③特殊人群的重点预防;④针对病因的特异性预防;⑤环境保护和监测;⑥重视社会、心理、精神、行为与健康的关系。

2. 第二级预防

第二级预防(secondary prevention)为发病前期和发病早期实施的预防措施。通过对高危人群进行筛查,使疾病得到早期发现、早期诊断和早期治疗,故又称"三早"预防。第二级预防的目的是在发病前期或发病的早期阶段把病人检查出来,给予及时的早期治疗,阻断疾病临床阶段发展,或防止成为携带(虫、菌、病毒)者,或防止疾病迁延成慢性,或缩短疾病过程。因此,第二级预防不仅有利于中止个体疾病的进一步演变或产生并发症,而且有利于防止群体疾病的蔓延。对于病原体或致病因素尚不完全明确的疾病,如各种慢性病等的预防,应以第二级预防为重点。

慢性病具有多病因、损害广、治愈率低等特点,而且病因及机制不明者居多,因此完全做到第一级预防十分困难。但是,慢性病的发生、发展是一个相当漫长的过程,是致病因素长期作用的结果,因此慢性病的早期发现、早期诊断和早期治疗是完全可能的。由于慢性病与传染病在病因、发病机制、传播方式、病程及预后等各方面都有所不同,慢性病的预防工作亦与传染病有所不同。掌握慢性病预防的这些特点,对于现阶段疾病预防的顺利开展颇有意义。

达到"早发现、早诊断"的主要方法是提高群众的防病意识,提高医务人员的诊断治疗水平和采用灵敏有效的诊断方法和技术。可根据人力、物力和财力的具体情况,参照费用-效益(效果)分析结果,分别选用普查、筛查、定期健康检查、高危人群重点项目检查以及设立专门防治机构等方法来实现第二级预防。例如,普查是早期发现疾病的方法之一,但耗费时间、人力、物力极大。为了简化普查工作,可先进行筛检,以最简便的方法查出重点检查对象,然后对结果阳性者再做进一步诊断。此外,还可采用重点登记的办法。

早期治疗、合理用药是第二级预防的重要内容。通常传染病的预防以第一级预防为主,但早期发现和治疗传染病有助于防止传染病蔓延传播,也有助于预防其发展成为携带者或慢性传染病人,例如对于结核病人及时的抗结核药物治疗。对于易患某种疾病的高危人群,或患过某种疾病容易复发者进行预防性治疗,也是第二级预防常采取的方法。譬如,对患风湿热的患者注射青霉素可防止溶血性链球菌的再感染,阻止风湿热的复发。皮肤外伤后注射破伤风免疫血清,预防破伤风发生等。早期治疗和合理用药也是防止急性期病人转变为病毒、病菌携带者或慢性阶段的主要手段,对于降低因病致伤、因病致残等疾病不良后果,更是起到关键性的预防作用。

3. 第三级预防

第三级预防主要是对已病的患者进行适时、有效的处置,加速生理、心理和社会康复,减少并发症和后遗症的发生,避免因病致残。这对于最大限度地改善病人的生活质量,减轻疾病负担,延长健康期望寿命有着积极作用。良好的医疗服务特别是社区医疗服务是实现第三级预防的基础。

对于已丧失劳动力或伤残者可通过康复治疗,促进其身心方面早日恢复,争取病而不残或残而不废,保存病人创造经济价值和社会价值的能力。例如,对伤残者可以通过理疗或再造,恢复关节活动,通过训练达到自理,适应新的工作和生活需要。康复措施包括医学康复、教育康复、职业康复和社会康复等。医学康复是指通过药物、手术、物理等医学方法,进行功能训练、功能补偿、功能重建、心理重建,提高和恢复人体的运动、语言、日常生活、职业和社会生活的能力。教育康复是指对肢体障碍者进行普通初中高等教育,对盲、聋、哑、智力障碍者进行特殊教育,如盲聋哑学校和弱智儿童学校教育等。职业康复是指为残疾人谋求并维持适当职业,并给予相应的职业指导与训练,以帮助就业和改善就业环境等。社会康复是指从社会角度采取措施为残疾人创造适合其生存、发展和实现自我价值的环境,享受与健全人同等的全面参与社会生活的机会。对于慢性残疾病人,教育康复、职业康复和社会康复较医学康复更为重要。

三级预防属于综合性预防保健,其内容涉及预防、保健、医疗、康复、心理、行为、社会等多个领域,需要多学科协同分担完成。有条件时同时提供第一、二、三级预防服务,可使疾病预防产生理想的整体效应,并可节省许多卫生资源。

第二节　医院预防保健与社区卫生服务

《中共中央、国务院关于卫生改革与发展的决定》(以下简称《决定》)中已明确指出:"城市大医院主要从事危急重症和疑难病症的诊疗,结合临床实践开展医学教育和科研工作,不断提高医学科技水平,还要开发适宜技术,指导和培养基层卫生人员。"《决定》将大医院和社区卫生服务体系工作明确定位,指出了新时期我国医疗卫生工作的方向。此后,国务院颁布《关于建立城镇职工基本医疗保险制度的决定》,明确将"社区卫生服务中基本医疗服务项目纳入基本医疗保险范围"。为了贯彻两个文件的精神,国务院体改办等8部委联合颁布了《关于城镇医药卫生体制改革的指导意见》,进一步明确指出要"建立健全社区卫生服务组织、综合医院和专科医院合理分工的医疗服务体系"。这就是说,预防保健与社区卫生服务管理是任务之一。

一、医院预防保健与社区卫生服务工作的重要性

随着医学模式的转变,大卫生和三级预防体系的确立,赋予了当代医院新的任务和作用,要求医院从医疗型逐步向医疗、预防、保健型转变,并在三级预防中

起到重要作用,从技术、配备、管理上成为预防保健与社会医疗服务的指导中心,并落实预防措施,完成预防保健的任务。医院以医疗为中心,扩大预防,面向社会,大力开展预防保健工作是各级医院的重要职责。

1. 贯彻预防为主的方针

做好预防保健工作,认真执行医院隔离消毒制度,防止交叉感染,搞好医院内的污水处理,可以防止医院在诊断、治疗过程中的生物、物理、化学、放射等一切有害因素对环境的污染和对人群的危害,同时防止医院工作人员中各种职业性危害。

2. 控制卫生费用

面对有限的卫生资源与人民群众日益增长的卫生需求之间的矛盾,开展预防保健与社区卫生服务是解决途径之一。据文献报道,1990年我国的卫生总费用为743亿元,每年以25%的速度增长,远远超越了国内生产总值(GDP)10%的年增长速度,超越了国家和社会的承受能力。近年来随着国家宏观经济调整,2007年,全国卫生总费用达11 289.5亿元,卫生总费用占GDP的4.52%,由于医疗费用增长速度得到一定控制,与2006年相比,卫生总费用占GDP的比重下降0.15个百分点。控制卫生费用的上涨已成为社会和政府共同关注和期望解决的问题。而由心、脑血管性疾病导致的死亡占到全部死亡的近50%,引起这类疾病的首要危险因素是个人的生活方式和行为。要降低心、脑血管性疾病发病率和死亡率,有效措施是开展健康教育,加强自我保健意识,同时实行早期监测,早发现与早治疗。这些工作均是预防保健与社区卫生服务的基本内容。

3. 适应医学模式的转变

生物-心理-社会医学模式要求人们从多方面、多层次积极地防治疾病,以促进健康,提高生活质量,使卫生服务从治疗服务扩大到预防服务、从生理服务扩大到心理服务、从医院内服务扩大到医院外服务、从技术服务扩大到社区服务。医院应正确认识和利用医学模式这一理论武器,扩展医院的社会功能,多层次、全方位地防治疾病,重视对严重危害人民健康的地方病、职业病和传染病的防治,实行优质服务,促进人类的健康。

4. 适应人口结构和疾病谱变化的要求

慢性病非传染性疾病成为危害人类健康的主要疾病,预防保健与社区医疗服务是解决和适应这种变化的重要形式。我国人口的平均期望寿命从新中国成立前的35岁提高到1995年的70岁,同样面临人口迅速老龄化的局面。1996年上海超过60岁以上的人口占上海总人口的17.7%,已进入老龄化社会。严重危害老年人健康的均是一些慢性病。我国由于计划生育政策的实行,在21世纪我国城市家庭人口代际结构模式将呈现"倒金字塔"形的4∶2∶1模式,这就使社会必然要承担更多健康教育、慢性病监测、老年人生活照顾和卫生保健的责任。

5. 有利于医院提高社会效益

预防保健与社区卫生服务可以充分保护、恢复和提高社会劳动力。开展预防保健与社区卫生服务既有利于做到无病早防,有病早治,主动地为病人或健康人服务,又有利于防止急性病的慢性化转变,有效地降低发病率,提高治愈率,减少死亡率,达到保障和增进人群健康的目的。

6. 有利于初级医疗保健的实施

卫生部在《全国医院工作条例》中对医院的任务作了如下明确规定:"以医疗为中心,在提高医疗质量的基础上保证教学和科研任务的完成,并不断提高教学质量和科研水平。同时做好预防、指导基层和计划生育的技术工作。"医院扩大预防、开展综合性的社区卫生服务、面向基层、城乡协作、指导地方和厂矿的卫生工作,可以充分利用医院卫生资源的巨大优势,不断提高基层医疗单位的防治水平,进一步建立健全县、乡、村三级医疗预防保健网,使大量常见病、多发病在基层得以解决,逐步实现人人享有初级卫生保健的目标。

二、医院预防保健与社区卫生服务的组织

医院预防保健与社区卫生服务的组织是医院开展三级预防的重要组织保证。医院建立相应的组织机构如预防保健科来负责这一工作的组织和实施,从事相应的院内、外预防保健工作,医院的医务科、门诊部、护理部等职能科室应积极配合和参与。医院可根据自身的人力、物力、设备等优势,建立慢性病防治科、社区保健科、全科医疗站等新型的预防保健组织,或利用现有的预防保健科、家庭病床科等组织开展慢性非传染病的防治工作,并要建立健全与基层单位协作的慢性病防治网络。

预防保健科的人员构成关系到医院预防保健工作的质量,所以必须配备有一定数量和质量的防保人员。医院感染管理科具有管理职能,主要对医院消毒隔离、交叉感染、污物处理等进行院内感染的监督、检测和管理。家庭病床科或社区保健科是从事院外医疗保健服务的业务科室,有利于医务人员走出医院,面向基层,加强社区卫生服务。以上医院防保机构的各类专业人员均应具有一定的医疗、预防业务水平和社会组织能力,并热心于预防保健事业。

三、社区与社区卫生服务

(一)社区

社区是1881年德国学者汤尼斯(F. Tonnies)提出:社区由共同生活在一个区

域的一群人组成,这些人关系密切,守望相助,防御疾病,富有人情味;社区是以家庭为基础的共同体,是血缘共同体和地缘共同体的结合。

社区(community)在结构上是一个以地理和行政管理为依据明确划分的局部区域,如市、区、街、县、乡(镇);在功能上社区是由一群具有强烈的归属感、认同感、凝聚力和文化氛围(价值观念、行为规范、交流与互助等)的居民组成。现代社会学认为社区有 5 个要素:人口、地域、生活服务设施、特有的文化背景和生活方式的认同,一定的生活制度和管理机构。社区是社会的缩影,家庭是社区的基本单位。社区人群之间建立政治、经济、治安、职业、教育、卫生、文体、环保、人际交往、生活方式等社区关系。

"社区"一词由社会学家费孝通 20 世纪 30 年代引入我国,他认为:社区是若干社会群体(家庭、氏族)或社会组织(机关、团体)聚集在某一地域里所形成的一个生活上相互关联的大集体。世界卫生组织(WHO)对社区的解释是:一个有代表性的社区,其人口为 10 万～30 万人之间,面积在 0.5 万～5 万平方公里。社区相当于"小社会",如纽约市的华人社区(近 20 万人口),广州市的南华西街,深圳市的西乡镇,北京大学校区、第一汽车集团公司生活区等。

(二) 社区卫生服务

社区卫生服务(community health service)是社区建设的重要组成部分,是在政府领导、社区参与、上级卫生机构指导下,以基层卫生机构为主体,全科医师为骨干,合理使用社区资源和适宜技术,以人的健康为中心、家庭为单位、社区为范围、需求为导向,以妇女、儿童、老年人、慢性病人、残疾人等为重点,以解决社区主要卫生问题、满足基本卫生服务需求为目的,融预防、医疗、保健、康复、健康教育、计划生育技术服务等为一体的,有效、经济、方便、综合、连续的基层卫生服务。

社区是最基层的单位,贯彻政府各项方针政策,同时又与群众建立守望相助的密切关系,反映群众需求和意愿,动员他们参与各项活动。就社区卫生服务而言,在我国社区一般界定为城市的街道和农村的乡(镇)。社区卫生服务是整体卫生服务的枢纽和中心环节。

《中共中央、国务院关于卫生改革与发展的决定》中指出:"改革城市卫生服务体系,积极发展社区卫生服务,逐步形成功能合理、方便群众的卫生服务网络。"

(三) 社区卫生服务的特点

1. 以健康为中心

社区卫生服务必须是以人为中心,以健康为中心,而不是以病人为中心,更不是以疾病为中心。这种变化需要大幅度地改变我们的工作方式,仅仅靠治疗个体疾病的医疗工作是远远不够的,要求社区卫生服务走进社区和家庭,动员每个人主动地改变社会环境,建立健康的生活方式,预防疾病和残疾,促进健康。从英国和美国卫生世纪的划分和新的卫生政策可以清楚地看到这种趋势。

2. 以人群为对象

医院的服务是以就诊的每位病人作为服务对象的,而社区卫生服务是维护社区内的所有人群的健康,如改善社区的卫生环境、居住条件、消除不安全因素和不健康的生活方式等,是从社区的所有人群的利益和健康为出发点的。在对每个儿童做预防接种和系统保健时,不只限于这个孩子的健康问题,而是通过每个个体的预防接种发现整个社区的儿童预防接种的覆盖率和营养状况、健康状况,制定个体和整体的干预计划。如果发现社区儿童营养不良的发病率高,则要考虑是否需要在社区内开展婴儿合理喂养的健康教育。这就是以人群为服务对象的特点。当然,在改革群体工作的同时,也需重视对个体的干预和指导。

3. 以家庭为单位

家庭是社区组成的最基本单元。一个家庭内的每个成员之间有密切的血缘和经济关系,以及相似的行为、生活方式、居住环境、卫生习惯等。因此,在健康问题上存在着相同的危险因素。例如,婴儿的喂养,必须考虑父母的社会、文化背景,并且从他们的文化角度考虑如何对父母进行母乳喂养等内容的健康教育。如果要照顾老人的健康,必须动员家庭子女承担起责任和义务。

4. 提供综合服务

健康已经被赋予了新的内涵,因此社区卫生服务必须是综合的、全方位的,并且是多部门参与的。如:要保证儿童健康,首先要给母亲提供孕产期保健和产后保健、新生儿访视及儿童系统管理。教育父母如何喂养孩子,帮助父母对儿童进行早期教育,改善社区内卫生环境,减少污染等。只有提供这一系列服务,才可能保证儿童身心的健康。

第三节 医院预防保健与社区卫生服务的任务

健康观的改变,医学模式的转变,使医院不仅面向疾病,而且面向健康;不仅面向个体,而且面向群体;不仅面向院内,而且面向院外。以人群为中心的大卫生观的确立和三级预防体系的形成,使医院的内涵发生了深刻的变化,以单纯的医疗服务型转变为医疗、预防、保健、康复一体化服务型。因此,目前我国医院预防保健工作和社区卫生服务的主要任务如下:

一、疾病筛检和健康检查

疾病筛检即疾病的普查普治,是指对社会某一人群的有关疾病,专门组织的医学检查,并对检查出的疾病给予相应的治疗。通过疾病的普查可以找到危害人群的主要疾病,同时结合流行病学调查找出致病的危险因素,发现和证实病因,从而能早期诊断、治疗和采取预防措施。

疾病的普查可以是对社会某一特定人群进行全面、系统地检查,如老年病、妇女病等的普查,也可以是根据工作或科研的需要,对某种疾病的普查普治,如在学校中进行龋齿、沙眼、近视等单一疾病的普查,为降低中风发病率而对一定年龄的人群开展的高血压普查普治等。因此,对健康人群进行普查,早期发现无症状患者是降低某些疾病发病率和死亡率的一项有效手段。为了保证普查工作顺利开展和取得较好的效果,要切实做好普查的准备工作,制定普查的计划,明确普查的目的、任务和范围,确定人力、物力、财力和时间;对受检人群做好普查的宣传教育,讲明目的意义,并要争取当地领导有关部门的支持,以提高受检率;选择比较合理的普查方式,如采用深入基层或家庭的方式普查以方便群众,必要时也可以在医院的门诊分散进行;做好普查的总结工作,并进一步开展普治和随访工作,及时进行统计分析,以不断提高普查普治的质量。

健康检查是指对个人或集团人群进行的身体健康情况检查。目的是早期发现、早期诊断、早期治疗疾病,早期采取措施预防疾病。按健康检查的目的划分,健康检查的方式一般包括预防性健康检查和定期健康检查。按检查对象区分,一般包括集体健康检查和个人健康检查。

二、传染病管理

为了及时掌握疫情,分析疫情,有效地做好防疫工作,医院要切实做好传染病的疫情报告。预防保健科应组织有关单位,定期检查医院内有关传染病疫情报告情况,并要定期进行统计和分析。

传染病管理的主要任务是:迅速掌握和报告疫情,及时处理疫源地,有效切断传播途径,保护易感人群,控制和消灭传染病的发生和蔓延。为了完成这些任务,医院及基层医疗单位应做好以下几项工作。

(1) 疫情报告:医院报告是我国疫情信息的主要来源,疫情报告工作是各级医疗卫生单位的法定责任,当各级医疗卫生机构的医务人员发现传染病人或疑似传染病人、病原携带者时,应填写传染病报告卡,按国家规定时限,向当地防疫机构报告疫情,同时做好疫情登记。报告的时限要求:甲类传染病,城镇不超过 6 小时,农村不超过 12 小时;乙类传染病,除艾滋病和肺炭疽外,城镇和乡村时限可延长1倍以上;丙类传染病,在24小时内报卡,遇到疫情暴发,仍需立即报告。医院则要定期检查院内有关传染病疫情报告情况,定期进行统计分析,防止漏报情况的发生。

(2) 做好传染病管理,做到早发现、早治疗、早隔离:要对我国规定管理的26种甲、乙类传染病,按各种不同传染病访视常规进行家庭病床设立;并要根据不同传染病特点,做好传染源的隔离、消毒、护理等指导,以及做好接触者的检疫工作。

(3) 根据不同传染病的传播途径,要制定相应的措施,指导基层做好饮食、水源、粪便等卫生管理和消毒杀虫、灭鼠等工作。

(4) 做好易感人群的保护工作,提高人群的非特异性和特异性防病能力。

开展各种预防接种和预防服药等工作,并要加强卫生防病知识的宣传教育,培养人们良好的卫生行为和生活习惯,提高群众防病知识水平。

三、预防接种

预防接种是指将人工制备的某些生物制品接种于易感人群,使机体产生某种传染病的特异性免疫,达到预防该传染病的目的。

预防接种的作用,主要是针对传染病流行的第三环节,即降低人群易感性的防疫措施。对某些以人类作为传染源的疾病,如天花、白喉、脊髓灰质炎、麻疹等也能起到消灭传染源的作用。对其他一些传染病也可相应降低发病率和死亡率。

预防接种是重要的一级预防措施,常常由基层医疗单位具体实施。其工作的形式可以是医院中的预防保健人员深入社区设立接种点,或上门接种服务,也可以是在医院设立预防接种门诊,建立儿童计划免疫接种卡,按计划开展预防接种,医院开展预防接种工作的主要内容有:①做好管区内散居和集体儿童机构以及重点人群的预防接种工作;②及时处理好预防接种反应和异常反应,做好生物制品的运输和保管,努力提高各种预防接种的接种率和合格率,并开展免疫效果观察和接种后资料统计及总结工作。

四、家庭病床

家庭病床是指医疗机构为方便病人,最大限度地满足群众的医疗需求,派出医务人员,选择适宜在家庭环境中医疗和康复的病种,在病人家中建立病床,登记医疗保健服务项目。家庭病床使病人在自己家中就能得到治疗和护理。家庭环境和气氛有利于免除人,尤其是儿童因对医院环境的生疏而产生的不安心理。对慢性病、老年病、肿瘤病等病人建立家庭病床,可以减少其对治疗效果的疑虑及对预后的恐惧心理。也可以免除部分病人因住院而引起对家庭事务的牵挂。

医院开设家庭病床是符合医学模式转变，深受群众欢迎的一种卫生服务方式；医院建立家庭病床可以缓解城市看病难、住院难的困难；方便病人就医，解决老龄慢性病人活动困难、就医不便等老年医疗康复问题；减少医疗费用，可减轻公费劳保医疗费用开支和家庭负担；也有利于医务人员树立良好的医德医风，深入社区为居民服务。

家庭病床的收治对象，一般为出院后仍需进行医疗服务的恢复期病人或不属于住院对象的慢性病人、老年病人，其管理包括：①指导病人合理的生活、营养、活动和消毒隔离，开展卫生防病、心理卫生等保健知识的宣传；②建立规范的工作制度和家庭病历，制定规范的治疗和护理方案；③定期巡诊查房，送医送药上门，提供各种必要的检查治疗手段，并建立会诊和转诊制度。

五、慢性非传染病的防治

随着医学模式和疾病谱的改变，危害人类健康的头号杀手传染病已逐渐被慢性非传染病代替，特别是高血压、冠心病、脑血管病、恶性肿瘤、糖尿病已成为对居民身体健康危害最严重的疾病。因此，加强对这些慢性非传染病的防治，已成为医院预防保健工作的重要任务。在实际工作中应注意抓好以下5个方面的工作：①建立健全慢性非传染病防治组织；②开展健康指导、行为干预；③开展重点慢性非传染性疾病的高危人群监测；④对重点慢性非传染性疾病的患者实施规范化管理；⑤积极开展慢性非传染病的群防群治。

六、老年保健

老年保健是指60岁以上老人采取的各种医疗预防保健措施。目前，我国人口中老龄人口增长迅速，城市老龄化趋势发展很快，特别是上海、北京等大城市，老年人口大大超过城市人口的10%，提前进入了老龄化社会，使老年保健成为卫生保健的重要课题。

老年保健的服务内容包括：①了解社区老年人的基本情况和健康状况；②加强除老年人常见病、多发病（如高血压、冠心病、脑血管病等）之外，呼吸道感染、肺气肿、糖尿病、肿瘤等疾病的防治，并需重视慢性病的康复；③指导老年人进行疾病预防和自我保健；④建立健全老年医疗保健机构，有条件的医院应设立老年病科、老年病门诊等专门从事老年医疗保健的科室，各级医院都应积极开设家庭病床，为老年患者提供便捷、连续的医疗保健康复服务。

七、计划生育技术指导与优生学服务

计划生育是指用科学方法来控制生育的时间、调节生育的密度和有计划地生

育子女。医院应承担计划生育宣传及计划生育指导工作,其主要任务为:①计划生育宣传工作贯彻以避为主的方针,要做好节育科学知识的普及工作,帮助群众掌握节育知识,做到知情选择药物、工具或手术等适宜的节育措施;②开展各种节育手术,并切实保证和提高各种节育手术质量,对避孕失败,计划外妊娠尽早采取补救措施;③开展计划生育临床技术科研工作,配合有关部门努力研制安全、高效、方便、经济的节育措施;④做好计划生育资料的统计分析和积累;⑤积极培养和指导基层计划生育医务人员,提高他们的手术质量,并做好基层疑难病例的会诊,推广新技术、新方法。

优生学是指利用科学知识和技术,使出生的后代成为优秀个体和健康儿童。1983年英国科学家高尔顿首先提出和创立了优生学。其目的在于探索影响后代的各种因素,从体力和智力各方面改善遗传素质,提高人口质量。他认为:"优生学不但考虑现存人类健康,还注意后代人、整个民族素质的改善,从而达到改善人类健康的目的。"

开展的内容主要是预防性优生学,即如何防止和减少白痴、畸形胎儿等的出生。目前,我国医院优生服务主要有遗传咨询、产前诊断、选择性流产和妇幼保健等。

(1)遗传咨询:咨询内容一般包括该疾病的病因、遗传方式、严重程度、诊断、治疗、预后以及今后该疾病再发生的危险率等。对已查明的各种遗传病患者和不良基因携带者应严格限制其生育。

(2)产前诊断:在胎儿出生前,通过一些生物化学、生物物理或遗传学等方法来诊断胎儿是否患有遗传性疾病或先天性畸形,以达到早期采取防治措施的目的。

(3)防止有遗传病的个体出生,通过婚前检查,防止有遗传病的患者结婚,对产前诊断确认有染色体畸形或生化代谢缺陷者引产。

(4)开展优生宣教,使广大妇女认识怀孕期吸烟、饮酒与滥用药物的严重危害性,防止妊娠初期的各种病毒、细菌感染和某些营养素的缺乏,避免接触各种有害的化学物质、放射线以及滥用药物等,都是做好优生的有效措施。

八、妇幼保健

妇幼保健包括妇女保健和儿童保健,是指对育龄妇女及0~14岁儿童所开展的卫生保健工作。在我国,上述两者人口合计占总人口的65%,故妇幼保健服务的对象数量大,而且持续时间长,医院抓好妇幼保健工作具有十分重要的意义。

(一)妇女保健

(1)围婚期保健:开展婚前卫生咨询与指导,进行婚前医学检查宣传,开展婚后卫生指导与生育咨询。

（2）产前保健：了解孕妇的基本健康状况和生育状况，早孕初查并建册，开展孕妇及其家庭的保健指导。

（3）产后保健：开展产后家庭访视，提供产后恢复、产后避孕、家庭生活调整等方面的指导。

（4）更年期保健：提供有关生理和心理卫生知识的宣传、教育与咨询；指导更年期妇女合理就医、饮食、锻炼和用药。

（5）配合上级医疗保健机构开展妇科疾病的筛查。

（二）儿童保健

（1）新生儿期保健：新生儿访视及护理指导，母乳喂养咨询及指导。

（2）婴幼儿期保健：早期教育、辅育添加及营养指导，成长发育评价。

（3）学龄前期保健：心理发育指导及咨询，生长发育监测，托幼机构卫生保健的指导。

（4）学龄期保健：与家长配合开展性启蒙教育和性心理咨询等。

（5）儿童各期常见病、多发病及意外伤害的预防指导。

医院妇幼保健工作一般由基层医院的妇幼卫生科或预防保健科中的妇保组、儿保组等相应的机构承担。不具体承担妇幼保健工作的城市大医院应加强对基层医疗单位的妇幼保健业务指导和妇幼保健专业队伍的业务培训。

九、指导基层

指导基层是指上级医院（省、市大医院）对下级医院（区以下基层医院）进行医疗和防病工作的业务和技术指导。通过有计划、有目的地对基层医疗单位进行业务和技术指导，帮助基层医疗单位开展新的预防、保健、医疗服务项目，不断提高基层医疗单位的卫生防病业务水平；并可充分发挥基层医疗单位的潜力和作用，以有利于社区卫生服务的开展和分级医疗保健制度、双向转诊制度的实施，可把大量常见病、多发病解决在基层。这既是搞好社会大卫生和实行三级预防的需要，也有利于大医院管理水平和服务能级、医疗质量的提高。因此，指导基层医疗单位的工作应作为城市大医院"以医疗为中心扩大预防"、加强基层防病工作的重要措施。

指导基层的方式有：接受转诊、疑难病例会诊，举办各种类型学习班，专题学术报告，临床病例讨论会、病理讨论、文献报告会、论文报告会，专家教授讲学，各科对口业务学习，或定期举行技术示范、技术表演以及指导基层开展科学研究，接受基层医务人员来院进修等。

十、医疗保健咨询

随着医学的发展和社会的进步,人们对医疗保健的要求也日益提高,不仅希望对有关疾病的病因、诊断、治疗、护理、预后、防治措施等方面的知识有所了解,而且对如何保证机体正常功能、增进健康、延长寿命等保健问题更是日益关心。所以,医疗咨询也是人们为了健康需要而实行的一种卫生服务方式。

医院可根据条件设立咨询门诊,对群众关心的医疗保健问题予以解答和进行指导。由于不同年龄、性别、职业的人群存在着特殊的疾病和保健问题。因此,医疗咨询比健康教育更需要有针对性。医院的各有关临床科室可在门诊内选派有丰富临床经验的医务人员担任本科范围的医疗咨询,有条件的医院可以单独开设遗传、心理、儿童保健、妊娠保健、性保健、老年保健等方面的咨询门诊,或设立咨询电话、信函咨询等服务,负责解答各种医疗和保健方面的问题。

十一、健康教育

医院的健康教育包括院内患者健康教育和院外的社区健康保健。医院的健康教育要有计划、有组织地进行,一般由预防保健科会同有关职能科室负责计划和组织。

院内健康教育旨在劝告病人及其家属改变不良的个人行为和生活方式,以降低疾病的危害因素,并介绍当前常见病、多发病的防治方法。院内健康教育可利用广播、黑板报、宣传栏、宣传资料、健康处方、讲座、咨询门诊、电视或电子荧屏等多种形式,开展门诊、候诊、住院健康教育等内容。

院外健康教育是要协同当地卫生主管部门和社区政府,有组织地承担社区人群健康教育工作,有计划地在人群中进行生活方式的干预和控制(如戒烟、低盐、低脂肪、运动、精神平衡等的干预),改变不卫生行为,使公民参与维护有益于健康的环境(心理、自然、社会方面),最终使平均期望寿命、婴儿死亡率、主要疾病的发病率与死亡率达到预期指标。根据当前我国人群的疾病谱,要特别重视心、脑血管病,肿瘤等危险因素的宣教。医院卫生宣传教育工作的要点反映在以下4个方面。

(1) 普及性:宣传各项卫生工作方针政策,宣传先进的医学理论和方法,宣传普及医药卫生科学技术知识,介绍行之有效的各种卫生工作方法和群众创造的先进经验等。

(2) 针对性:根据不同的宣传对象,如不同年龄、性别、职业人群、文化程度等,不同时间、季节、地点等,宣传群众最为关心的卫生问题。

(3) 科学性:宣传的内容要有科学根据,实事求是地反映客观现象,对所要说明的问题做好能引用自己调查或国内调查已证实的资料和数字。

(4) 艺术性和趣味性：根据宣传对象的特点，使用群众喜闻乐见的方式，进行生动活泼、形式多样的宣传。可利用讲演、座谈、广播、黑板报、墙报、书刊、画册、照片、模型、标本、电视、电影等多种形式进行，开展门诊候诊宣传教育、住院宣传教育、地段宣传教育或根据需要走向社会进行卫生宣传教育等。

医院预防保健工作的内涵十分丰富，是现代医院一项十分重要的任务。加强对医院预防保健工作的管理，对于深化卫生改革，开展三级预防，加强社区卫生服务，无疑具有重要的意义。

尽管开展医院预防保健与社区卫生服务已逐渐成为全社会的共识，但各级卫生管理部门加强对开展医院预防保健与社区卫生服务的管理乃是其健康发展的保证。需要从以下几个方面做好工作：确立医院预防保健与社区卫生服务的模式，完善医院预防保健与社区卫生服务的补偿机制，加强医院预防保健与社区卫生服务人员的培养，开展医院预防保健与社区卫生服务质量评价等。

第四节 开展医院预防保健与社区卫生服务中应注意的问题

尽管开展医院预防保健与社区卫生服务已逐渐成为全社会的共识，但各级卫生管理部门加强对开展医院预防保健与社区卫生服务的管理乃是其健康发展的保证。

一、确立医院预防保健与社区卫生服务的模式

我国地域辽阔，各地社会经济的发展水平参差不齐，确立一个全国统一的模式很困难，也不现实。这就需要各地根据自己的实际情况，来构筑一个符合当地社会经济发展水平，又能满足群众基本卫生需要的医院预防保健与社区卫生服务模式，如三级网络模式"卫生服务中心、社区医疗服务站和社区卫生网点"和两级服务体系"社区卫生服务中心和社区卫生服务站"。

二、完善医院预防保健与社区卫生服务的补偿机制

医院预防保健与社区卫生服务是一项体现社会效益的公益性事业，政府的投入应作为其主要的经费来源。但是，目前政府的补贴非常有限，仅仅依靠政府投入，不可能使社区卫生服务做到持续健康发展，可以通过对某些服务项目实行有偿服务。同时，要积极获得社会各界的支持，多方筹集经费。医疗保险制度的不断完善，也将为社区卫生服务提供新的补偿途径。

三、加强医院预防保健与社区卫生服务人员的培养

医院预防保健与社区卫生服务的质量和水平是社区卫生服务能否发展、巩固和得到群众信任的关键所在。因此，培养一支高质量的全科医生队伍非常紧迫。对社区居民的调查显示，不愿去社区服务中心就诊的首要原因是对医疗质量的担心。要改变目前大病、小病都往大医院跑的现象，加快建立全科医生的培养制度是当务之急。

四、开展医院预防保健与社区卫生服务质量评价

开展医院预防保健与社区卫生服务的目的之一是提高卫生资源的利用效率，但是否能达到这个目的，则要通过质量评价来判断。通过对医院预防保健与社区卫生服务质量的评价，可以发现服务过程中存在的问题，有利于进一步完善服务，使医院预防保健与社区卫生服务以其高质量、低成本的信誉而获得人民群众的欢迎。

当前，医院预防保健与社区卫生服务在我国还处于探索阶段，需要研究的课题还很多，国外虽有不少成熟经验，但不一定适合我国国情，所以，只有大胆尝试，不断总结经验，才能建立起一个积极高效的医院预防保健与社区卫生服务体系。

（郭　清　曹建文）

参考文献

[1] 袁惠章，陈洁主编.现代医院管理简明教程.上海：中国纺织大学出版社，1996
[2] 王龙兴主编.卫生经济学的理论与实践.上海：上海交通大学出版社，1998
[3] 游茂，尹力.我国卫生投入的现状分析和对策建议.中国卫生资源，1998，1(1)：40～42
[4] 顾杏元主编.社会医学.天津：天津科学技术出版社，1995
[5] 郭子恒主编.医院管理学.第3版.北京：人民卫生出版社，1992
[6] 史自强，马永祥，胡浩波等主编.医院管理学.上海：上海远东出版社，1995
[7] 丁涵章，马骏，陈洁主编.现代医院管理全书.杭州：杭州出版社，1999

第六章 护理管理

第一节 护理管理概述

一、护理的概念、任务和目标

护理活动的萌芽可以一直追溯到人类的起源。护理（nursing）一词是由拉丁文"nutricius"演绎而来，原为抚育、扶助、保护、照顾残疾、照顾幼小等含义。纵观护理发展历史，其概念和内涵随着其理论研究和临床实践的发展，逐步从简单的"照料、照顾"向纵深方向拓展和延伸。护理概念是对特定的人类护理活动固有属性的主观反映，它在不同的国家、不同的时期由不同的个体表述着不同的内容，并与地域文化、社会的发展水平以及人们对护理人员的角色定位及角色期待等有着密切的关系。以下为在不同历史阶段的一些代表性的护理定义。

对护理概念有一个清晰的认识，也就是专业护理概念的产生始于南丁格尔（Florence Nightingale），1859年她提出："护理的独立功能在于协助病人置身于自然而良好的情况下，恢复身心健康。"这个概念确定的前提是医学只能清除影响躯体功能的障碍，而病人真正的康复则是自然的力量使然。1885年南丁格尔又指出："护理的主要功能在于维持人们良好的状态，协助他们免于疾病的困扰，达到他们最可能的健康水平。"

1943年，修女欧丽维娅（Sister Olivia）认为护理是一种艺术和科学的结合，包括照顾病人的一切，增进其智力、精神、身体的健康。

1957年，以库鲁特（Kreuter）为代表的护理定义是：护理是对病人加以保护和教导，以满足病人不能自我照料的基本需要。使病人舒适是其重要的一点。

1966年，弗吉尼亚·亨德森（Virginia Henderson）认为：护理是帮助健康人或病人进行保持健康和恢复健康（或在临死前得到安宁）的活动，直到病人或健康人能独立照顾自己。

1973年，国际护士会（International Council of Nurses，ICN）的定义是：护理是帮助健康的人或患病的人保持或恢复健康，或者平静地死去。

同年，美国护士协会（American Nurses' Association）提出的定义是：护理实践是直接服务并适应个人、家庭、社会在健康或疾病时的需要。

1980年美国护士协会又将护理学定义为：护理学是诊断和处理人类对存在的或潜在的健康问题所产生的反应的科学。

1986年，我国在南京召开全国首次护理工作会议，卫生部顾英奇副部长在发言中指出："护理工作除配合医疗执行医嘱外，更多、更主要的是对病人的全面照顾，促进其身心恢复健康。"

1987年世界卫生组织（WHO）指出："护士作为护理的专业工作者，其唯一的任务就是帮助患者恢复健康，帮助健康的人促进健康。"WHO护理专家会议提出了以下5个阶段中应提供的护理服务。

（1）健康维持阶段：帮助个体尽可能达到并维持最佳健康状态。

（2）疾病易感阶段：保护个体，预防疾病的发生。

（3）早期检查阶段：尽早识别处于疾病早期的个体，尽快诊断和治疗，避免和减轻痛苦。

（4）临床疾病阶段：帮助处于疾病中的个体解除痛苦和战胜疾病。对于濒死者则给予必要的安慰和支持。

（5）疾病恢复阶段：帮助个体从疾病中康复，减少残疾的发生，或帮助残疾者使其部分器官的功能得以充分发挥作用，把残疾降到最低限度，达到应有的健康水平。

1993年，我国卫生部颁布的《护士管理办法》中规定了护士作为护理专业技术人员，在执业中"应当正确执行医嘱，观察病人的身心状况，对病人进行科学的护理"，同时，"护士有承担预防保健工作、宣传防病治病知识、进行康复指导、开展健康教育、提供卫生咨询的义务"。

1997年，在加拿大温哥华召开的国际护士大会上，国际护士会提出："在未来护理发展的影响因素中，社会、经济因素将会导致健康需求的变化和护理模式的改革。"

2005年，中华护理学会和香港理工大学护理学院在广泛研究的基础上将护理定义为："护理是综合应用人文、社会和自然科学知识，以个人、家庭及社会群体为服务对象，了解和评估他们的健康状况和需求，对人的整个生命过程提供照顾，以实现减轻痛苦、提高生存质量、恢复和促进健康的目的。"

以上是不同时期、不同国家以不同方式阐述的护理概念和护士工作内涵,从中可以看到护理的对象、任务和目标发生了深刻的变化,即护理的对象不再仅限于病人,而是扩展到处于疾病边缘的人以及健康的人;护理工作的着眼点是人而不仅仅是疾病,其任务除完成治疗疾病的各项任务外,还担负着心理、社会保健任务;护理的目标除了谋求纠正人生理上的变异外,还要致力于人的心理社会状态的完满与平衡。护理的目标是在尊重人的需要和权利的基础上,提高人的生命质量,它通过"促进健康,预防疾病,恢复健康,减轻痛苦"来体现。不仅是维护和促进个体健康水平,更重要的是面向家庭、社区,为提高整个人类健康水平发挥应有的作用。

护理的基本属性是医疗活动,但它具有专业性、服务性的特点,并以其专业化知识和技术为人们提供健康服务,满足人们的健康需要。

美国护理专家阿布杜拉(Abdulla)认为,护理概念可概括地分为3个阶段:第一阶段从1859年南丁格尔的护理概念到泰勒(Tayler)的护理概念,重点放在治疗和住院病人的护理上;第二阶段从1946年以来,美国护士协会开始讨论新的护理定义,这一阶段护理概念主要是提倡综合护理,既承认以往促进病人恢复和保持健康的概念,又补充健康人也是护理对象的新概念;第三阶段是1970年以来,国际上特别强调护理理论模式,认为模式能显示护理概念的特征和规律性,当今护理是把护理作为护士独特的工作,而不是靠经验,是靠科学来论证。

二、护理的产生与发展

(一)早期护理

护理是基于人类的需要而产生、存在,随着社会的进步,环境的改变,人类生活方式的变化,护理的内涵和范围都发生了巨大的变化。早期的护理活动主要是对老幼和病人的家庭式照顾;随着社会政治、经济、宗教的发展,战争频繁、疾病流行,形成对医院和护士的迫切需要,护理逐渐由"家庭式"发展为"社会化和组织化的服务",但护理工作多限于生活照顾,缺乏知识和有关设备,护士的培养也是以师带徒式的经验传授为主。到19世纪,随着科学的发展和医学的进步,社会对护理工作的需求日益迫切,护理工作地位有所提高,开始出现专门的看护所和护士训练班;19世纪中期,英国护士南丁格尔作为护理专业的创始人,促进了护理专业的科学化发展,她通过制定和实施专业化的护理工作程序,倡导科学的医院管理,并创办了世界上第一所护士学校,发展了以促进舒适和健康为基础的护理理念,这是护理专业化的开始。

（二）现代护理

与南丁格尔时期的护理已大不相同的是，现代护理在护理学的知识结构、护理的目的、护理的对象、护士的作用等方面都发生了极大的变化。从护理学科的实践与研究的角度，现代护理专业发展可以概括为以下3个阶段。

1. 以疾病为中心的护理

这个阶段主要是现代护理建立和发展初期。医学在摆脱宗教和神学影响后获得了空前的发展，生物医学取得了辉煌成就，也形成了一切医疗行为都围绕疾病进行，"以疾病为中心"的医学模式。在这个模式的影响下，协助医生诊断和治疗疾病成为这一时期护理工作的基本特征，护理从属于医疗，护士是医生的助手。

在这一阶段，护理已经成为一个专门的职业，护士从业前必须经过专门训练。护理工作的主要内容是执行医嘱和各项护理技术操作，护理教育者和护理管理者都把护理操作技能作为保证护理工作质量的关键。在实践中逐步形成了一套较规范的疾病护理常规和护理技术操作常规。

2. 以患者为中心的护理

这个阶段主要是建立在新健康观和生物-心理-社会医学模式的基础上，护理学在发展中吸收了大量相关学科的理论，如系统理论、人类需要层次论、人与环境相互关系学说等，使护理发生了根本性变革。这一时期护理理论开始强调人是一个整体，在疾病护理的同时应该重视人的整体护理，护理工作应该从"以疾病为中心"转向"以患者为中心"。

在这一阶段，护理已经发展成为一个专业，逐步形成了自己的理论知识体系和具有专业特点的科学工作方法。一方面，护士的实践领域从单纯被动执行医嘱和执行护理技术操作，扩展到运用"护理程序"对患者提供全身心的整体护理、解决患者的健康问题、满足患者的健康需求，体现出更多的护理专业特色；另一方面，随着医学分科细化和新技术应用，护理工作专科化程度也在增加，出现了不同专科的专家型护士。护士培训和继续教育要求提高，护理教育逐步转向大学教育。护理管理成为医院管理重要的子系统。

3. 以人的健康为中心的护理

由于科技的迅速发展和健康需求日益增长，威胁人类健康的疾病谱出现变化，医学社会化和大卫生的趋势越来越明显，保障健康成为社会发展的强劲动力，使护理专业有了更广阔的视野和实践领域，"以人的健康为中心的护理"成为一种必然的选择。

在这一阶段，护理专业成为一门以基础医学、临床医学、预防康复医学及与社会科学和人文科学相关的综合应用学科。护理工作已经从医院扩展到社区和家庭,从患者个体扩展到社会人群,从注重疾病、患者护理扩展到关注健康、提供生命健康全程护理,护士成为向社会提供初级卫生保健的主要力量。护理教育形成了从专科、本科到硕士、博士培养的完整体系,以满足护理专业发展的需要。

应当看到,由于世界各国社会经济、文化、教育、卫生等方面发展水平有较大差异,因此护理专业的发展也很不平衡。总体上是发达国家发展水平较高,已经进入第三阶段,广大发展中国家发展较慢,面临困难较多。我国自改革开放以来,护理专业发展迅速,专业化程度和教育水平都有了长足进步,但是,面临医学的进步和诊疗技术的不断发展,人民群众健康需求的不断增长,护理专业逐步向更高水平发展已经成为不可逆转的趋势。

21世纪初期是我国加快全面建设小康社会的关键时期。党中央、国务院明确指出:"医疗卫生事业的发展,直接关系到人民群众的身体健康和生命安全,是社会进步和人的全面发展的重要标志,也是落实科学发展观、构建社会主义和谐社会的具体体现。"护理是以维护和促进健康、减轻痛苦、提高生命质量为目的、运用专业知识和技术为人民群众健康提供服务的工作。护理工作作为医疗卫生事业的重要组成部分,与人民群众的健康利益和生命安全密切相关。为了更好地适应人民群众日益增长的健康需求和社会经济发展、医学技术进步的形势,必须促进护理事业全面、协调、可持续发展,提高护理质量和专业技术水平,以维护人民群众的健康。

第二节 护理管理的基本职能

一、护理管理的概念、任务和现存问题

(一)概念

护理管理是以提高护理质量和工作效率为主要目的的活动过程。WHO对护理管理的定义是:护理管理是为了提高人们的健康水平,系统地利用护士的潜在能力和有关其他人员或设备、环境及社会活动的过程。护理管理是医院管理的重要组成部分。

现代护理以促进人类健康为主要任务。为了实施护理,要明确护理的功能,建立护理组织,还要实施科学有效的管理。护理管理是以提高护理服务质量和工作效率为主要目的的活动过程。

从工作实施角度,护理管理可以大致分为3个主要方面:护理行政管理,包括组织管理、物质资源管理、经济管理;护理业务管理,包括技术管理和质量控制;护

理教育管理,包括护理人员继续教育、临床教学等。

（二）任务

护理管理的任务是根据护理工作的规律和特点,对护理工作的诸要素(人员、技术、设备、信息等)进行科学的计划、组织、协调和控制,使护理系统达到最佳运转,放大系统的效能,为服务对象提供满意服务,使护理人员工作的主观能动性得到调动,并促进护理工作质量的提高。加强护士队伍建设,提高护士队伍整体素质,规范护士执业行为,提高护理服务质量和专业技术水平,拓展护理服务,加强护理管理,规范护理教育,促进护理事业与社会经济和医学技术的协调发展,满足人民群众的健康服务需求。

（三）现存问题

护理管理存在一些突出问题。一是护理管理的职能尚未得到充分发挥。医院护理管理工作需要围绕保障患者安全、促进护理质量持续改进的主线,建立健全规章制度、岗位职责和工作标准,加强人力资源管理,调动护士工作的积极性、创造性,保证临床护理质量。二是护理管理人员职责需要根据组织层次科学划分和界定,建立责、权、利统一的护理管理组织体系,优化组合,提高效率。三是缺乏科学有效的护理质量评价体系,以客观、全面地反映和促进临床护理质量。我国护理管理人员大部分是从临床护士中选拔到管理岗位,管理素质和工作能力需要有新的提高。

二、护理管理的计划职能

计划职能是管理的首要职能。按照计划工作的基本程序,医院护理管理中的计划职能主要体现在以下 5 个环节。

1. 分析和预测

根据医院总体规划及中心任务和护理专业发展的现状,分析评估形势,预测未来可能出现的情况。重点分析评估服务对象对护理工作的需求,本单位护理资源及利用情况,未来专业发展和竞争可能出现的问题及应对能力。

2. 确立目标

根据医院发展规划和总体目标,确立符合护理专业理念和发展的目标。在分析预测的基础上,制定未来一定时间内的护理工作目标,明确各子系统的工作任务,确定相关的政策和策略。

3. 拟订和选择实施方案

根据已确立的目标和任务,拟订实现目标的方案并通过比较后确定。实施方案应具备可选择性,在对各种后备方案进行比较及科学性、可行性评估的基础上,确定首选满意方案和后备方案。

4. 编制具体计划和预算

根据已确定的实施方案，进一步编制医院护理工作的综合计划和专业活动的具体计划，应包括资源配备（人、财、物等）、工作指标（岗位责任、时限等）、评价标准（数量、质量）、经费预算（成本、活动经费）、预期结果（服务对象的评价、系统内评价）等内容。

5. 反馈

护理管理部门应建立反馈机制，不断对计划执行情况进行反馈。

三、护理管理的组织职能

组织职能是管理的重要职能，是管理活动的结构基础和前提。医院护理管理的组织职能主要体现在以下5个方面。

1. 建立组织结构

建立医院护理组织结构必须考虑医院功能和任务，有利于为服务对象提供优质服务。根据医院目标要求和护理工作需要，将各种活动分类组合并形成管理层次和工作岗位，使其能达到合理、高效运转的要求，如临床护理单元的建立，既要考虑医疗工作的需要，也要考虑所采用的护理模式。

2. 分工、确定职责范围

根据工作性质进行分工，明确各层次、各部门和岗位的职责范围。应根据不同的护理模式，考虑岗位的设置和职责范围的划分，建立各层次和单位之间的协作关系。

3. 配备人员、明确责任

根据分工和护理工作需要选配人员，明确各级管理人员和各岗位护理人员的职责权利，并进行培训。使每位成员了解自己在组织内的位置、隶属和工作关系。

4. 建立信息沟通渠道

明确规定组织内信息沟通的渠道。

5. 制定规章制度

通过制定有关的规章制度，保证各项护理工作正常有效运转，保证组织管理工作协调配合，保证落实计划实现目标。

四、护理管理的控制职能

控制职能是通过对各种活动的监控和调节，保证实现组织目标的重要职能。实现控制必须是在有计划、有组织的前提下。医院护理管理中的控制职能主要包括以下3个方面。

1. 确立标准

确定护理控制标准要根据护理工作需要,体现目标特性及影响目标实现的因素,确定对工作和结果衡量的尺度。医院护理管理中主要的控制标准包括:①程序标准;②时间标准;③质量标准;④物品消耗标准;⑤行为标准;⑥人员配备及训练标准等。

2. 衡量成效

根据计划和确定的标准,对护理工作过程和产生的结果进行比较,确定是否存在偏差。这一过程应包括不同层次和水平的监督、反馈,要建立相对封闭的监测反馈系统,由管理人员和护理人员共同参与完成,护理管理者应特别关注可能会对结果产生重要影响的关键点及护理系统的整体情况。

3. 纠正偏差

采取纠正措施应建立在对有关信息认真分析的基础上,针对不同的原因采取不同的措施。一般应包括两个方面:①对不符合标准和目标要求的情况采取纠正措施,保证护理工作能够按计划目标要求实施;②对因各种原因导致已经不适合的计划和标准进行修订和调整,保证医院总体目标和护理工作目标的实现。

2007年10月17日,美国护理管理研究生教育委员会和印第安纳大学护理学院召开有关护理管理研究的国际会议,该会议集中讨论了护理管理者作为未来护理业务、教育和研究的建筑师的重要地位。随着成本控制和高科技护理工作环境的不断增加,信息技术的成功应用需要护理管理者具备更好的政治悟性和技术能力。因此,护理管理者应该建议、指导和影响这一技术,使其更好地为护理管理服务。护理管理职能实现的程度对整个医院管理工作有重要影响,是医院通过护理管理子系统的运行实现对护理工作的管理。由于护理工作的专业性和服务性特点突出,在医院工作中涉及面广、连续性强、工作环节多且非常具体,护理人员多、工作战线长,与医院其他子系统协作配合多。因此,强化护理管理职能,对提高医院管理水平和实现医院总体目标具有重要意义。

第三节 护理人力资源管理

一、护理人力资源管理的基本内容

护理人力资源是指能满足社会护理需求,推动护理专业发展的,具有智力劳动和体力劳动能力的护理人员的总和。它主要包括护理人员的数量、学历层次、职称层次和健康状况等方面。

护理人力资源管理是通过对医院护理人员进行合理安排和有效利用,做到人尽其才,才尽其用,充分调动员工的积极性,使护理人员的个人潜能发挥到最大限度,降低人员成本,配合其他护理管理职能,提高护理工作效率,实现组织目标的工作过程。

护理人力资源管理主要包括:①人力资源规划:对医院护理人员需求(数量、质量)进行论证、确定,帮助医院明确护理系统需要人员的岗位及岗位对人的要求。②护理人员招聘和筛选:颁布实施《护士管理条例》,完善护士准入制度,加强护士队伍建设,明确护士的权利、义务和执业规则,维护护士合法权益,明确各级卫生行政部门、医疗机构在护士的使用、培养、待遇和管理方面的责任。建立公开、公平、公正、择优的用人制度,这项工作需要护理管理部门和医院人力资源主管部门协作,以各护理岗位工作分析为基本依据,根据医院护理工作动态调整需要,决定招聘的人数和层次,对具备资格的申请人提供均等的聘用机会,通过考核比较,筛选出符合医院护理岗位要求的护理人员。③培训:通过对护理人员的工作指导、教育和业务培训,使护理人员在态度、知识、技术、能力方面得到提高和发展,有能力按照工作岗位要求开展工作并完成任务。④绩效评估:通过管理人员和护理人员双向沟通,对护理人员在实现工作目标过程中的工作效率、效果、效益进行评价、诊断和辅导,为人员的合理使用和奖惩提供依据;可以通过绩效管理数据系统(performance management data systems),PMDS 是指将护理工作总量和实现的工作目标以数据的形式表现出来,通过对该数据进行概念化、选择、测量、分析和报道的一种非常有效的管理工具,它包括有关数据库和护理管理数据的机构和内容,为护理管理者提供了有关资源和管理变量的很有价值的信息。⑤职业发展:管理部门和管理人员关心、鼓励护理人员的个人发展,帮助制定个人发展计划,引导护理人员将个人发展目标与医院和护理专业发展目标结合起来,努力学习、工作,掌握更多、更广、更深入的知识和技能,使护理人员随着医院的发展而不断进步。⑥薪酬管理:建立公正、公平合理的薪酬体系。对护理人员的薪酬管理不仅是医院对护理人员付出的劳动所支付的回报,还应该具有诱导护理人员服从、激励其多做贡献的扩展功能。⑦激励管理:激励作为人力资源管理的催化剂在医院护理发展中起着不可忽视的作用。正向激励与负向激励、物质激励与精神激励、目标激励与参与激励和授权激励与情感激励相结合。

为保证护士队伍基本素质,保障护理质量和病人安全,卫生部于 1993 年颁布了《中华人民共和国护士管理办法》,建立了护士执业准入制度。各级、各类医院在健全护理管理组织体系、完善护理工作制度、工作标准和规范,建立护理质量评价体系等方面取得了一定成效。

护理人力资源是医院生存和发展的重要组成部分。护理人员在医院中是一支数量大、工作接触面广、影响面大的队伍,护理人力资源管理的水平,直接影响医院的医疗质量和服务水平,重视护理队伍的建设,是医院管理的一个重要方面。

二、医院护理人员的配备

医院护理工作要为患者提供 24 小时不间断的护理服务,护理人员的配备是否合理,直接影响到护理工作的质量和患者的护理安全。因此,医院必须保证配备一定数量和相当水平的护理人员,满足护理工作的需要。

目前,我国医院人员配备主要是由有关部门统一规定,采用比例定员法确定。这种方法一是按编制床位计算工作人员比例,如 300 床位以下医院按 1∶1.30～1∶1.40 计算;300～450 张床位按 1∶1.40～1∶1.50 计算;450 张床位以上按 1∶1.60～1∶1.70 计算。二是对医院内各类人员比例做了规定,如卫生技术人员占总数的 70%～72%,其中医师占 25%,护理人员占 50%,其他卫生技术人员占 25%;行政管理和工勤人员占总数的 28%～30%,其中行政管理人员占 8%～10%。三是对不同科室护理人员配备和临床护理单元各班次每名护士承担病床工作量做了规定,如门、急诊,供应室,手术室,婴儿室等分别有不同的人员配备比例;对各临床护理单元的日班、小夜班、大夜班每名护士承担病床数也做了规定。随着改革开放和经济发展,医院的内、外环境都发生了巨大变化,综合考虑社会需求和专业发展配备医院各级各类人员成为必然。

2008 年 1 月 23 日,国务院第 206 次常务会议通过了《护士条例》,其中第二十条规定医疗卫生机构配备护士的数量不得低于国务院卫生主管部门规定的护士配备标准。其影响因素从医院角度,受医院规模、功能、任务、效率,技术进步,科室设置,人事政策及管理水平等方面因素影响;从护理专业角度,主要影响因素有:患者的护理需要包括病情和身心健康状况、生活自理能力,护理方式,工作量,工作复杂程度,护理人员的层次、能力,工作条件,护理管理水平与效率,有关政策规定等。目前,国内、外有关护理人员配备的研究较多,如按工作量(工时单位)计算人力,按病人分类系统动态调整护理人力的方法等。总的趋势是随着护理工作范围扩大和复杂程度的增加,护理管理逐步将专业性工作与非专业性工作区分开,使用不同资质的人员和不同的管理方法;将技术性强与技术含量低的工作分层,使用不同水平的专业人员;特殊护理岗位,如:ICU、CCU、手术室等,实行资格准入;护理人力资源调配使用计算机动态管理,在提高护理工作专业化水平和服务水平的同时,提高护理人力资源使用的效率,降低人力成本。对医院护理人员合理有效的配备应从以下 3 个方面进行。

(1) 增加临床一线护士总量,实现护士人力资源的合理配置。根据诊疗技术的发展和临床护理工作的需要,合理设置护理岗位,统筹护士人力资源,保证临床护理岗位的护士配备,扭转目前医院临床一线护士缺编的状况。到2010年,全国85%的二级医院的编制护士应达到护士的配备标准。

各级各类医院在达到国家规定的护士编制标准的基础上,遵循以人为本、能级对应、结构合理、动态调整的原则,按照护理岗位的任务、所需业务技术水平、实际护理工作量等要素科学配置护士,逐步在医院实施以实际护理工作需要为基础的护士配置方法,加强对护士人力资源的科学管理。

(2) 合理调整临床护士队伍结构,提高护士队伍整体素质。根据临床护理岗位的工作职责和技术水平要求,调整护士队伍结构。将护理岗位工作职责、技术要求与护士的分层次管理有机结合,充分发挥不同层次护士的作用。

逐步提高护士队伍整体素质。到2010年,护士中具有大专及以上学历者应不低于30%,三级医院工作的护士中具有大专及以上学历者应不低于50%,二级医院工作的护士中具有大专及以上学历者应不低于30%。

(3) 护理人力资源整合利用,科室间自行调节人力资源。采取科室人力资源自行调节,平衡了科室之间的工作量,改变了以往人少工作量大,护理技术操作项目多的科室长期加班超负荷工作,而工作量小的科室人员长期低负荷工作,有效地节省了人力资源并提高对病人的直接护理时数和效果,使护理服务能满足病人的需求,使护理工作做到更贴近病人、贴近临床。

目前,卫生部正在组织进行护士人力配备的课题研究,目的是根据卫生事业单位人事制度改革精神,研究护理工作量测量和合理配置护士人力的方法。研究内容包括:①了解全国综合性医院病房的护理工作量和护理人力资源配置状况,为制定宏观的护士人力配备原则提供依据;②借鉴国外有关基于护理工作量测量配置护士人力的方法,结合我国国情,研究科学、合理、可操作性强的护士人力测算方法,并加以推广;③建立以护理工时为基础的住院病人护理等级分类系统,并为护理等级收费标准的核实提供依据;④使参与护理管理的人员通过课题研究,学习和掌握工作量测量和护士人力配置的基本方法。

三、护理工作分工

医院护理工作的分工是提高工作效率、保证工作质量的基础。科学的分工可以满足患者的需要,调动每个护理人员的积极性,保证完成医院的中心任务实现总体目标。目前,我国医院内的护理工作分工主要有两类。

(一) 按职务分工

这包括行政管理职务和技术职务。行政管理职务包括护理副院长、护理部正副主任或者总护士长、科护士长、护士长。技术职务包括正副主任护师、主管护师、护师、护士。

（二）按工作分工

这包括按工作内容、岗位分工和按护理方式分工。按工作内容分工有病房护士、监护室护士、手术室护士、急诊护士、门诊护士、营养护士、供应室护士等。

（三）按护理方式分工

按护理方式分工是随着护理专业发展、从适应患者需要角度发展出的不同护理分工方式，主要包括以下6种。

1. *个案护理*

个案护理也称特别护理或专人护理，是指一名患者所需的全部护理，由一名护理人员完成。主要是用于患者病情复杂、严重，护理需要量大，24小时需要护士的情况，如大手术后、急危重症患者。这种方式有利于为患者提供全面、细致、连续、高质量的护理，职责、任务明确，便于与患者直接沟通，根据患者需要全面安排工作，但是所需人力多，对护士的能力和水平要求高。

2. *功能制护理*

功能制护理是指以工作为中心进行分工的方法。以疾病护理为主线，将护理工作分成若干具体内容，如主班、治疗、给药、生活护理，大小夜班等，患者所需要的全部护理工作是由各班护理人员相互配合共同完成。这种方式工作效率高，节约人力、设备、时间，便于组织和量化管理，但是由于分工过细、护士缺乏对患者整体情况的了解，护患沟通差，患者无法获得质量高、连续性强的护理。

3. *小组护理*

小组护理是指将护理人员分成若干组，每组3～4人，由一位业务水平和组织能力较强的护士担任组长，负责为一组患者提供护理。小组成员可以有护师、护士、护理员，在组长带领下负责为本组患者制定护理计划、评估护理效果；小组之间相互合作。这种方式便于成员之间的沟通和协作，有利于不同层次的人员发挥工作积极性和新护士学习及成长，但是对患者护理的整体性和连续性仍然较差，需要较多人力。

4. *责任制护理*

责任制护理是指由一位护士负责对患者提供自入院到出院全面的整体护理。这种护理方式的出现，是适应医学模式的转变，护理工作发展为"以患者为中心"的体现。这种护理方式要求护士按护理程序工作，即搜集患者主客观资料，评估患者的主要健康问题，制定、实施护理计划，评价护理效果，体现了更多的独立性和专业性。每位责任护士可以负责几位患者的全面护理评估和护理计划制定，

8小时上班,24小时负责(责任护士不在班时由其他护士按护理计划实施护理)，责任护士与患者建立密切联系，并直接与医生、其他医务人员和患者家属沟通协调，与辅助护士共同完成护理活动。这种方式为患者提供了更具有针对性、整体性和连续性的护理，增加了患者的安全感和护士的责任心，促进护士提高专业水平，有利于提高护理质量和服务水平，密切护患关系。但是，对责任护士专业水平和能力要求高，需要经过专门训练，人力需要多，资源投入多。

5. 整体护理

整体护理是以患者为中心，以现代护理观为指导，以护理程序为基础框架，把护理程序系统化运用到临床护理和护理管理的思想和方法。它是一种以服务对象的开放性整体为问题思考框架的临床护理模式，强调以整体的人为中心服务对象，是生物的、心理的、社会的、文化的、发展的人，强调护理服务的整体性，在满足服务对象生理、心理、社会等各个层次需要的同时，还要考虑到人生长发育不同阶段和不同层次的需要，为服务对象提供全方位的护理，强调专业的系统性与整体性。

整体护理首先是一种观念的转变，主要包括两个不同层次和角度的问题。从为患者提供护理服务方面，提出以患者、以人的健康为中心，全面认识和评估患者的生理、心理、精神状态，及社会环境的影响，综合考虑疾病的预防和保健，提供咨询和健康教育，实施全身心整体护理。从医院管理方面，提出改变服务模式，设计以患者为中心的系统化管理体系，优化护理人力资源利用，建立临床支持子系统，分担一般非专业性服务工作，确保护理人员投入直接为患者提供护理专业服务。这种护理方式符合"以人的健康为中心"的发展趋势，使护理工作能够为患者提供更高水平的专业化服务，但是对护理人员的职业素质、专业水平和能力均有较高要求，护理人员的数量要有所增加，且需要高效的管理工作。

随着整体护理在各医院的运行，转变护理管理模式，改革完善制度，强化创新意识，是深化整体护理中管理者必须重视的3个重要环节。

6. 循证护理

循证护理(evidence based nursing，EBN)即为以证据为基础的护理，指护理人员在护理实践中将科研结论与病人需求相结合，考虑当时的临床环境，根据个人经验，最终提出护理决策。EBN程序包括4个连续过程：循证问题、循证支持、循证观察和循证应用。EBN的模式针对在护理实践过程中发现的实践和理论问题，通过权威的资料来源收集实证资料寻求最佳护理行为，再用批判性的眼光来评价它是否取得最佳成效，或者是否需要进一步开展研究。护理管理应该在循证护理实践模型中承担起领导责任，其中一个很重要的工作就是通过建立信息技术来支持这个模型，通过加强循证护理信息资源的获取与利用促进循证护理的发展。例如美国的 Rasmussen 应用循证护理实践模式成功地探索了胸痛的最佳管理方法。

护理人员作为护理证据的使用者和制作者,必须一方面熟练掌握网络循证护理信息资源的检索技术;另一方面还要熟练利用系统评价方法和技术评价证据,并能按照循证护理要求制作证据。因此,加强循证护理信息资源的网络获取技术研究,不断提高信息检索能力和知识组织、信息管理能力,是循证护理对当代护理人员的必然要求,也是循证护理能够发展的重要前提。

四、护士培训

护士培训是护理人力资源管理的一项重要内容。培训是一种智力投资,目的是使护士具备岗位适应能力和职业发展能力,还可以创造医院护士群体智力资本,使其学会在工作中知识共享,优化护理服务。

(一)培训对象和内容

护士培训应该是全员培训,培训对象应包括各层次护士。培训的内容应该根据不同的工作性质、岗位要求和护士的学习需求确定。从专业技术培训方面,应该主要考虑:①对院校教育所学基本理论、基本知识、基本技能进行转化、扩展和提高,形成实际的岗位工作能力。②对专业发展和技术进步所需要的新理论、新知识、新技术、新方法的学习培训,通过知识更新保持和发展专业能力,增加与护理工作密切相关的公共卫生知识、康复指导、保健、老年护理、心理护理等内容。③对工作岗位转换人员的培训,帮助他们了解必要的知识、掌握必须的技能,提高他们的再适应能力。从护士全面发展角度,还应该包括职业道德,科学素质方面培训,增加社会学、心理学、人际交流与沟通、美学、礼仪等人文和社会科学方面知识的比重,使护士了解护理工作的宗旨、价值观和发展目标等。

根据临床专科护理领域的工作需要,有计划地培养临床专业化护理骨干,建立和发展临床专业护士。2005~2010 年,分步骤在重点临床专科护理领域,包括重症监护、急诊急救、器官移植、手术室护理、肿瘤病人护理等专科护理领域开展专业护士培训,培养一批临床专业化护理骨干,建立和完善以岗位需求为导向的护理人才培养模式,提高护士队伍专业技术水平。

(二)培训基本步骤

1. 分析培训需求,确定培训目标

分析各层次护士学习需求,就是要确保所提供的培训与护士承担的工作和个人发展直接相关,明确培训目标,减少盲目性。提供培训者应主要了解护士需要知道什么和有潜力做到什么,通过培训缩小需要与现状之间的差距。需求分析可以从3个层面进行,即医院发展层面、护理工作岗位层面和护士个人层面。主要步骤包括:回顾具体护理工作岗位的职责和绩效期望;确定该岗位需要的知识和技能的类别;确定护士缺少并需要培训的知识和技能;列出需要培训的人员名单。

2. 制定培训计划

培训计划应该围绕培训目标制定,如通过培训使各层次护士提高工作效率、提高工作质量、改进工作、降低成本等。培训计划还应确定培训方式,对不同类型的知识和技能,采取不同的方式方法,如讲授、演示、讨论、综合演练、岗位轮转等。培训计划应包括经费预算。

3. 实施培训

实施培训计划应注意将培训内容与工作能力提高紧密结合,采用多种方法和手段激发护士的学习兴趣,鼓励和促进相互交流学习,帮助护士制定新知识应用的行动计划。注意避免其他事件的干扰。

4. 评价培训效果

培训效果评价可以分为评估表、课堂测验、追踪评估等。可以通过观察接受培训的护士实际工作情况,识别培训带来的变化,如差错率、患者满意率、成本消耗等。评估培训效果是培训工作的必要程序。

五、护士的绩效考评

良好的工作绩效是医院的重要目标,采取有效的方法衡量医院护理人员的工作成效是提高护理质量和治理效率的关键。绩效考评是对各层次护士工作中的成绩和不足进行系统调查、分析、描述、反馈的过程,是护理管理重要的控制方法之一,是护理人员管理中人事决策的依据。护理人员绩效评价需要获得的信息包括被评价人员在工作中取得了哪些成果;取得这些成果的组织成本投入是多少,以及取得这些成果对组织的经济效益和社会效益带来多大影响。换言之,就是考核和评价护理人员工作的效果、效率和效益。由于护士工作行为和效果受诸多因素影响,既涉及技术问题,又涉及人的问题,特别是对非操作性行为很难较准确评价,因此,如何科学有效地进行人员绩效评价是护理管理面临的挑战。

(一)绩效考评在医院护理管理中的作用

1. 人事决策作用

通过绩效考评,对护士作出客观公正的评价,为医院和有关管理部门正确识别和使用护士提供了依据。

2. 诊断作用

通过绩效考评,可以使管理人员了解护士的素质、知识、能力与工作岗位要求的差距,在分析的基础上实施更有针对性的培训。

3. 激励作用

绩效考评的结果是奖优罚劣的依据,可以帮助管理者保证奖惩的公正性,调动护士工作的积极性。

4. 强化管理作用

绩效考评可以促进与维持组织的高效率,保证以较少的资源获得较大的成效,使各岗位、各层次护士的使用更加合理、有效。

(二)护理人员绩效考评的原则

1. 与工作相关原则

护士绩效考评标准必须与工作相关,尽量使用可衡量的描述方法,提高标准的可操作性。制定标准的依据是具体的岗位职责。

2. 公开化原则

绩效考评标准应在审定后公布,使每个护士都明确组织对他们的期望和要求,明确努力的方向。

3. 标准化原则

指对同一管理者领导下从事同一种工作的人员使用相同的评价方法,评价间隔时间基本相同,定期安排所有人员的反馈会议和面谈时间,提供正式文字材料并由被评价人签字。

4. 激励原则

评价结果应有较好的区分度,使优劣拉开差距,奖优罚劣,促进工作改进。

5. 选择培训评价者原则

护士绩效考评一般应由护士长承担,因为其能够直接观察护士工作业绩,其他相关人员可以参与。护士长和参评人员应该接受培训,以保持可靠性和连续性。

6. 沟通原则

护理管理者必须在考评结束后不久与被考评的护士进行评价面谈,面谈中需要沟通的内容包括:讨论被考评护士的工作业绩,帮助被考评者确定改进工作的目标,提出实现改进目标的措施建议。面谈应在充分准备的基础上进行,重点放在今后发展和工作改进上。

(三)基本程序和方法

基本程序包括:确定绩效标准,考评绩效,反馈绩效。主要方法有:评价表法、排序法、比例分布法、关键事件法、目标管理法等。

总之,明确绩效考评的重要性将有助于护理人员和治理者正视绩效考评,并以积极的态度参与这项工作。绩效考评应该是一个护理管理人员和每位护士之间动态沟通的过程,通过护士的积极参与和上下级之间的双向沟通达成共识,提高护士的工作绩效和组织效率。绩效考评主要服务于治理和发展两个方面,目的是为了增强组织的运行效率,提高护理人员的职业技能,推动护理工作的良性发展。绩效考评体系的有效性还对医院整合人力资源、协调关系具有重要意义。不准确或不符合实际的绩效考评,不会起到正的、积极的激励效果,反而会给人力资源治理带来重重障碍。因此,不管是治理者还是普通护理人员,都应该看到绩效考评的意义所在。

第四节 护理质量管理

一、护理质量管理的概念、特点和方法

(一)护理质量的概念

护理质量是衡量医院服务质量的重要标志之一,它直接影响着医院的服务质量、社会形象和经济效益等。护理质量是指护理工作为患者提供技术性服务和生活照顾服务的效果,以及满足服务对象需要的程度。护理质量不是以物质形态反映其效果和程度,而是通过护理服务的实施过程和结果表现出来。

传统护理质量将护理定位在简单劳动和技术操作层面,主要指临床护理质量,即医嘱执行是否准确、及时;护理文件书写是否正确、清晰;生活护理是否到位;规章制度是否落实;有无因护理不当给患者造成痛苦和损害等。随着社会发展和人们生活水平提高,对护理服务的需求和期望都在提高;医学模式转变和护理专业发展,也赋予护理质量更深层次的内涵,以人的健康为中心的护理要从生理、心理、精神、社会、文化等各个层面帮助人们提高健康水平和生命质量,护理质量在以下几方面得到扩展和体现。

1. 护理模式

护士应具有整体护理观,主动、全面、系统地了解患者在生理、心理、社会、精神、文化等方面的需求;充分调动服务对象的主观能动性,帮助其最大限度地达到生理与心理、社会的平衡和适应;达到接受检查、诊断、治疗、手术和自我康复的最佳状态。

2. 护理工作方法

护士应按护理程序开展护理工作。对患者的评估要及时、准确、完整;提出的

护理问题准确;确立的护理目标恰当;护理计划切实可行;护理措施落实,基础护理、专科护理、健康教育到位;护理记录动态、客观、真实地反映患者的健康状况。

3. 护理工作效果、效率和效益

主要包括:患者对护理服务的满意度,护理工作投入产出比例,是否存在质量缺陷等。

(二) 护理质量管理及特点

护理质量管理是指按照护理质量形成的过程和规律,对构成护理质量的各要素进行计划、组织、协调和控制,建立完整的质量管理体系,一切从病人角度出发,以保证护理工作达到规定的标准和满足服务对象需要的活动过程。护理质量管理的特点主要体现在以下4个方面。

1. 特殊性

护理质量管理的特殊性是由护理工作的性质决定的。护理服务对象是人,而且大多数是病人;提供护理服务的是具有不同背景、不同价值观、不同性格特点、不同能力的护理人员,他们都具有生理、心理、社会特点。在护理活动中,不同的人对护理服务的期望值、感觉和评价有较大差别。患者对护理的依赖程度较高,护理质量的好坏一定程度上关系着生命安全,任何环节的疏漏都可能带来不可挽回的损失。以上这些不同其他服务业的特点,决定了护理质量管理要更具有科学性、严谨性。

2. 广泛性

护理质量管理涉及医院各个部门,如病房、门诊、急诊、手术室、供应室等;护理质量管理还涉及各部门的具体工作流程,如人员培训和管理、规章制度管理、医院感染管理、设备设施的安全管理等,这些部门的任何环节出现质量问题,均会影响整个医院的质量。护理技术发展很快,大量的复杂技术设备、仪器使用和新技术的开发、引进,使护理工作的技术性、复杂性增加,潜在风险加大,对护理技术质量管理提出了更高要求,任何小的失误均有可能对生命安全构成危害。护理专业发展要求护理人员为患者提供满足身心健康需要的整体护理,整体护理所涉及的各方面内容都需要逐步建立质量标准,实施质量管理。

3. 群体性

护士在医院中数量多、分布广,护理工作的程序性、时间性、连续性、集体性、协调性特点突出,既需要每个护理人员发挥自己的能力,又需要注意整体的协调配合,包括与医院内其他专业人员和工作的协调配合。

4. 复杂性

护理质量管理涉及的人员多、工作环节多、流程多,工作内容具体,技术性和服务性均较强,构成护理质量管理的复杂性。

(三) 护理质量管理的方法

护理质量管理需要创新,要求突破惯性思维,寻求一种更新、更有效的质量管理方式,达到质量管理的规范有序。借助信息化技术,全员参与护理质量管理实现其时效性、公开性和公正性。护理质量管理过程中,各个环节相互制约、相互促进、不断循环、周而复始,质量一次比一次提高,形成一套质量管理体系和技术方法,以最佳的技术、最短的时间、最低的成本,来达到最优质的护理服务效果。

为使护理管理走向规范化、标准化、法制化,提高管理者和护理人员的质量管理意识及管理水平,规范护理行为,提高医院竞争力,将 ISO9000 标准引入护理质量管理,减少了护理纠纷,改进、提高了服务质量,提高了病人满意度。

二、护理质量评价体系

长期以来,在我国的医院管理质量标准中,没有独立、系统反映护理工作质量的指标体系,随着护理专业的发展和医院评审的要求,逐步形成了护理质量评价体系。这种体系应用于护理质量管理的监控,由护理质量、评价组织、评价内容、评价标准和指标、评价方法等构成,科学的护理质量评价体系,能够确保护理质量的持续改进,有利于护理学科的发展和护理人才的培养。

(一) 分类

目前,我国护理质量评价标准可以从不同角度分为 4 类。

(1) 根据应用范围,将护理质量标准分为 4 类:护理技术操作质量标准、护理文件书写质量标准、临床护理质量标准和护理管理质量标准。

(2) 根据管理期望,将护理质量标准分为规范式标准和经验式标准。规范式标准是由卫生行政部门和专业学术团体组织专家制定,为较高水平的执业标准,具有一定的强制性,如护理技术操作规范、护理工作常规等。经验式标准主要是医院根据自身的具体情况制定。

(3) 根据管理过程结构,将护理质量标准分为要素质量标准、环节质量标准和终末质量标准。要素质量标准也称结构质量标准,是以"组织、机构"为取向,针对医院管理体系中的人员、技术、设备设施、药品物资、环境、管理等内容提出要求。环节质量也称过程质量,是以"人员"为取向,针对护理过程制定的要求。终末质量也称结果质量,是以"病人"为取向,针对护理服务的结果制定的要求。在这类质量标准中,更强调结构、过程、结果三者的统一。

(4) 根据使用目的,将护理质量标准分为方法性标准和衡量性标准。

（二）常用护理质量标准

根据应用范围，常用的护理质量标准有 4 类。

1. 护理技术操作标准

该标准包括基础护理技术操作和专科护理技术操作。每项标准都包括 3 部分，即准备质量标准、流程质量标准、终末质量标准。

2. 护理管理质量标准

该标准包括护理部、科护士长、护士长工作质量，病房管理、各部门（如手术室、供应室、产房、婴儿室、门诊、急诊等特殊科室）管理质量标准。

3. 护理文件书写质量标准

该标准包括护理记录、体温单等书写质量标准。

4. 临床护理质量标准

该标准包括特级、一级护理合格率，基础护理合格率，急救物品完好率，灭菌物品灭菌合格率等。

三、护理质量评价

（一）评价指标

为加强医院管理，科学、客观、准确地评价医院，提高医院管理水平，持续改进医疗质量和保障医疗安全，2005 年，卫生部制定了医院评价指南，其中包含了"护理质量管理与持续改进"的内容，更多地体现了质量、安全，以及"以患者为中心"的理念，对科学、合理地评价现阶段医院的护理质量，促进医院护理质量的不断提高具有非常重要的意义。

1. 护理工作效率指标

这类指标基本上是工作量指标，可以表明负荷程度。这类指标大部分是医疗护理共同完成的，如出入院病人数、床位使用率、特一级护理人次数、抢救病人数、抢救成功率等。

2. 护理工作质量指标

这类指标主要反映护理工作质量，是对护理质量标准的评价。（护理质量标准如前所述）

3. 护理工作成本指标

应该建立但尚未建立。

（二）评价方法

目前国内外护理质量评价方法大致分为 3 种：定量评价、定性评价、定性与定量相结合评价。国内定量评价主要表现为量表评分法，具有标准格式化，省时省力,易于统计分析和比较,且可用于他评、自评,使评价更为全面,但也存在判断标准不易把握、结果易失真等。定性评价方法主要以理论框架为基础,通过分析综合、推理判断进行评价。

另外,也可以分为院内评价、院外评价、院内评价和院外评价相结合。

1. 院内评价

院内评价主要是通过建立护理质量监控网络实施。在将信息化技术引入的同时,改变以往质量评估者的单一性和质量评估内容的狭隘性,构建护理质量管理的三级网络,即护士→护士长→护理部。护士组由代表全院不同层次、不同专业的7名护士组成,每月自主选择1~2个临床护理中的难点、重点和盲点进行质量评估;护士长组由新、老、不同专业护士长组成,每月进行质量专项评估;护理部组则由主任和科护士长组成,依据"信息软件"提示的重点问题选择评估项目和护理单元。三级网络对质量的评估有交叉和重叠,可增加护理质量评估的客观性和随机性,力求反映医院护理质量的真实整体水准。

2. 院外评价

院外评价主要是医院评审和社会监督评价。医院评审主要是由卫生行政部门组织的对医院的综合评价;也有的是通过国际标准化组织(ISO)质量认证。社会监督评价可以聘请监督员,应该特别重视患者及其家属的反馈。

3. 院内评价和院外评价相结合

建立医院院内评价和院外评价相结合的机制,明确护理岗位职责,完善工作标准、技术规范,建立医院护理质量评价标准,开展对医院的护理质量评价工作。2005年,卫生部颁布了《医院护理质量评价指南》,各省级卫生行政部门要结合实际情况制定本地区医院护理质量评价标准,并开展评价工作。

护理质量管理是护理管理的核心。建立护理质量管理体系,实施有效的质量管理和持续质量改进,是护理管理现代化的标志,也是提高医院质量管理水平的重要方面。

第五节 护理业务技术管理

一、护理业务技术管理的重要性

(一) 概念

护理业务技术管理是对护理工作的技术活动进行计划、组织、协调和控制,使护理技术能够准确、安全、及时、有效地为患者服务,达到以优质、高效为目标的管理工作。其研究对象包括医院基础护理工作和各不同专业护理工作的工作任务、工作特点、主要内容、技术要求和组织实施方法。

（二）重要性

（1）护理业务技术管理是护理管理的重要组成部分，是构成护理质量重要内容，护理技术水平的高低在某种意义上对护理质量有决定性作用，提高护理技术水平必须靠技术管理。

（2）护理业务技术管理是护理工作专业化的重要标志。护理工作的服务对象是人，除了有良好的态度外，主要是通过高水平、规范的护理技术为患者解决健康问题。这就要求护理技术管理有别于对一般性服务和技术工作的管理，安全、及时、可靠，协调性和连续性好成为重要的管理标准。

（3）护理业务技术的质量和水平，直接影响医疗效果。现代医院中，各专业技术发展水平越高，就越需要相互间的协调配合，特别是医疗活动中日趋复杂的技术应用、新技术开发引进，必须有护理专业的同步发展，才能获得良好的效果。

（4）护理业务技术管理有利于推动护理专业发展，提高护理教育水平。在现代医院管理中，对护理工作的科学性、技术性要求越来越高，这不仅有利于推动护理专业的发展，而且可以提高护理教育的训练水平，培养具有良好科学素质的护理人员。

（三）特点

1. 技术性

护理技术是在全面掌握医学护理知识的基础上，经过专门训练、反复实践获得的专业能力。未经系统学习和专门训练的人，不具有应用护理技术的资格。技术管理要尊重专业规则和技术发展规律。

2. 责任性

护理工作的性质决定了护理人员对维护、促进和恢复患者的健康负有责任。技术管理应该重视护理人员的责任心教育，以及建立健全各种责任制。

3. 服务性

护理技术的应用和管理应以患者利益为重、为患者提供服务。

4. 社会性和集体性

技术的发展和应用受医院内外环境、人际关系等因素的影响，受经济规律的制约。现代医院中的各种技术活动不可能由一个人或一个部门完成，因此技术管理应重视建立多学科、多部门协作关系网，协调好各种联系。

二、护理业务技术的主要内容

(一) 常用护理技术的范围

1. 基础护理技术

基础护理技术指医院各科室通用的基本护理技术,包括一般护理技术和常用抢救技术。

一般护理技术包括:患者出入院处置,患者清洁与卫生,体温、脉搏、呼吸、血压的测量,各种注射穿刺技术,无菌技术,消毒隔离技术,洗胃,灌肠,导尿,各种标本采集,口服、吸入给药法,护理文件书写等。

常用抢救技术包括:给氧,吸痰,输血,止血包扎,胸外心脏按压,心电监护,呼吸机的使用等。

基础护理技术管理主要是制定工作规程和技术规范,加强监督评价,以及加强护士的职业道德教育。

2. 专科护理技术

专科护理技术是根据专科疾病特点和患者护理需要形成的,是护理工作中发展最快,专业技术要求较高的护理技术。随着医院内专业划分越来越细,专科护理的专业化程度也不断加深,需要大量具有较高专业水平的护理人员,国外最早出现的专家型护士就是在专科护理领域。

专科护理技术管理主要应通过加强业务学习和技术培训,全面提高护理人员的认识水平和实际能力;制定专科护理工作常规和技术规范;开展临床研究;重视与医生的合作;加强管理协调。

危急重症监护技术是专科护理技术的重要方面,现代医院建设中,危急重症患者的监护技术是发展最快的领域之一。在集中救治危急重症患者的重症监护部门(ICU)、心血管重症监护病房(CCU)中,护士发挥了较大作用,这类护理工作要求护士不仅有良好的职业素质、扎实的基本功,还要有较系统的专科知识和技术水平,有敏捷的分析判断和处理问题能力,有健康的身体,以适应工作的需要。重症监护护士必须接受专门培训并获得资格。

3. 护理的新业务、新技术

新业务、新技术指医院开展的新的检查、诊断、治疗、护理方法和技术,以及新仪器、设备设施的应用等。对这类工作的管理,首先应经过论证,注意以患者利益为中心,有利于患者的康复;加快新业务、新技术质量标准的制定,并保证落实;加强护理人员的业务训练;做好有关信息搜集整理工作和效果评价。

4. 康复期病人的护理

康复期病人的护理包括以下内容:①心理护理;②康复期病人心理健康教

育;③正确指导病人进行功能锻炼。

5. 整体护理质量评估

以患者为中心的护理工作模式是围绕着病人最需要的身、心、社会等多方面问题开展和实施,是整体护理的关键所在,是护理模式转变的重要标志,而护理工作模式与管理层的目标相一致,从而达到提高护理质量的目的。

(二) 护理差错的预防

医院护理工作范围广,工作环节多,操作具体,可能发生护理差错的机会也较多。有的护理差错直接导致了对病人的伤害而构成医疗事故,因此,抓好护理差错的预防工作,可以防微杜渐,对预防医疗事故具有重要作用。大量事实证明,护理差错的发生也有一定的规律,并且可以通过有效的管理措施使之差错发生率降低。护理差错的预防措施包括:加强对护理人员的责任心教育,培养严肃认真的工作作风;搞好业务训练,提高护理人员的专业技术水平,掌握科学的工作方法;落实各项规章制度,使各项工作规范化、操作程序化;抓好易发生差错的关键环节,设置管理或防范程序,预防为主。正确处理护理差错,一旦发生问题,首先要采取措施防止不良后果的进一步扩大,寻找问题发生的原因并制定补救措施,将发生的问题转化为改进管理的重要经验。

护理工作是医院医疗工作的重要组成部分,因此护理安全及安全管理在整个医疗安全管理中有着举足轻重的作用。针对护理工作中常见的不安全因素,采用PDCA循环法(plan,do,check,action)进行管理,使安全管理工作真正做到科学有效。

(三) 医院感染管理

在预防和控制医院感染的工作中,护理系统起着重要的作用,护理人员及护理管理者是预防和控制医院感染的主力军。在医院感染发生的诸多环节中,与护理工作关系最密切的,是护士每天都要完成的大量技术操作,以及具体实施消毒、灭菌、无菌技术和隔离技术。因此发挥护理管理系统在医院感染管理中的作用,控制护理工作中的各个环节,是预防医院感染发生的重要保证。护理管理应该加强对护理人员的教育,提高对医院感染危害的认识,掌握相关的知识技能,自觉采取防范措施,建立健全有关的规章制度;承担有关医院感染预防和控制工作。

三、护理业务技术管理的主要方法

(一) 制定和执行技术规范

1. 护理程序

护理程序是一种工作程序,可以帮助护士以患者为中心展开护理工作,全面、动态地把握患者的情况,提供针对性强、连续性好的个性化护理。护理程序包括以下5个步骤:搜集患者的情况并作评估,找出患者护理问题,制定护理计划,实施护理计划,评价护理效果。

2. 护理技术操作规程

护理技术操作规程主要是对各类操作性技术的规范,可以分为3类:①基础护理技术操作规程,是对各科通用的基本护理技术制定的统一规范;②专科护理操作技术规程,是根据不同专科的特点,制定的各专科护理技术操作规范;③特别护理技术操作规程,是对需要进行专门培训,组织具有资格的专门人员从事的护理技术操作,如危重症监护、血液透析、腹膜透析等。

3. 疾病护理常规

疾病护理常规是对疾病护理一般性规律的描述和规定。可以分为3类:①特殊症状护理常规,指各种疾病均可能出现的共同症状的一般护理规则,如发热、昏迷、呼吸困难、头痛等。②各科一般护理常规,指根据某类专科疾病的共同点和一般规律制定的基本护理规则。③各种疾病护理常规,指根据每一种疾病的特点制定的各项基本护理规定。

技术操作规程和疾病护理常规的内容不是一成不变的,应随医学科学的进步和护理专业的发展,不断补充和完善。

(二)建立管理制度

1. 岗位责任制

岗位责任制是医院重要的管理制度之一。它明确了各级护理人员的责任,做到事事有人管,人人有专责,有利于提高工作效率和质量,有利于管理监督评价。

2. 一般护理管理制度

医院作为一个复杂系统,其运行主要是靠有效的运行机制,护理管理的运行,也有赖于制度的落实。一般制度主要包括:病人住院制度,分级护理制度,值班制度,交接班制度,查对制度,消毒隔离制度,探视、陪住制度,差错事故管理制度,护理登记制度,护理业务查房制度,药品管理制度等。

3. 各部门管理制度

各部门管理制度主要包括:病房工作制度,门诊工作制度,急诊工作制度,手术室工作制度,分娩室工作制度,婴儿室工作制度,供应室工作制度,治疗室工作制度等。

(刘健美　刘越泽)

参考文献

[1] 王斌全,赵晓云.护理概念的演化.护理研究,2008,22(1):281
[2] Virginia Henderson. The concept of nursing. J Adv Nurs, 2006,53(1):21~31
[3] 刘腊梅,周兰姝.护理标准概念的界定及其在临床中应用.护理研究,2007,21(6):1421~1423
[4] Wilkin L W. Nursing Administration Research. J Nurs Administ,2008,38(5):209~213
[5] 张立颖,李亚洁,周宏珍.对护理人力资源管理的思考.护理研究,2006,20(11):2891~2893
[6] 于翠香.激励在护理人力资源管理中的应用.中国护理管理,2006,6(12):44~46
[7] 胡明.现阶段我国护理人力资源配置现状研究.蛇志,2007,19(1):79~80
[8] 池淑宁.护理人力资源配置的现状及进展.护理管理杂志,2006,(11):20~22
[9] 王斌全,赵晓云.整体护理的产生与发展.护理研究,2007,21(12):3383
[10] 郑煜主编.实用护理质量管理.郑州:郑州大学出版社,2006
[11] 黄建英,应文娟,李一鸣等.ISO9000标准在护理质量管理中的应用.护理管理,2004,18(8):1484~1485
[12] 邹萍.护理质量评价体系应用进展.天津护理,2006,14(4):246~247
[13] 侯小妮,刘华平.医院护理质量评价指标体系的研究现状.中国护理管理,2008,8(2):38~40
[14] 周红丽.国内护理质量评价体系核心要素研究概况.实用医药杂志,2008,25(2):238~239
[15] 吴晓慧,刘薇群,肖松梅.信息化技术在护理质量管理中的作用.国际护理学杂志,2007,26(3):272~273
[16] 周秀华,秦沛花.护理业务技术管理与健康教育.中国社区医师,2007,9(16):143
[17] 华凝尊.PDCA循环法在护理安全管理中的应用.中国现代药物应用,2008,2(4):107~108
[18] Andrea C, Gregg DSN. Performance management data systems for nursing service organizations. J Nurs Administ,2002,32(2):71~78
[19] Simpson R L. The politics of information technology. Nurs Administ Quart,2007,31(4):354~358
[20] 王明慧.循证护理教学法在护理技术教学中的应用.科教文汇,2008,(10):104
[21] Simpson RL. Evidence-based practice: How nursing administration makes IT happen. Nurs Administ Quart,2006,30(3):291~294
[22] 孙玮,蒋薇薇,董淑华,刘珺.网络获取技术在循证护理信息资源检索中的应用研究.循证医学,2007,7(2):96~100
[23] Rasmussen D, Barnason S. Chest pain management: linking tertiary and rural settings. Nurs Clin North Am, 2000,35(2):321~328
[24] 孙玮,蒋薇薇,甄鹰.循证护理信息资源的获取.现代护理,2007,13(9):851~853

第七章 医院质量管理

医院医疗服务的质量是医院管理的核心内容,是卫生服务体系的目标之一,它以医院各个工作岗位和服务流程的质量管理为基础,涉及医院管理的各个方面,是一项综合性管理。卫生行政主管部门、医疗保险主管部门或机构、医院、医务人员、病人以及人民群众都十分关注这个涉及人的生命和生命质量的大问题。医院质量管理是医院管理的中心工作,是医疗管理的核心。随着医疗市场的不断完善,随着我国医疗保险体系的改革深化,质量必然成为医疗服务提供方立足市场的重要法宝。

第一节 概 述

一、基本概念

(一)质量和医疗质量

质量是指产品和服务的优劣程度,它是满足规定和顾客潜在需要的特征总和。质量的含义可以分成几个层次:符合性质量,以符合标准的程度作为衡量依据,"符合标准"就是合格的产品质量;适用性质量,以适合顾客需要的程度作为衡量的依据,朱兰博士认为质量是"产品在使用时能够成功满足用户需要的程度";满意性质量,即一组固有特性满足要求的程度,它不仅包括符合标准的要求,而且以顾客及其他相关方满意为衡量依据,体现"以顾客为关注焦点"的原则;卓越质量,顾客对质量的感知远远超出其期望,使顾客感到惊喜,质量意味着没有缺陷。根据卓越质量理念,质量的衡量依据主要有3项:①体现顾客价值,追求顾客满意和顾客忠诚;②降低资源成本,减少差错和缺陷;③降低和抵御风险。质量的实质是为顾客提供卓越的、富有魅力的质量。

医疗质量,从狭义角度,主要是指医疗服务的及时性、有效性和安全性,又称诊疗质量;而从广义角度,它不仅涵盖诊疗质量的内容,还强调病人的满意度、医疗工作效率、医疗技术经济效果(投入-产出关系)以及医疗的连续性和系统性,又称医院(医疗)服务质量。

世界卫生组织提出卫生服务反应性的概念,它是指卫生系统在多大程度上满足了人们对卫生系统非医疗服务改善的普遍合理期望。反应性一般包括:受到尊重、得到及时治疗、具有自主权、对个人信息保密、具有选择医疗服务提供者的权利、医疗服务提供者以能够理解的方式与患者交流、在卫生服务过程中能够得到社会支持以及就医环境的舒适度。

(二)质量管理的概念

质量管理是确定和实施以质量为中心的全部管理职能,质量管理的职责由最高管理者承担,也要求组织的全体人员承担义务并参与。质量管理包括战略策划、资源分配和其他有系统的活动。

医院质量管理是在医院系统中全面实行质量管理,按照医疗质量形成的规律,应用各种科学的方法,以保证和提高医疗质量达到预定目标的管理。

二、医院质量管理的基本原则和任务

根据全面质量管理的理论,结合医院所面临的卫生改革的新环境、新要求,医院质量管理的基本原则是:①树立病人至上,质量第一,费用合理的原则;②预防为主,不断提高质量的原则;③系统管理的原则,强调全过程、全部门和全员的质量管理;④标准化与数据化的原则;⑤科学性与实用性相统一的原则。

在医院质量管理中,要开展广泛的质量教育,健全质量管理规章制度,实现质量标准化,建立质量信息系统,建立质量保证体系,实现全面质量管理。

三、医院质量管理组织体系

实现系统的功能和作用,完成系统的特定任务,必须有组织的保证。结合医院质量管理的实际,医院质量管理组织体系一般分为3层。

(一)医院质量自主管理

由于医疗服务的个体性、技术性、专业性和重要性,所以首先强调质量管理的自觉性,这取决于群体素质、职业道德、质量教育等。

在基本医疗服务单位中,可以设立兼职的质量管理的医师和护士,负责有关医疗质量管理的工作。

(二)科室和部门质量管理小组

由科室和部门主任领导,由专人负责质量管理,应该有计划、有行动、有检查、有提高。

(三)院级质量管理组织

设立医院质量管理委员会,由技术专家和院、部门的领导组成,由医院院长及德高望重的专家担任主任和副主任委员,下设办事机构:质量管理处(科),或挂靠在医务处(科)。委员会负责制定全院质量管理规划,建立质量保证体系,组织领导、检查督促质量工作,调查、分析和解决质量问题等。

第二节 质量管理的基本理论

一、全面质量管理

全面质量管理(total quality management,TQM)是通过专门的组织、制定质量计划、在系统内开展连续的医疗服务改善活动,使服务的质量满足病人的期望。

经过事后质量检验,统计质量管理的积累、发展,质量管理进入了全面质量管理阶段,休哈特(Shewhart)、戴明(Deming)、费根堡姆(Feigenbaum)和朱兰(Juran)等在这方面做出了重大的贡献。

全面质量管理的思想强调质量第一、用户第一,一切以预防为主,用数据说话,按 PDCA 循环办事。PDCA 循环是指计划(plan)、执行(do)、检查(check)和总结(action)循环上升的过程。它体现了质量管理的基本思路,也反映出管理理论的精髓。

全面质量管理的理论和原理在日本得到了很大的发展,也成为日本经济起飞的重要动因。

(一)戴明的质量管理十四法

戴明博士提出的质量管理十四法(领导职责的十四条)是全面质量管理的基础。其内容如下。

(1)要有一个改善产品和服务的长期目标,而不是只顾眼前利益的短期观点。为此,要投入和挖掘各种资源。

(2)要有一个新的管理思想,不允许出现交货延迟或差错和有缺陷的产品。

(3)要有一个从一开始就把质量造进产品中的办法,而不要依靠检验去保证产品质量。

（4）要有一个最小成本的全面考虑。在原材料、标准件和零部件的采购上不要只以价格高低来决定对象。

（5）要有一个识别体系和非体系原因的措施。85%的质量问题和浪费现象是由于体系的原因，15%的是由于岗位上的原因。

（6）要有一个更全面、更有效的岗位培训。不只是培训现场操作者怎样干，还要告诉他们为什么要这样干。

（7）要有一个新的领导方式，不只是管，更重要的是帮，领导自己也要有新风格。

（8）要在组织内有一个新风气。消除员工不敢提问题、提建议的恐惧心理。

（9）要在部门间有一个协作的态度。帮助从事研制开发、销售的人员多了解制造部门的问题。

（10）要有一个激励、教导员工提高质量和生产率的好办法。不能只对他们喊口号、下指标。

（11）要有一个随时检查工时定额和工作标准有效性的程序，并且要看它们是真正帮助员工干好工作，还是妨碍员工提高劳动生产率。

（12）要把重大的责任从数量上转到质量上，要使员工都能感到他们的技艺和本领受到尊重。

（13）要有一个强而有效的教育培训计划，以使员工能够跟上原材料、产品设计、加工工艺和机器设备的变化。

（14）要在领导层内建立一种结构，推动全体员工都来参加经营管理的改革。

（二）朱兰的质量管理理论

朱兰提出"质量三元论"：质量计划——为建立有能力满足质量标准化的工作程序，质量计划是必要的；质量控制——为了掌握何时采取必要措施纠正质量问题就必须实施质量控制；质量改进——质量改进有助于发现更好的管理工作方式。

朱兰曾尖锐地提出了质量责任的权重比例问题。他依据大量的实际调查和统计分析认为，在所发生的质量问题中，追究其原因，只有20%来自基层操作人员，而恰恰有80%的质量问题是由于领导责任所引起的。在国际标准 ISO9001 中，与领导职责相关的要素所占的重要地位，在客观上证实了朱兰博士的"80/20 原则"所反映的普遍规律。

（三）PDCA（PDSA）循环

PDCA（PDSA）循环最初由休哈特在 20 世纪 30 年代提出，之后由戴明采纳。这个循环模型是一个过程或系统改善的框架。PDCA（PDSA）循环分 4 个阶段、

8个步骤。

PDCA循环是质量管理的核心思想,它分成4个阶段,即计划(plan)、执行或实施(do)、检查或研究(check or study)和总结(action)4个环节(图7-1)。

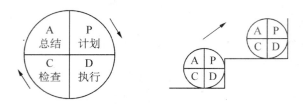

图7-1 PDCA(PDSA)循环示意

PDCA(PDSA)循环的主要特点是:①管理循环是综合性的循环,4个阶段紧密衔接,连成一体;②大环套小环,小环保大环,推动大循环;③不断循环上升,每循环一周上一个新台阶。

PDCA(PDSA)循环的8个步骤:①分析现状,找出存在的质量问题;②分析产生质量问题的各种原因或影响因素;③从各种原因和影响因素中,找出影响质量的主要因素;④针对影响质量的主要原因,制定质量改进的计划;⑤执行计划,按预定计划和措施分头贯彻执行;⑥检查效果,把实际工作结果和预期目标对比,检查计划执行情况;⑦巩固措施,把执行的效果进行标准化,制定制度条例,以便巩固;⑧把遗留问题转入下一个管理循环。

①~④属于计划阶段,⑤是执行阶段,⑥是检查阶段,⑦~⑧是总结阶段。

(四)质量保证与质量控制

质量保证和质量控制相辅相成:全面质量管理要求由封闭型向开放型管理转变。质量保证(quality assurance,QA)是对某一产品或服务能满足规定质量要求,提供适当信任所必需的全部计划和系统活动。规定的要求必须完全反映顾客的需要,重视过程的连续评价、验证和审核,重视有关质量活动文件的作用,建立内部和外部质量保证(图7-2)。质量控制(quality control,QC)则强调具体的操作,为达到质量要求所采取的监控技术和活动,监视产品或服务的过程,并排除在质量环节的各相关阶段导致不满意的原因。

(五)全面质量管理带来新的观念

广义的顾客意识:所有产品和服务的使用者,都可以称之为顾客。如:病人是当然的顾客;医生因为得到医技、辅助部门的服务,也是顾客;企事业单位、政府因支付服务费用,也成为医疗服务的顾客。

医疗服务内涵的扩大:医疗服务不仅包含诊断、治疗疾病的自然属性,还包括

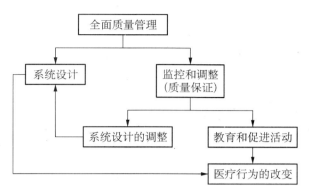

图 7-2 质量保证(QA)的组成

关心病人、尊重病人权利的社会属性,体现了特异性和非特异性医学服务相结合的特点。

质量中的成本意识:好的医疗服务意味着病人的迅速康复,降低院内感染和各种并发症,提高了服务的效率,必然在一定程度上降低服务的成本,同时使提高生产率成为可能。有人称医疗服务的成本(费用)为后卫质量。

重视病人满意度:病人对医院、医务人员服务满意度的问卷调查,是在传统医疗质量比较重视医学指标评价的基础上,由病人根据自身的切身感受,对医疗质量进行主观和客观相结合的评价。它成为医疗质量评价的一个重要方面。

无缺陷(zero defects)的观念:Crosby 在 1979 年提出"无缺陷"的观念,他强调组织和管理的理论,甚至统计工具的应用。他认为质量有 4 个绝对标准,首先是符合要求;其次,预防缺陷是唯一可以接受的方法;再次,无缺陷是唯一的质量标准;最后,质量的成本仅仅是评价质量的成本。而更新的观念是使质量更加完美。

在医疗卫生领域,质量管理有其自身的敏感性、特殊性和复杂性。如何运用全面质量管理的思想,提高医疗质量还是一个非常值得研究的课题。在医学文献中,持续质量改善(continuous quality improvement,CQI)出现的频率更多些,它和全面质量管理,经常可以互换使用。本章认为持续质量改善和全面质量管理是同义词,如果说有什么区别的话,那么全面质量管理比较多地用在工业项目上,而持续质量改善多用在卫生服务领域。

二、质量评价理论

许多学者认为医疗质量首先是对病人的伤害尽量最小化,能提供良好的服务,其次是在各个医疗环节中重视期望的收益与损失间的平衡。这种广义的质量概念,在诊疗质量的基础上,强调了医疗技术使用的合理程度,医疗资源的利用效率和效益,病人的生命质量评价,病人的主观满意度等内容。也有人将医疗质量归结为:可得性、易得性、可支付性、满意性和有效性。可以说,医疗质量是医疗技术和管理的综合体现。

美国学者 Avedis Donabedian 于 1968 年首次提出质量评价的 3 个层次理论,即卫生服务系统的基本框架是结构(structure)、过程(process)和结果(outcome)的动态构成。

图 7-3 是根据 Donabedian 理论绘制的质量评价的结构框架。

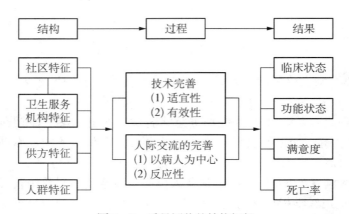

图 7-3　质量评价的结构框架

(一) 医疗质量评价的主要内容

1. 结构评价

结构评价反映提供医疗服务的基础、规模和潜在能力。其中主要的因素有:人力资源(教育背景、技术能力和行医资格等)、组织机构设置和组织形式、医疗技术、固定资产、药品和医用物资等。

2. 过程评价

过程评价反映组织系统全部的医疗活动和辅助医疗活动,做了些什么,怎么去做。根据 Donabedian 的定义,医疗行为的过程指对病人做了什么,是对医疗工作顺序及其协调性进行考核,以检验治疗程序与专业标准是否相符合。

3. 结果评价

结果评价反映医疗行为的结果,如健康状况的改善等。

(二) 医疗质量评价的特点

1. 结构评价

结构评价是对医疗服务潜在质量的静态评价,是医疗质量评价的基础环节,医院评审实际就是这类评价。目前的趋势是弱化规模评价，强调内涵发展能力的提高，强化资源配置结构与比例（垂直与水平）的测量，针对医疗需要变化的结构适宜性评价将会得到加强。

2. 过程评价

从质量保证的观点，过程质量的高低直接影响结果质量，单纯针对结果的测量是传统事后质量检验的手段。这类评价和工作的开展结合在一起，评价涉及组织系统的全员、全部门和全过程，所需的数据量大，数据要求准确可靠，虽然测量结果还是能够得到，但是费时费力。局限性在于对健康结果的敏感性较差，存在相同过程、不同结果，以及不同过程，结果相同的现象。

3. 结果评价

它反映了健康状况因医疗保健而发生的净变化。健康结果测量由原来的临床结果测量（中间指标）发展到包括最终结果测量（结果指标）。中间指标大多采用疾病专一性指标，包括疾病归因死亡率、各种转归、症状的出现和消除、平均住院天数等。中间指标易获得，测量范围小，对医疗因素敏感，医务人员参与积极性高；局限性在于忽视了过程质量和病人的生命质量，如对转归差的疾病，即使过程质量完美，但结果评价偏低，对转归好、医疗要求低的疾病，即使存在某些医疗差错，结果评价偏高。最终结果测量是着眼于病人接受医疗过程后的全程生命质量，通常采用健康状况的效用（utility）指标等。健康状况测量包括身体、心理、社会、自身感受和疾病特征等因素，通过量表方式获得结果，其缺点是对非医疗性因素敏感。两种结果测量的比较见表 7-1。

表 7-1 医疗质量两种结果测量的比较

项目	中间结果测量	最终结果测量
指标	疾病专一性指标	健康状况指标
时间	治疗终止时	生命全程质量
测量	易（病史记录）	难
范围	小	大
费用	低	高
缺点	局限	非医疗因素敏感

医疗质量评价的内容及特点总结如表 7-2。

表 7-2 医疗质量评价的内容及特点

项目	结果评价	过程评价	结构评价
内容	医疗服务对健康结果的净变化	对医务人员工作评价,治疗程度与专业标准是否符合	组织机构设置、固定资产、程序、组织形式、特征
评价效度	较高	中	低
方法	简便/复杂	复杂	简便
费用	低/高	高	低
敏感度	强	中(相同过程,不同结果)	弱(高投入,低产出)
时间	间隔进行	持续进行	相对短暂

应该很好地处理三者之间的关系,把医院质量管理搞好。应该着眼于基础条件质量,以统筹质量管理全局(管理重点),切实抓工作环节质量,实施全面质量管理(决定性因素),以终末质量进行反馈控制(图7-4)。

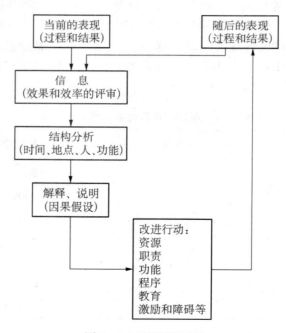

图 7-4 监控循环系统

第三节 质量管理的常用工具

一、流程图

流程图可以形象地展示过程的具体步骤。流程图的基本要素包括:投入、步骤和产出。简单的流程见图7-5。

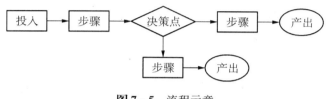

图7-5 流程示意

流程图通过明确和细化过程,易于寻找问题或不足。流程图绘制要注意以下4点。

(1) 明确绘制的目的和适当的格式,针对主要质量问题绘图。

(2) 决定图的起点和终点(什么是投入?全部过程包括哪些方面?最终结果是什么?)。

(3) 明确流程图的要素(谁提供投入?谁使用?要做哪些决策?产出是什么?)。

(4) 反映过程的真实情况,而不是理想状态。

二、因果分析图

因果分析图又叫鱼刺图(fishbone diagram)或石川馨(Ishikawa)图,它是日本东京大学石川馨教授提出的一种有效方法。这是一种由结果找原因的方法,即根据反映出来的质量问题(结果)来寻找造成这种结果的大原因、中原因和小原因,然后有针对性地采取措施,解决质量问题的方法。

因果分析图作图的步骤如下。

(1) 确定分析对象,明确问题,即针对什么问题寻找因果关系,最好能使用数据说话。

(2) 召开有关人员的质量分析会,把影响质量问题的特性原因都列举出来,并找到能采取的具体措施。

(3) 把影响因素进行分类,形成小原因、中原因和大原因。
(4) 绘制因果分析图(图7-6)。

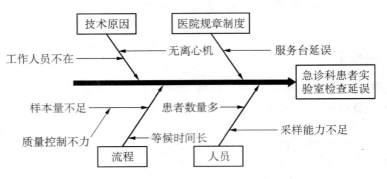

图7-6 急诊科实验室检查延误因果分析示意

也可用树图(图7-7)来进行因果分析。因果分析法可以帮助管理者发现导致质量差异的各种因素,为进行定量分析提供信息。

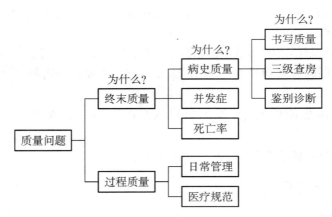

图7-7 影响医疗质量的树图示意

三、分类法(分层法)

通过一定的调查研究方法,如头脑风暴法(brainstorming)、德尔斐(Delphi)专家咨询法和焦点组访谈(focus group discussion)等,收集必要的定性和定量质量数据,按照不同目的加以分类,把性质相同、在同一条件下搜集到的质量数据归纳在一起。这样,可使各类数据反映的事实更明确、突出,便于找出问题,对症下药。

常用的分类法有:①按不同时间、不同班次分类;②按不同工作人员分类,如按不同医生、不同级别分类;③按使用设备分类;④按不同诊疗操作程序分类;⑤按原材料分类;⑥按不同的服务对象分类等。

四、排列图

排列图,也叫帕累托图(Pareto chart),是19世纪意大利经济学家维尔弗雷德·帕累托(Vilfredo Pareto)首先采用的,后由美国质量管理学家朱兰把它应用于质量管理。帕累托原理又称80:20法则,是帕累托发现的。他对当时的社会财富分配问题进行深入研究后发现,财富的绝大部分集中在少数人手中,他把这些人称为"极其重要的少数"。其余的人处在贫困之中,他把这些人称为"不重要的多数"。社会财富的80%掌握在20%的人手中,只要知道这20%的人的行动,就可以掌握社会总行动的80%。即从20%的已知变量中,可推知另外80%的结果。

排列图反映了"关键的少数和次要的多数"的观点。在影响质量的因素中,少数一些关键问题重复发生,成为管理者迫切需要解决的问题。排列图就是寻找少数关键因素的方法。

排列图绘制的步骤:①收集一定时期的质量数据。②把收集的数据按原因分层,并计算各种原因重复发生的次数,即频数。计算不同原因发生的频率和累计频率,做整理表。③绘制排列图。④寻找少数关键因素,采取措施。

排列图一般由两个纵坐标、一个横坐标、几个直条图和一条曲线(帕累托线)组成。左边的纵坐标表示频数,右边的纵坐标表示频率,横坐标表示质量的项目,或者影响质量的各种因素。用直条图表示不同因素频数的多少,由左向右按大小依次排列于横坐标上。帕累托线是在各因素上的累计频率点的连线(图7-8)。

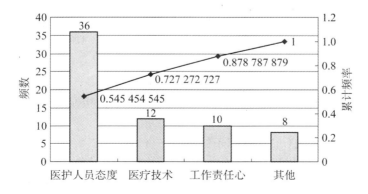

图7-8 医院医疗纠纷原因

排列图绘制完毕后,在右边纵坐标频率的80%和90%处画横线,把图区分为A、B、C区域。落入A区的累计频率点所对应的因素即为关键因素,一般关键因素勿超过3个,否则就失去了找主要矛盾的意义。

五、直方图

直方图依据的理论基础是正态分布原理。在医疗活动中,质量特性总是有波动的。波动有两种:一种是系统性因素,另一种是偶然性因素。前者对质量影响大,有方向性,易识别,可检测,并有办法调整、消除和避免;后一种对质量影响小,方向不固定,且不易识别,实际上难以完全避免,在技术上难以消除,从经济学角度考虑也不值得去消除。偶然性因素对质量的影响,一般视为正常现象,其变动规律接近正态分布,其波动曲线,显示为正态分布曲线,其数据绘出的图就是直方图。判断直方图是否近似正态分布,分析质量问题是否有系统性因素影响,就是直方图的意义。

六、控制图

控制图(管理图)是美国贝尔电话实验室休哈特博士(W. A. Shewhart)于1924年提出来的。该图在质量控制中应用广泛,效果明显。

1. 控制图的基本原理

控制图是坐标图,纵坐标表明质量特性值,横坐标是时间顺序或采样号,坐标中的3条横线是控制界限。中线是实线,表示样本数据的平均值;控制上限是虚线,表示平均值加上2或3个样本数据的标准差,控制下限也是虚线,表示平均值减2或3个样本数据的标准差。有专家认为:考虑医学统计的显著性水平一般为0.05,医疗指标控制图以平均值加或减2个样本数据的标准差作控制范围较为妥当。图中的曲线是实际质量特性以一定时间顺序按坐标打点的连线。

控制图是把数理统计学原理应用于质量管理,反映医疗过程中质量的中心趋势与离散的变化,以便及时发现超限的异常状态,从而起到质量控制作用。

2. 控制图分类

(1) 单值控制图(x图)。

(2) 平均值控制图($\bar{x}$图)。平均值控制图优于单值控制图,适用于符合正态分布的数据资料。

(3) 中位数控制图(m)。适用于偏态分布资料。

(4) 离散指标控制图。直接把离散指标作为控制对象。由于离散指标的不同,可有标准偏差控制图(s图)、极差控制图(R图)和移动极差控制图(Rs图)。

(5) 单值、平均值-范围控制图。

3. 制作控制图

(1) 基本步骤:①选取要控制的医疗指标的历史资料,对资料可靠性进行分析;②计算控制图中线:计算指标的均数或中位数;③计算离散指标,一般用求标准差和极差的方法,计算出的指标样本标准差和极差,应进行无偏修正;④计算上下控制界限,用标准差、极差和移动极差计算,或用百分位数法计算;⑤先制作分析用控制图,再制作管理用控制图。管理用控制图使用的数据资料,必须排除既往数据中的极大和极小数据,在比较规律的数据基础上计算和绘制。

(2) 控制图绘制要点:为便于对不同指标、不同科室指标的情况作对比,可在平均值加或减2个样本数据的标准差控制图基础上,计算标准化控制图,从而使大小悬殊的数量及不同量纲的指标标准化。在同一张控制图上,可以同时比较几个指标,以观察它们之间的关系和趋势。绘制标准化控制图的步骤是:①搜集3~4年的资料数据,观察频数分布类型;②根据资料分布情况,选定统计量;③计算历史数据的平均值、标准差及各指标的上下控制界限值;④数据的标准化转换。对于近似正态分布的资料进行标准化转换;⑤绘制标准化控制图基线。纵轴表示标准化控制量,中心线即均数线0处,+1.0和-1.0处分别为控制上限和下限。横轴表示样本序号或时间顺序;⑥统计待分析资料,计算均值、标准差等,并将数据正态标准化;⑦将待分析的数据在图上打点,分析质量状况。

图7-9是将医院某病区一年内的治愈率、平均住院天数和平均费用三指标,运用控制图进行质量分析。3~5月的例均费用超出了控制上限。

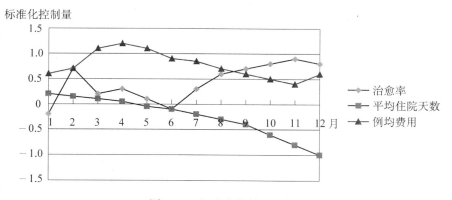

图7-9 标准化控制图示例

七、相关图

相关图(散点图)是表示两个变量之间变化关系的图。在质量管理中利用相关图分析两种数据的关系有 3 种情况：①质量特征（结果）和质量因素之间的关系；②质量特性（结果）和质量特性之间的关系；③质量因素和质量因素之间的关系。

相关图由一个横坐标、一个纵坐标和散点组成。从散点的分布状况可以观察分析两个变量之间是否有相关关系以及关系的密切程度。相关关系有：正相关、负相关、近似正相关、近似负相关、不相关等。

八、甘特图

甘特图（Gantt chart）是对质量改善一系列步骤进行时间控制的方法。它对计划工作很有帮助，各项行动、执行时间表一目了然，行动之间内在的时间序列关系也很清楚。

以上这些都是质量管理的常用方法，它们是一系列的分析工具，表 7-3 列举了它们对全面质量管理各阶段的作用。

表 7-3 全面质量管理的各阶段和质量工具

工具	描述过程，明确差异的起因	深入分析，初步判定原因	权衡利弊，决策	对策和监控
流程图	主要方法	重复和更新		保持同步
因果分析图	主要方法	细化		
分类法	方法之一	归类		
排列图		主要方法，将原因分类	决定关键的少数	显示变化
直方图		有助于报告		有助于监控
相关图			有助于验证假设	
控制图				关键，观察过程是否在控制之下
甘特图				观察过程进度

常用的质量管理方法有所谓的老七种工具，具体包括因果图、排列图、直方图、控制图、散布图、分层图、调查表；还有新七种工具，具体包括关联图法、KJ 法、系统图法、矩阵图法、矩阵数据分析法、PDPC 法、矢线图法。

第四节 医院质量管理和评价方法

一、医院标准化管理

(一) 医院标准化的有关概念

标准是对重复性事物和概念所做的统一规定。它是以科学、技术和实践经验的综合结果为基础,经有关方面协商一致,由主管机构批准,以特定形式发布,作为共同遵守的准则和依据。

标准化,即在经济、技术、科学及管理的社会实践中,对重复性事物和概念通过制定、发布和实施标准达到统一,以获得最佳秩序和社会效益。

(二) 医院标准化的原则

(1) 以医疗工作为中心的原则。
(2) 标准和非标准相互转换的原则。
(3) 优化和效益的原则。
(4) 协调的原则。
(5) 标准化采用简化和统一化的形式。

(三) 标准化的意义和作用

(1) 建立现代医疗的最佳秩序。
(2) 标准化是实行科学管理的基础。
(3) 标准化是医院质量管理的核心。
(4) 标准化能促进医院业务技术水平的提高。
(5) 标准化是减少浪费,节约人力、物力的重要手段。

(四) 医院标准分类

1. **医疗技术标准**

(1) 基础标准:如计量单位标准、共同的技术语言等。
(2) 原则标准:各种疾病的诊断标准、治疗原则、疾病转归判定标准、疾病护理常规和医疗事故判定标准。
(3) 操作标准:如一般、专门和专科诊疗技术操作常规、基础、专科和特别护理技术操作常规和医技部门各项技术操作常规。
(4) 质量标准:反映诊断、疾病转归、工作效率和卫生工作质量的各类标准。
(5) 安全、卫生、环境保护等保护标准。

2. 医疗管理标准
(1) 基础标准:组织、人员、医疗、药剂、设备、经济、信息、后勤和建筑标准。
(2) 工作标准:医院工作条例、工作制度、人员职责和管理等。
(3) 考评标准:检查考评制度、质量奖惩办法等。

3. 服务标准

服务标准主要存在于医务人员和病人相互接触的服务过程中,服务标准包括:医务工作人员职责、职业道德、行为规范、廉洁行医守则及各种服务满意标准等。

二、医疗评价

医疗评价(medical audit)是比较经典的医疗质量控制方法,它有两种形式,即病例评价方法和统计指标评价法,前者是对个案的典型评价,后者注重病例评价和统计分析相结合。它们都属于同行评议,评价的信息和数据来自病历。

以外科的病例评价为例,它有具体的质量要求,如:①有无院内感染?②对于病人的病情是否进行过讨论和会诊?③有否并发症发生,这种并发症可否预防?④诊断是否恰当?⑤临床诊断与病理诊断是否一致?⑥手术时有否把不该切除的正常组织切除了?⑦对照既往史、病情经过记录、手术记录,检查一下最后诊断有无错误?⑧死亡是否因术后处置和麻醉等技术失误造成?⑨有无尸检?⑩治疗结果是否与预想的一致?⑪其他医师和上级医师意见如何?

统计指标评价则基于一定时间和一定的组织层次来开展评价,它运用一些特定的指标来反映质量优劣。常用的统计指标有:①病床平均使用率;②病床周转次数;③平均住院日;④院内麻醉死亡率(标准值不超过 0.02%);⑤院内术后死亡率(指术后 10 天内死亡,标准值不超过 1%);⑥院内分娩死亡率(标准值为 0.25%);⑦院内新生儿死亡率(标准值为 2%);⑧尸检率(标准值为 25%以上);⑨会诊率;⑩院内感染率(无菌切口、分娩感染率标准为 1%～2%以下);⑪不必要手术率(标准值为 5%);⑫并发症发生率(标准值为 3%～4%);⑬临床病例讨论会次数。

医疗评价方法,属于事后的质量检查和评价,它通过集合若干单项医疗指标,从一定角度和层面,对医疗质量进行评价,是医院目前常用的简便可行的质量控制方式。

它的缺陷在于:①它无法预防质量缺陷的产生,无法直接保证医疗质量;②质量指标与真实质量的相关性有待证实;③无法提供质量的总体评分;④无法反映病人资源消耗的水平;⑤资料缺乏可比性,无论是横向还是纵向资料。

三、病种质量目标管理方法

病种管理是现代医院管理的一个方向。如果没有病种的齐同性,那么任何指标的比较,在统计上是站不住脚的,也是没有意义的。如果质量管理没有达到病种这个层面,那么它仍停留在"粗放型"管理的阶段。如果医院的决策者无法获得与病种相关的信息,那么医院信息系统亟待完善。

(一) 选择病种

病种的选择必须根据质量管理的目标来定,应该抓主要矛盾。同时,要注意病种的分型,如单纯型阑尾炎和腹膜炎型阑尾炎就存在很大的差异。国际疾病分类 ICD 9 为选择病种提供了方便。

(二) 制定评价指标和评价标准

根据目标可以选择相关的质量指标进行评价。如果医院拥有完善的信息系统,那么可以尽可能多地提供数据支持。一般来说,治疗有效率、平均住院天数和平均医疗费用是常用指标。同时,须确定可行的评价标准。

(三) 具体方法

以评价某院外科的医疗质量为例,选择有代表性的 16 个病种,且病例数较多,选取治疗有效率和平均住院天数为评价指标。对某年的所有被选病例进行统计,其均数列在 $\bar{x}$ 列。评价标准来自对过去 3~5 年资料的统计,获得均数($\bar{x}$)和标准差(s),形成质量标准($\bar{x}'$)和控制区间($\bar{x}' \pm 2s$),见表 7-4。

表 7-4 某年某市级医院外科 16 个病种质量实绩、标准与控制区间

疾病名称	治疗有效率(%)			平均住院天数(天)		
	$\bar{x}$	$\bar{x}'$	$\bar{x}' \pm 2s$	$\bar{x}$	$\bar{x}'$	$\bar{x}' \pm 2s$
阑尾炎	99.72	99.86	96.67~100.00	8.12	7.96	7.59~8.33
胆囊炎胆石症	96.08	96.69	95.44~97.94	26.82	27.09	25.36~28.82
肠梗阻	100.00	94.66	89.63~99.69	11.15	18.15	13.58~22.72
颅脑损伤	100.00	81.14	75.67~86.61	15.91	17.36	13.97~20.75
乳房癌	100.00	94.76	88.57~100.00	35.50	34.96	32.17~37.75
食道癌	81.25	88.76	80.70~96.82	34.19	39.27	34.79~43.75
胃癌	93.48	85.91	82.13~89.69	37.67	35.96	34.11~37.81

(续表)

疾病名称	治疗有效率(%)			平均住院天数(天)		
	$\bar{x}$	$\bar{x}'$	$\bar{x}' \pm 2s$	$\bar{x}$	$\bar{x}'$	$\bar{x}' \pm 2s$
肠癌	100.00	91.74	87.82~96.06	42.43	40.58	37.70~43.46
肺癌	80.00	95.14	89.77~100.00	31.40	38.96	31.99~45.57
肝癌	50.00	75.00	55.01~94.99	29.50	35.08	28.95~41.21
脑瘤	92.31	95.50	91.23~99.77	30.15	27.72	24.41~31.03
其他恶性肿瘤	67.65	71.04	65.51~76.56	40.41	33.56	30.23~36.89
甲状腺腺瘤	97.96	98.57	97.10~100.00	14.49	14.45	13.80~15.10
消化性溃疡	92.59	98.28	96.38~100.00	28.33	23.94	22.37~25.50
疝	100.00	97.49	91.39~100.00	14.50	13.83	13.26~14.40
其他良性肿瘤	100.00	96.59	94.88~98.29	15.87	20.40	18.90~21.90

从表中可看出，有3个病种的治疗有效率和3个病种的平均住院天数没有达到质量标准。实际上，某年的统计数据也应提供可信区间。

（四）评价结果

根据质量标准，提供了那些病种没有达到预定要求的信息，同时可以计算达标率，$26/32 \times 100\% = 81.25\%$（表7-5）。

表7-5 某年某市级医院外科16个病种质量达标情况

项目	治疗有效率	平均住院天数	合计
达标数	13	13	26
未达标数	3	3	6
标准总数	16	16	32

四、医疗缺陷控制方法

在传统的质量评价方法中，比较重视结果指标，那么，结果的好坏是否一定代表了医疗过程的质量呢？实际上，并不一定，即存在着过程质量好，结果却不尽如人意，或过程质量不佳，结果好的情况，这和病人的自身身体状况、病种、病情都很有关系。医疗缺陷控制方法，就是通过关注整个医疗过程（过程和结果），客观评价病例的医疗质量。马峻提出的"病种分型分级质量包罗模型评价法"，其中包含了缺陷控制的方法。

五、顾客的满意度评价

顾客有内部顾客和外部顾客两层含义。内部顾客包括医院专业技术人员、医院雇员和管理者;外部顾客则指病人,他们的家人、朋友和第三方付费方。全面质量管理,就是要使所有的顾客满意,达到他们的期望。戴明提出:一个组织不单纯只是使顾客满意,而是要保证他们下次高兴地再来。

(一)利用顾客信息的必要性

研究顾客,就可以把握顾客反应和需求的脉搏。对医院服务顾客满意度评价的必要性,表现在:①在顾客眼中,质量到底意味着什么?这可以通过调研来获得;②顾客是获得服务中的人际交流方面信息的最好来源,顾客也可以提供一些门诊的质量信息(传统方法较难获得);③获得顾客满意度方面的数据,比较经济;④顾客满意度评价是质量评价和保证的重要信息。

(二)顾客满意度评价的方法

主要收集数据的方法有:自填问卷、直接观察、参与观察、电话或信函调查、专题组访谈、半结构访谈、结构访谈、开放式访谈、特殊事件访谈和内容分析(投诉信或感谢信)。这些方法可以结合在一起使用。

(三)顾客满意度评价的步骤

1. 设定目标

决定评价的目的,谁是顾客?内部还是外部?谁是组织者?谁收集数据?为谁的决策提供信息?

2. 选择方法

根据评价的目的,结合评价方法的优缺点,选择适当的方法。

3. 设计数据收集的工具

调查表是常用的方法,但调查表的设计必须经过周密的设计,调查时间的确定也很重要。要避免调查表的测量误差,就必须保证其信度和效度。调查要注意既全面深入,又要简捷方便,因此,问卷经常使用选择题,辅以开放问题。在对病人调查的时间选择上最好是在病人接受完服务,即将离开医院之时,减少病人的不必要的顾虑。在调查员的选择上,必须注意调查员代表调查组织者的观点和利益。

4. 数据收集和存储

数据收集和录入工作力求准确。调查员都必须经过培训,数据收集过程中,调查员要给病人或调查对象以宽松的气氛,不能诱导回答。

5. 数据分析和报告

数据分析中，可以从描述和深入分析两方面处理。报告中要层次清楚，突出重点，比如目前医生服务质量的现状如何，成绩和缺点是什么，如何进行解决。

6. 信息转化为行动

对调查暴露出的问题的快速反应是持续质量改善的基本方面。

六、六西格玛管理

关于六西格玛(6σ)管理，目前没有统一的定义。有的专家将六西格玛管理定义为：寻求同时增加顾客满意和企业经济增长的经营战略途径。有的专家认为：六西格玛管理是一种全新的管理企业的方式。六西格玛主要不是技术项目，而是管理项目。有人把六西格玛管理定义为："获得和保持企业在经营上的成功并将其经营业绩最大化的综合管理体系和发展战略。这是使企业获得快速增长的经营方式。"六西格玛管理是"寻求同时增加顾客满意和企业经济增长的经营战略途径"，是使企业获得快速增长和竞争力的经营方式。它不是单纯的技术方法的引用，而是全新的管理模式。六西格玛管理具有以下特点。

(1) 比以往更广泛的业绩改进视角，强调从顾客的关键要求以及企业经营战略焦点出发，寻求业绩突破的机会，为顾客和企业创造更大的价值。

(2) 强调对业绩和过程的度量，通过度量，提出挑战性的目标和水平对比的平台。

(3) 提供了业绩改进方法。针对不同的目的与应用领域，这种专业化的改进过程包括：六西格玛产品/服务过程改进 DMAIC 流程，六西格玛设计 DFSS 流程等。DMAIC 是指定义(define)、测量(measure)、分析(analyze)、改进(improve)、控制(control)5 个阶段构成的过程改进方法，一般用于对现有流程的改进，包括制造过程、服务过程以及工作过程等。DFSS 是 design for six sigma 的缩写，是指对新流程、新产品的设计方法。

(4) 在实施上由"倡导者(champion)"、"大黑带(MBB)"、"黑带(BB)"、"绿带(GB)"等经过培训职责明确的人员作为组织保障。六西格玛管理倡导者是实施六西格玛的组织中的关键角色。大黑带(MBB - master black belt)，又称为黑带大师或黑带主管，一般来说，他们是六西格玛管理的专家，他们为倡导者提供六西格玛管理咨询，为黑带提供项目指导与技术支持。黑带(BB - black belt)，是六西格玛管理中的关键角色，在一些组织中，他们是专职的并具有一定的技术与管理工作背景，在任职期间需完成一定数量的六西格玛项目并为组织带来相应经济效益。绿带(GB - green belt)是组织中经过六西格玛管理方法与工具培训的、结合自己的本职工作完成六西格玛项目的人员，一般来说，他们是黑带领导的项目团队的成员,或结合自己的工作开展涉及范围较小的六西格玛项目。

(5) 通过确定和实施六西格玛项目,完成过程改进项目。每一个项目的完成时间在 3~6 个月。

(6) 明确规定成功的标准及度量方法,以及对项目完成人员的奖励。

(7) 组织文化的变革是其重要的组成部分。

6σ 最初的含义是建立在统计学中最常见的正态分布基础上的。它考虑了 1.5 倍的漂移,这样落在 6σ 外的概率只有百万分之三点四,即 3.4 ppm。100 万次出差错的机会中,只有 3.4 次发生的可能,其实质就是不要做错,建立做任何事一开始就要成功的理念。

6σ 开始主要针对制造业,通过数据收集、研究分布规律,利用正态分布分析它可能产生的缺陷数。以后逐渐发展到其他所有的过程,包括服务业。

虽然 6σ 是新诞生的一种理论,但其中的很多方法原先就有,只是给予了新的内涵以及加以实践。

6σ 注意发现潜在的、隐藏的问题,它不是事后发现问题,再采取措施;而是去寻找潜在的、可能的问题,预先处理,不给它发生的机会。

七、业务流程再造

20 世纪 90 年代,美国麻省理工学院迈克·哈默(Michael Hammer)教授和 CSC 管理顾问公司的董事长詹姆斯·钱皮(James Champy)提出了业务流程再造(business process reengineering, BPR)的概念,即对企业的业务流程进行根本性的再思考和彻底性的再设计,从而使企业在成本、质量、服务和速度等方面获得进一步的改善。

通过对企业原有业务流程的重新塑造,包括进行相应的资源结构调整和人力资源结构调整,提高企业整体竞争力。企业将由以职能为中心的传统形态转变为以流程为中心的新型流程向导型企业,实现企业经营方式和管理方式的根本转变。

假如做一个手术需要 4 个小时,流程再造专家通过调查发现,其中 1 个小时用于病人的麻醉,相当于在手术室白白浪费了 1 个小时的时间。由于手术室有很多非常昂贵的设备,1 个小时的折旧费可能就是几百美元;而且麻醉期间并不需要无菌,完全可以在手术室旁边设一个麻醉室,这样一来,手术室占用的时间从 4 个小时缩短为 3 个小时。原来每天可以做 4 个手术占用 16 个小时,现在可以完成 5 个手术。假如一次手术收费 5 000 元,那么现在一天就可以多收入 5 000 元。

流程再造的基本原则,必须以顾客为中心。顾客的青睐是企业的财富。只有最大限度地满足顾客,才能赢得市场。必须以价值为导向。流程再造的最终目的是提高经济运行效率。必须以人为本。流程再造过程不是某个人的个人行为,而是整个团队共同努力进行整合的结果,所以要坚持以人为本的团队式管理。

(陈英耀)

参考文献

[1] Palmer R F, Donabedian A. Striving for quality in health care: an inquiry into policy and practice. Ann Arbor, Michigan: Health Administration Press, 1991

[2] Andersen R M, Rice T H, Kominski G F. Changing the U. S. health care system. San Francisco: Jossey-Bass, 2001

[3] 郭子恒主编. 医院管理学. 第3版. 北京:人民卫生出版社,1992

[4] 史自强等主编. 医院管理学. 上海:上海远东出版社,1995

[5] 朱士俊主编. 医院管理学·质量管理分册. 北京:人民卫生出版社,2003

[6] 董恒进主编. 医院管理学. 上海:复旦大学出版社,2000

[7] 尹隆森主编. 管理流程设计与管理流程再造. 北京:北京大学出版社,2003

第八章 医疗安全管理

第一节 医疗安全概述

医疗安全管理是医院管理的重要组成部分,是减少和杜绝医疗纠纷的关键,也是医院管理的难点和医疗质量高低的重要标志之一,在大量的医疗活动中,医疗安全伴随其中,稍有不慎即可造成差错,甚至酿成事故。加强医疗安全管理,防范医疗差错和事故是我们长期以来不可忽视的永久性问题。

一、医疗安全管理的概念

病人在医院医疗过程中,凡是由于医疗系统的低能状态或医疗管理过失等原因而造成允许范围以外的心理、机体结构或功能上的障碍、缺陷或死亡,均属医疗不安全。

医疗安全或不安全是相对的,不同时期、不同的主客观条件有不同的标准,在评价医疗安全与不安全时,不能超越当时所允许的范围和限度,在制定医疗安全标准时,应以时代所允许的范围与限度为依据。如限于当时的医疗技术水平和客观条件,发生难以预料的意外或难以避免的后遗症时,不能认为是医疗不安全。

例如,一肢体已断,尚残留少许皮肤肌肉相连者,在没有条件的医院就只能做截肢。在有条件的医院或可行断肢再植术,使患者保留部分功能。在条件较差的偏远地区医院可能只能实施截肢手术,但不承担医疗责任。

二、医疗安全的重要意义

1. **医疗安全是实现优质医疗服务的基础**

优质医疗服务的基础是医疗安全。医院的优质服务是要全面满足患者及其他服务对象生理健康、心理健康和文明服务需求的全方位质量要求。医疗安全是医疗质量的基础组成部分。同时,医疗的不安全会损害社会对卫生系统的信任,降低病人的满意度,而且会带来卫生费用的浪费。2000年美国研究数据显示医疗失误每年带来170亿~290亿美元的额外医疗支出。

2. 医疗安全是患者选择医院的重要指标

随着我国医院之间竞争的加剧,医院要争取病人,首先要保证有经得起选择的医疗质量。而医疗安全是医疗质量的首要质量特性,一旦出现医疗不安全,病人的需求就不能得到满足甚至"等于零"。

3. 医疗安全是保证病人权利得以实现的重要条件

病人的生命健康权是病人的重要权利。医疗的不安全是对病人生命健康权的损害,只有实现了医疗安全,病人权利的实现才有可能。

4. 医疗安全能产生高质量的医疗效果

医疗保健活动可能产生正反两方面截然不同的结果,它可能使疾病向好的方向转化,亦可能朝着不好的方向转化。无论何种结果均是多种因素作用于医疗活动的效果。而医疗不安全因素可使治疗效果向反方向发展,也可终止正方向的发展。医疗安全和医疗效果是并存于医疗活动中的因果关系,没有完善的医疗安全措施,要取得良好的医疗效果是不可能的。

5. 医疗安全直接影响社会效益与经济效益

由于医疗不安全会带来延长病程和治疗方法复杂化等后果,不仅增加医疗成本和经济负担,有时还发生医疗事故引发医疗纠纷,承担经济和法律责任,影响医院的社会信誉和形象。

6. 完善的医疗安全管理直接影响医院内部保健管理

医疗安全除保障病人的人身安全外,还包括医院从事医疗护理及医学工程技术等人员的健康与安全。医疗场所的各种污染、放射性危害、物理化学有毒制剂等也会对院内工作人员和社会群体构成危害。只有健全完善的医疗安全管理,才能保证工作人员健康,更有效发挥医院的功能。

三、影响医疗安全的主要因素

1. 医源性因素

医源性因素主要是指医务人员的言行不当给病人造成的不安全感和不安全结果。医务人员因责任心不强而发生差错事故,不仅直接构成不安全,其后果也显而易见,危害较大。医务人员的职业道德、思想作风对医疗安全与否起着很大的作用,有时起着决定性作用。

2. 医疗技术因素

医疗技术因素是指医务人员技术水平低、经验不足或协作不好而对病人安全构成的威胁。由于技术原因而造成误诊、误治的范例不少。技术水平是一个很大的潜在不安全因素,当开展一项新的技术时,这个因素所起的作用将会更加显著。

3. 药源性因素

用药不当、药物配伍不当或无效用药都可能给病人带来危害,形成药源性疾病,造成病人不安全后果,有的还可能对下一代产生不良影响。

4. 院内因素

院内感染,特别是医院外源性感染、环境污染、食物污染、射线损伤等均属于直接影响医疗安全的因素。

5. 设备器材因素

医疗设备器材品种不全、性能不良、规格不符不配套,供应数量不足、不及时、质量不好,均会降低技术能力,影响医疗技术效果,有的直接危害病人机体,形成医疗不安全因素。

6. 组织管理因素

医院内部纪律松散,管理约束机制不健全,要求不严格,工作责任心不强,思想觉悟低,规章制度不落实,业务技术素质不高,设备物资管理不善,院内感染控制措施不到位等,都可成为影响医疗安全的组织管理因素。

四、防范对策

1. 加强职业道德教育,不断改进服务态度

学习与运用心理学、社会学和伦理学是避免医患矛盾、防范医疗事故和纠纷、保证医疗安全的重要措施。医务人员应重视医学模式的转变,重视心理、社会因素在疾病发生、发展及治疗中的作用,懂得病人心理、经济条件、家庭关系、风俗习惯、文化程度、人格个性等社会因素对病人和疾病的影响。要体贴关心病人,使病人感到亲切温暖,有信任感和安全感。养成良好的服务态度,建立良好的医患关系,不仅有利于病人的康复,也是医疗安全防范的重要方面。

2. 加强业务培训,不断提高医务人员的素质

通过医学再教育、理论知识更新、技术传帮带、业务考核、抓人才队伍建设,形成浓厚的学术氛围,只有加强医务人员的业务培训,才能有效地防范技术性事故的发生。

3. 加强规章制度的管理,不断提高医疗安全防范能力

医院的惯性运行靠一套完整的规章制度,特别是各级医务人员职责、各项医疗工作制度、各种技术操作常规、各类技术标准的执行,应作为院、科两级管理的

重点,保证医院各项工作按制度化、常规化、标准化、规范化运行。医院领导、职能部门和科室要不断加强教育、检查监督、出台措施和办法,严格奖惩制度,对医疗事故纠纷易发科室、易发环节、易发因素、易发人员等要做好重点防范工作。

4. 加强法制教育,不断提高维权意识

在医疗活动中,医务人员法制观念普遍淡薄,有的医务人员推诿、拒收病人而被追究责任;有的不履行知情同意手续;有的随意更改病历、遗失资料等。一旦出现问题,将有可能承担相应的法律责任。因此,要加强医务人员的维权意识,增强法律意识和法律观念,利用法律保护自身合法权益。在医疗活动中一切以法律为准则,不搞违规违法的医疗活动。在处理医疗纠纷中应以《医疗事故处理条例》为重要依据,依法按程序处理,不违背原则,不感情用事,真正维护医患双方合法权益。

第二节 病人的权利和义务

医患关系的话题已成为热门话题。医患之间缺乏相互信任的现象比较普遍,要改变这种状况必须明晰医患双方的权利与义务关系。在医患关系中,医生与患者应享有各自的权利和各自履行的义务。医患间的权利与义务是对立统一的,调整他们之间的关系是防范医疗纠纷的关键。

一、病人的权利

所谓病人的权利是指病人应该行使的权力和享受的利益。因为每个人都可能生病,但不一定就医,因此严格意义上说讨论病人权利问题应限于是患病并去医院就诊的人即医院的病人。

传统医患关系基于信任,而不是商业买卖中明显的金钱考虑。但是,随着医疗费用的增加,现代技术提供的可供选择范围的增多,病人对医疗体系的期望与医务人员提供服务的差距的增大使病人越来越把自己看作"消费者"。医生同病人之间的关系是消费者同提供服务方之间的关系还是特殊的服务关系,一直都是争论的问题,2000年3月15日的消费者权益日上我国卫生部就这一问题发表观点,认为医疗纠纷是一种特殊的民事纠纷,医患关系是一种特殊的民事关系。《消费者权益保护法》不适用于医疗纠纷的处理。医疗纠纷案例不应纳入"3·15"活动内容。"3·15"活动所依据的《消费者权益保护法》主要调整的是以营利为目的的经营者与消费者之间的关系,而公立医疗机构是非营利性机构,不能把医疗服务等同于商品交换中的普通消费服务。同时,医生与病人之间的关系有特殊之处。

1. 在医患关系中病人处于脆弱和依赖的特殊关系

病人在大多数情况下没有使他们自己恢复健康的知识和技能,不得不依赖医生的专门知识和技能,并且无法判断医生提供的医疗服务的质量。病人只能了解医生对他的态度如何。

2. 医生在治疗过程中了解病人的隐私

病人在治疗过程中为了治疗的需要把自己的一些隐私告诉医务人员。

3. 病人的求医行为隐含着对医生的信任

无论医患关系是特殊的关系还是消费者同服务提供者的关系,病人都有自身的基本权利。关于病人权利问题的讨论有200年的历史,在民权运动、女权运动和消费者权益运动中提出了病人权利的问题,医院是现代医学的中心,同时也是病人权利运动的中心。1789年法国革命国民大会规定一张病床只能睡一个病人,两张病床之间的距离应为3英尺。这是对病人权利早期的规定。18世纪末和19世纪初,大多数西方国家对病人权利的讨论主要强调病人具有知情同意权,即除非是紧急的情况下,医务人员必须无条件做到把病情如实告诉病人或家属,将要进行的治疗方案和医学建议必须征得病人或家属同意后方能实施执行,医务人员在实施抢救治疗方案后也必须事后及时向病人或家属通报。第二次世界大战后的针对非人道的法西斯医学实验通过了《纽伦堡法典》,规定在进行医学试验时首先需病人"知情":没有任何隐瞒地把医学试验的内容告诉病人。其次是"自由意志":病人是否同意做志愿者,应由病人自己决定,不得施加任何影响(包括压力、诱惑或误导)。1946年美国议会通过了要求医院必须符合一定标准才能行医的法案,从这一方案开始,美国政府、福利权益组织和医院评审联合委员会共同推动了美国病人权利的进展,肯定了病人是医院医疗卫生服务的消费者,医院必须在任何时候都要为病人提供公平的、人道的医疗服务,强调保护病人的隐私权和保密权,强调病人自愿参加治疗计划和教学研究计划的自主性,强调知情同意的必要性,提倡医院开展与病人进行富有成效的交流等观点。1972年美国医院协会制定的《病人权利法》是美国最早、最完整的有关病人权利的正式文件。欧洲对病人权利也比较重视,1948年成立的英国国民医疗服务系统(NHS)的基础是以病人权利为中心,其4个基本点是:①凡是以病人为重,向他们提供的各种服务必须符合已清楚界定的全国和区内标准,并能反映出人民的意见和需要,病人权利宪章将致力确保国民医疗服务在任何一方都达到最高的水平,使以上目标得以实现。②提供的各种服务必须对大众健康明显有利,并较以往更加重视促进大众健康和预防疾病,可向就近的图书馆索取一份名为《国民健康》的文件参考。③在实施《服务病人》和《照顾市民》等白皮书的建议后,国民医疗服务会因管理改善而发挥出更高的效率。④尊重和珍惜受雇于国民医疗服务或在工作上与此有关的人士所拥有的技能以及他们的贡献。NHS 还制定了《病人权利宪章》,规定每位英国公民都享有 10 项权利。

我国也有一定的法律规范确认病人的权利。《宪法》、《民法》等法律规定了作为公民的病人的基本权利,《产品质量法》和《消费者权益保护法》等规定了作为产品使用者和消费者的病人的权利,有关医疗方面的法规和规章规定了病人的特定权利。

二、病人的基本权利

病人拥有的基本权利包括:医疗权、自主权、知情同意权、保密权和隐私权。也就是对医务人员来说,他们有提供医疗服务,尊重病人的意愿、向病人提供必要的信息和取得病人自愿的同意,保守秘密和保护隐私的义务。

(一)病人的健康权和医疗权

医疗权是病人最基本的权利,是生命健康权的延伸。不能保证公民起码的医疗权,健康权就是一句空话。1948 年通过的《人权普遍宣言》中宣称:每个人有权使生活达到一定的水准,保证他自己及其家庭的健康和幸福,包括食物、衣着、住所、医疗和必要的社会服务。1966 年通过的《经济、社会和文化权利的国际公约》中进一步指出:本公约的签署国承认每个人享有可达到的身心健康标准的权利。本公约采取步骤实现这一权利,包括那些必要的步骤,如:减少死胎率和婴儿死亡率,以及促进儿童的健康发育,改善环境和工业卫生的各个方面;预防、治疗和控制流行病、地方病、职业病和其他疾病,创造条件保证提供医疗服务。

除了宏观上的医疗权和健康权,医疗权和健康权还有微观上的特定权利。其特定的权利包括 6 个方面。

1. 任何病人都享有医疗权利

任何病人享有医疗权利是指任何病人都有获得为治疗其疾病所必需的医疗服务的权利。治疗疾病所必需的服务是根据病情的严重程度不同而不同,病情的需要是一种客观的需要,不是病人或病人家属的主观需要。提供的医疗服务受到医学框架和医学发展水平的制约,受卫生资源分配水平的制约,但任何人都无权拒绝病人的就医要求。

超出病情的要求不能成为病人的权利,这种超出病情的要求可以是多方面的,尤其是病情严重的病人或其家属可能会提出要求用某种药物、处方或手术去治疗病人,而这些药物或手术是未经验证或评估的,不能证明确实是有效的,采取这种疗法对医生来说,不是必须履行的义务。

2. 病人享有的医疗权应是平等的、公正的

病人在生病之后,不仅有医疗权,还要有平等的、公正的医疗权。平等的、公正的医疗权是指相同的疾病应获得相同的治疗。因此,医务人员不能因为病人的地位高低、权利大小、收入多少等而给予不同的治疗。但是,要达到完全的公平有时是不可能的,受到卫生资源的制约。为了解决这个问题,需要把卫生服务分为两个部分:基本医疗和非基本医疗。对于基本医疗应按需分配,而非基本医疗则可以按级别或支付能力分配。

3. 病人有获得被尊重的医疗服务的权利

尊重病人是每一位医务人员绝对的、无条件的责任和义务,也是体现医院服务根本宗旨的核心问题。病人在接受服务时应得到医务人员的尊重,并且自主权也应得到医务人员的尊重。

4. 病人有权监督自己医疗权利的实现

除了处于意识障碍或昏迷状态,病人都有权监督自己医疗权利的实现。病人有权从医务人员处知道自己疾病的性质、严重程度、治疗方案和可能的预后。当医务人员知道病人拒绝治疗可能会招致严重后果时,应对病人进行耐心解释并取得理解,而不能采取强迫手段要求病人接受治疗。

5. 病人有权拒绝治疗和拒绝参加医学实验

对医学实验的参与者必须遵守"同意和知情"的基本原则,病人有权拒绝参加医学实验,医生没有权利强迫其参加。病人出于种种理由可能会拒绝治疗,这是病人的权利。这时,医生应该考虑停止治疗对病人、家属和社会的影响。如果可能对其他的健康人和社会带来不利甚至威胁时,应采取必要的措施强制治疗;如果对社会没有影响,则要尊重病人的权利,需要通过说服解释而不是以强迫手段让其接受治疗。

6. 病人拥有要求节省医疗费用并了解费用花费情况的权利

病人有权了解其医疗费用实际开支的情况,医院有责任解决病人在费用方面的疑问。病人有权得到节省费用的医疗。

(二) 自主权

病人的自主权是指病人就有关自己的医疗问题作出决定的权利。这些基于病人的自主性。自主性是指人经过深思熟虑就有关自己的问题作出合乎理性的决定并据以采取负责的行为。自主性包括以下4种含义。

(1) 自主性是指一个人的自愿决定和行动,即不是在强迫、强制或不正当的影响(如威胁、利诱、欺骗)下作出的决定和行为。

(2) 自主性是指在作出决定前病人知道面前有种种可供选择的方法,以及这

些选择带来的种种后果,经过评价和权衡利弊,深思熟虑后作出的决定。

(3) 自主性是指病人作出的决定是经过理智的分析,与其一贯态度和价值观念一致,而不是人们的一时感情冲动。

(4) 自主性是具有行为能力的病人作出的决定。如果病人是未成年人或精神病患者则由其监护人作出决定。

虽然病人的自主权是病人的基本权利,但自主权不是绝对的。病人行使自主权有时会与病人的其他权利和利益发生冲突,也会与其他人的权利和利益发生冲突,甚至与社会的利益发生冲突。在发生这些冲突时,要权衡利弊以决定是否保持病人的自主权。

(三) 知情同意权

病人的知情同意权是第二次世界大战以后人们反思战争中惨无人道的人体实验后提出的。因此,最初的知情同意权主要针对人体实验,随后对人体实验的知情同意原则延伸到临床治疗对待病人的权利方面。知情同意要求医生向病人提供需要他作出同意决定的信息,如告之病人治疗的程序,告之可能存在的危险等,为了帮助病人作出决定,医生需要向他提供有关的信息,并且保证病人是自愿作出决定,而且病人是有行为能力的。

知情同意权是病人自主权的延伸,集中体现了医生对病人和病人自主权的尊重。由于医生长期有家长式的技术权威的思想,因此医生往往易忽略病人的这一权利。手术前的病家签字是最常见的一种形式。不注意病人的知情同意权可能引起医疗纠纷和医疗事故。如有些医生在手术中更改手术方案却不事先征得病人或病人家属的同意,有的医生在向病人提供信息时为了让病人同意自己的方案而向病人隐瞒一些信息。

作好知情同意可以保护病人和受试者避免受到伤害,最大限度地保护并有利于社会中所有的人,有助于行使病人的自主权,有助于增进医患关系。

(四) 保密权

病人的保密权包括两个部分:①对病人为了治疗疾病而提供给医生的各种个人秘密保密;②在某些情况下医务人员要向病人保守或暂时保守病情及其可能产生的不良后果。

病人的保密权是自主权的延伸,对病人的隐私保密是医生的职业道德。

(五) 隐私权

隐私是一个人不容许他人随意侵入的领域,指个人生活中不愿向他人公开或为他人知悉的秘密。隐私权是指公民享有的个人不愿公开的有关私生活的事实不被公开的权利。

三、法律权利

病人的法律权利是指法律赋予病人享有的某种权益。对于病人拥有的法律权利,病人能依法来实施某种行为以满足自己的利益要求,可依法要求他人作出一定行为或者抑制一定行为以求自己权利的实现。病人拥有要求国家机关依据法律,运用强制手段来保护和协助实现其权利。

(一)生命健康权

生命健康权是人权的一部分,《民法通则》规定人身权包括生命健康权、姓名权、名称权、肖像权、名誉权等。生命健康权是人身权中最重要的基本权利,是指公民依法对自身所享有的生命安全和身心健康不受非法侵害的人身权利。因为医务人员在诊疗护理过程中的过失而给病人造成不良后果就侵犯了病人的生命健康权。

(二)肖像权

《民法通则》规定公民享有肖像权,未经本人同意,不得以营利为目的使用公民的肖像。公民具有肖像的占有权、创制权和使用决定权。如果医院或医务人员虽经病人本人同意拍摄和使用了其肖像,但其后改变使用途径或范围,例如由科研存档转为广告,就构成了对肖像权的侵害。但是,凡为了社会公众利益的需要而非使用公民肖像不可时,未经本人同意使用而使用的,不构成侵权。

(三)名誉权

《民法通则》规定:公民、法人享有名誉权,公民的人格尊严受法律保护,禁止用侮辱、诽谤等方式损害公民、法人的名誉。现在名誉纠纷日益增多,医院可能因为未经他人同意,擅自公布他人的隐私材料或以书面、口头形式宣扬他人隐私、致他人名誉受到损害的,按照侵害他人名誉权处理。

(四)隐私权

隐私权是指公民享有的个人不愿公开的有关私生活的事实不被公开的权利。侵害病人隐私权的行为方式包括两个方面:①刺探或其他方式(例如无故擅自拆信件)了解病人的隐私;②泄露因业务或职务关系掌握他人的秘密。确定是否存在侵害隐私权并不是以是故意或过失为要素条件,只要泄露了病人不愿公开的个人生活秘密就可构成侵害隐私权。

四、病人的义务

病人在享受权利的同时也要履行相应的义务,这样才能更大程度上减少医疗不安全事件的发生。病人的义务有以下8个方面。

1. 有尽可能、及时就医的义务

不要讳疾忌医，以致铸成大错。

2. 有准确提供医疗资料的义务

病人有义务尽自己所知提供现病史、过去史、住院史、用药史及其他有关情况的准确而完整的资料，并有义务向负责其医疗的医生报告意外的病情变化。

3. 有遵从医嘱的义务

病人有义务遵照医生为自己所采取的治疗措施和检查安排计划；遵照医护人员执行医疗计划和规章制度时的嘱咐；还有义务遵守约定，如果不能遵约，则要报告给主管医生或有关人员。

4. 有遵守医院各项规章制度与规定的义务

病人要协助医院控制和减少噪音、保持清洁安静、不吸烟、减少探亲来访人员等；有义务遵守医院的规章制度。

5. 有尊重医务人员及其他病人的义务

医患之间、患者之间都应互相尊重。不应轻视医务人员及其他病人，要尊重他们的人格，更不能打骂、侮辱医务人员。

6. 有按时、按数支付医疗费用的义务

病人不论以何种方式支付医疗费，都有责任按时按数交付，或督促单位前往医院交付，不能把经济负担转嫁给医院。

7. 病愈后有及时出院的义务

医院的床位和医疗资源有限，只有及时周转才能保证广大患者对医疗的需求，因而病人病愈后应及时出院。

8. 有协助医院进行随访工作的义务

有些病人出院后，还要继续跟踪随访观察治疗效果，这是医院对病人负责的表现，病人有义务配合随访。

第三节　医　疗　纠　纷

随着人们对医疗服务的要求越来越高，以及法律意识和维权观念的不断增强，由各种原因引发的医疗纠纷数量明显增多，患方要求赔偿的数额也越来越大，医疗纠纷的处理已成为社会关注的热点之一。在医疗实践中，如何提高医疗质量，保证医疗安全，防范医疗纠纷的发生，是医院近年来管理的首要问题。

卫生部统计数据显示，目前，全国每年发生的医疗纠纷逾百万起，平均每年每家医疗机构医疗纠纷的数量在 40 起左右。尤其近两年来,医疗纠纷发生率明显上升,增长幅度超过 100%。现行《医疗事故处理条例》,针对医疗纠纷明确了 3 种处理方式:医患协商、卫生行政部门调解和诉讼。中国医院管理协会的统计数据表明,在数量庞大的医疗纠纷中,有将近 70% 的医疗纠纷仍然滞留在医院。也就是说,只有三成的医疗纠纷得到了解决。

一、医疗纠纷概述

所谓医疗纠纷(medical dispute 或 medical tangle)是指发生在医患双方之间因患者对医务人员或医疗机构的医疗服务不满意而与医方发生的争执。其特征是医患双方对医疗后果的认定有分歧,分歧的焦点是对医疗后果(主要指不良后果)产生的原因、性质和危害性的认识差距,病人及其家属要求追究发生不良后果的责任并要求对造成的损害进行经济赔偿,这种医患之间双方的纠葛只有通过行政协调或法律裁决才能得以解决。要构成医疗纠纷必须满足纠纷的主体是医患双方,是因为不良后果产生的分歧,不良后果是因为诊疗过程中的行为造成的。例如病人同卫生行政部门之间的纠纷、同诊疗护理过程无关的不良后果都不属于医疗纠纷。

根据医务人员是否有医疗事故,医疗纠纷可分为如下几种情况(图 8-1)。

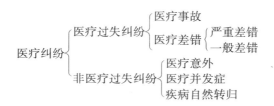

图 8-1 医疗纠纷的分类

医疗纠纷是医患纠纷的组成部分。医患纠纷是指"医"与"患"双方之间发生的争执。医患纠纷可分为医疗纠纷和非医疗纠纷两大类。非医疗纠纷可以是院方确实存在侵害病人权利的问题,也可以是由于病人及其家属的行为不当所引起的问题。非医疗纠纷的典型情况如卫生技术人员未取得医疗机构执业许可而擅自开展的医疗服务行为、侵犯病人生命健康权以外的其他权利,包括名誉权、肖像权、隐私权、处分权、院方使用不合格产品及医疗故意等。

二、医疗纠纷的原因

随着社会经济的发展和相关医疗法律法规的出台,人们的法律意识和自我保护意识逐日增强,加上部分媒体对医疗行业不客观、不真实的报道,使患者及整个社会对医疗行业的要求越来越苛刻。近年来,医疗纠纷的发生率呈上升趋势,特别是基层乡镇卫生院,处理难度相对较大,因为基层医院面对农村,一旦发生纠纷,一般不按常规出牌,不走正规法律途径,通常以"打、砸、闹"为主;另一方面,基层医院没有经济实力,一旦涉及医疗赔偿,往往是致命性的。医疗纠纷严重干扰了医院的正常工作秩序,伤害了医务工作者的身心健康和工作积极性,也造成院方的经济和名誉损失。因此,探讨医疗纠纷的发生原因,提高全体人员的安全意识。医疗纠纷发生无职称、职务限制,因此应强调有的放矢,减少并预防医疗纠纷的发生是迫切需要的,原因归纳有以下2类。

(一)医院及医务人员方面的原因

1. 制度执行不严

医务人员对相关制度缺乏认识,上班时间脱岗,医疗文献、原始资料保管不善,病历书写不及时、不规范。交接班制度不严,特别是节假日期间,重症病人交代不清,造成隐患。

2. 医院内部管理欠缺

医院设备配备不齐,医务工作者自身素质较低,责任心不强,医疗水平不高,人为导致医疗纠纷的发生。

3. 医患之间缺乏沟通和信任

法律规定,患者对疾病有知情权,然而,患者及家属对疾病的发生、发展和转归缺乏认识,对于一些并发症没有预见性,一些预防性用药或检查不能理解,认为是乱开单、乱收费。还有处理医疗纠纷时的"举证倒置",使医生不得不做全面检查以保留证据,致使患者及家属对医生产生怀疑,甚至不配合治疗,从而引发矛盾。

4. 医疗单位之间协调不够

有些诊所一味追求疗效和效益,诋毁、打压邻近的正规医院,还存在严重的滥用抗生素的现象。许多患者都是在当地诊所治疗效果不佳才转入正规医院治疗,由于上述原因导致疗效差、疗程长,加上患者经负面洗脑,心理上对医院产生挑剔、抵触情绪,处于应激状态,医务工作者稍有不慎就会引发纠纷。

5. 医疗保险制度不健全

尽管我国的职工医疗保险制度和新型合作医疗制度取得了很大的成功,但有些不景气的单位社会保障不到位,总以种种理由拒买职工的医疗保险,还有由于滥用抗生素导致常规性药品疗效差,而一些疗效好、价格高的药品却不在报销目录中,患者只有自己掏腰包,对于花费了高额费用而疗效不满意的患者,难免会有想法。

6. 医务人员工作积极性不高

由于医疗环境不理想,加上工资福利待遇不到位,直接影响了医务人员的工作积极性,为了生存,迫于无奈,在职人员转行、跳槽、搞第二职业不在少数,导致思想涣散,消极怠工。

(二)病人或家属方面的原因

1. 缺乏医学知识和对医院规章制度不理解

患者及家属对医学知识不够了解,认为进医院如同进商场购物,付费就能买到中意商品,不知由于个体差异的存在对疾病的治疗结果可能不同。一旦疾病愈后不好或出现并发症,患者家属便把所有责任强加于医院而引发医疗纠纷。

2. 病人及家属不良动机造成的纠纷

极少数病人及家属企图通过吵闹来达到某些目的(经济利益)。

3. 病人对医学的期望过高

有些疾病会遗留后遗症,但病人及家属把此责任归于医生身上,因而引起了医疗纠纷。

三、医疗纠纷增长的原因及防范措施

(一)医疗纠纷增长的原因

(1) 广大人民群众医疗保健知识水平提高和法律观念自我保护意识增强,病人开始用法律的武器保护自己。

(2) 有些医疗主体因为对物质利益的追求等原因造成医德水平降低,服务态度下滑,造成医疗纠纷。

(3) 医疗技术日新月异,但新技术的使用还存在许多未知的情况,可能带来一些新的医疗纠纷。

(4) 医患之间的关系因医疗保险的实施而呈现多元化。医疗保险的实施使原来医患两者之间的关系变成了医、患和第三方之间的关系,可能带来一些新的纠纷。

(二)防范措施

(1) 加强管理,调动职工的积极性。医务工作者要熟悉各项医疗法规,定期组织学习,做到依法行医。遵守各项规章制度,加强职业道德教育和爱岗敬业培训,严格进行交接班,做到接班的不到,值班的不走,确保岗位有人,随时防止突发事件的发生。各种抢救记录、病历等,应及时、准确地书写,并形成制度。

(2) 改善服务态度,提高业务水平。医务工作者在工作时态度要和蔼,切忌生硬、粗暴,加强医患沟通,与患者多解释、多交流,要换位思考,真诚的关心、理解病人。院方定期派人出去学习,参加培训,以拓宽知识面,加强与外界的知识交流,提高在职人员的医疗水平,同时提高并改善职工的工资和福利待遇,否则即使培养出人才也挽留不住。

(3) 做好医疗单位之间的协调。院领导和主管单位要共同努力,不合法的黑诊所要一律取缔,正规医疗单位和社区服务站之间要相互配合,一切要从病人的利益出发,可以实行双向转诊,重症、复杂的病人转入正规医疗单位,好转、恢复期的病人再转入当地社区服务所,既方便了群众,又达到双赢的目的。

建立和完善医患沟通制度,促进医患沟通,构建和谐的医患关系,它需要全社会的关注,只要每个医务工作者从我做起,树立以病人为中心、全心全意为病人服务的工作理念,对广大患者及全社会对医疗行业客观的理解和宽容,医疗纠纷会越来越少,医患之间也会越来越和谐、友爱。

四、医疗纠纷的处理

当医疗纠纷出现时,即医患双方对医疗后果的认定有分歧时,可以通过一定的程序进行处理。卫生行政部门应当自收到医疗事故争议处理申请之日起 10 日内进行审查,作出是否受理的决定。对符合本条例规定,予以受理,需要进行医疗事故技术鉴定的,应当自作出受理决定之日起 5 日内将有关材料交由负责医疗事故技术鉴定工作的医学会组织鉴定并书面通知申请人;对不符合本条例规定,不予受理的,应当书面通知申请人并说明理由。

当事人对首次医疗事故技术鉴定结论有异议,申请再次鉴定的,卫生行政部门应当自收到申请之日起 7 日内交由省、自治区、直辖市地方医学会组织再次鉴定。

第四节 医疗事故

患者的安全问题已经成为当前的一个重要课题。自 1994 年起,美国相继发生诊疗设施医疗事故并被新闻媒体连续报道后,引起了公众和医疗业对患者安全问题的警觉与重视。美国医学研究院(American Institute of Medicine,IOM),于 1999 年出版了《人类的错误:建立一个安全的健康系统》里程碑式的报告。该报告估计在美国的医院中,每年有 4.4 万~9.8 万人死于医疗错误,而未死亡的医疗事故受害者的人数则更多。IOM 估计,由医疗事故造成的国民经济损失每年为 380 亿~500 亿美元。

医疗事故是最严重的医疗不安全,发生医疗事故,从客观上讲是医生和患者都不愿意接受的现实,但因为医疗服务行业是高技术、高风险的行业,医疗事故又是很难完全避免的。1987年6月国务院发布《医疗事故处理办法》,为医疗事故的界定、处理提供了依据。2002年9月1日实施的新的《医疗事故处理办法》对原有的管理办法进行了修订。

一、医疗事故的界定

《医疗事故处理办法》第二条对医疗事故的界定作了明确的规定。医疗事故是指医疗机构及其医务人员在医疗活动中,违反医疗卫生管理法律、行政法规、部门规章和诊疗护理规范、常规,过失造成患者人身损害的事故。认定医疗事故必须同时具备下列4个条件。

(一) 医疗事故的主体是医疗机构及其医务人员

这里所说的"医疗机构",是指按照国务院1994年2月发布的《医疗机构管理条例》取得《医疗机构执业许可证》的机构。这里所说的"医务人员,是指依法取得执业资格的医疗卫生专业技术人员",如医师和护士等,他们必须在医疗机构执业。

医疗事故发生在医疗机构及其医务人员的医疗活动中,这指明了医疗事故发生的场所和活动范围,即依法取得执业许可或者执业资格的医疗机构和医务人员在其合法的医疗活动中发生的事故。

(二) 行为的违法性

直接导致医疗事故的行为违反了相关的法律。目前,我国已经颁布的医疗卫生管理方面的法律、行政法规主要有:《执业医师法》《传染病防治法及其实施办法》《母婴保健法及其实施办法》《献血法》《职业病防治法》《药品管理法》《精神药品管理办法》《麻醉药品管理办法》《血液制品管理条例》《医疗机构管理条例》等。卫生部门以及相关部门还制定了一大批部门规章和诊疗护理规范、常规。这些法律、法规、规章、规范是医疗机构和医务人员的工作依据和指南。

(三) 过失造成患者人身损害

"过失造成患者人身损害的事故"说的是违法行为的后果。这里有两点应当注意:一是"过失"造成的,即是医务人员的过失行为,而不是有伤害患者的主观故意;二是对患者要造成人身损害后果。这是判断是否医疗事故至关重要的一点。

(四) 过失行为和后果之间存在因果关系

虽然存在过失行为,但是并没有给患者造成损害后果,这种情况不应该被视为医疗事故;虽然存在损害后果,但是医疗机构和医务人员并没有过失行为,也不能判定为医疗事故。

只有同时符合以上4项条件的情况才属于医疗事故,《医疗事故处理办法》规定:在诊疗护理工作中有下列情形之一的,不属于医疗事故。

(1) 在紧急情况下为抢救垂危患者生命而采取紧急医学措施造成不良后果的。

(2) 在医疗活动中由于患者病情异常或者患者体质特殊而发生医疗意外的。

(3) 在现有医学科学技术条件下,发生无法预料或者不能防范的不良后果的。

(4) 无过错输血感染造成不良后果的。

(5) 因患方原因延误诊疗导致不良后果的。

(6) 因不可抗力造成不良后果的。

医疗差错与医疗事故的区别是虽有诊疗护理错误,但未造成病员人身损害的。如某病人治疗过程中误将青霉素当作庆大霉素进行注射,发现后立即进行了抢救准备,但经观察后发现此病人没有青霉素过敏的情况,即没有对病人造成不良影响。

疾病的自然转归是指病人虽有死亡、残疾、组织器官损伤导致功能障碍等后果,但非医务人员的过失行为造成的,而是由病人体内某种疾病发展而引起的必然结果,是自然的转归。

医疗意外是指在诊疗护理过程中由于无法抗拒的原因,导致病人出现难以预料和防范的不良后果的情况。其发生不是医务人员的过失行为所致,而是病人自身体质变化和特殊病情结合在一起突然发生的,它的发生不是医务人员本身和现代医学科学技术所能预见和避免的。

并发症是指在诊疗护理过程中病人发生了现代医学科学技术能够预见但却不能避免和防范的不良后果,因为并发症是医生能够预见的,一般情况下,事先医务人员会向病人和病人家属进行解释,所以并发症引起的纠纷没有医疗意外激烈。

病人家属不配合治疗是指有些病员在医务人员诊疗过程中不主动如实地向医务人员陈述病情、症状、病史,或者不遵守医嘱服药及做必要的检查,因此造成不良后果,不属于医疗事故的范围。

二、医疗事故的分级和分类

卫生部根据新的《医疗事故处理办法》制定了《医疗事故分级标准》,对医疗事故的分级进行了具体的规定。

根据对患者人身造成的损害程度,医疗事故分为4级:

一级医疗事故：造成患者死亡、重度残疾的。
二级医疗事故：造成患者中度残疾、器官组织损伤导致严重功能障碍的。
三级医疗事故：造成患者轻度残疾、器官组织损伤导致一般功能障碍的。
四级医疗事故：造成患者明显人身损害的其他后果的。

新的《医疗事故处理办法》取消了原有管理办法中将医疗事故分为责任事故和技术事故两类的分类方法。

三、医疗事故的处理

（一）医疗事故的处理程序

参照医疗纠纷的处理程序。

（二）医疗事故的鉴定

鉴定材料包括：医疗机构提交的有关医疗事故技术鉴定的材料应当包括住院患者的病例记录、死亡病例讨论记录、疑难病例讨论记录、会诊意见、上级医师查房记录等病例资料原件；住院患者的住院志、体温单、医嘱单、化验单（检验报告）、医学影像检查资料、特殊检查同意书、手术同意书、手术及麻醉记录单、病理资料、护理记录等病历资料原件；封存保留的输液、注射用物品和血液、药物等实物，或者依法具有检验资格的检验机构对这些物品、实物作出的检验报告；与医疗事故技术鉴定有关的其他材料。此外，在医疗机构建有病历档案的门诊、急诊患者，其病历资料由医疗机构提供；没有在医疗机构建有病历档案的，由患者提供。

对医疗事故的鉴定结果，是事故处理最直接同时也是最重要的依据。新的《医疗事故处理办法》更注重鉴定程序的公正性，对鉴定主体和鉴定程序有了较为详细的规定，力图体现程序公正。原有《医疗事故处理办法》中有5条关于鉴定的规定，但新办法中有关鉴定的规定则达到12条，且多数条文里都有多达6、7项的详细规定。

首先，新规定将鉴定主体由卫生行政部门设置的"医疗事故技术鉴定委员会"转为"医学会"。科学公正的医疗事故鉴定是处理医疗事故的关键，因为只有鉴定结论才能作为医疗行政部门和司法部门认定和处理医疗事故的依据。

医学会作为我国医学界的最高学术团体，具有中立性和学术性的特点，由它来负责医疗事故鉴定，不仅可以克服以往医疗机构实质上的"自我鉴定弊端"，还可以发挥医学会会员众多、技术权威的优势，有助于提高事故鉴定的权威性和公正性。新条例还特别规定，涉及病员死因、伤残等级鉴定的，应当有法医参加。这一规定无疑为重大医疗事故的鉴定提供了更为可靠的保障。

其次，新的《医疗事故处理办法》和《医疗事故技术鉴定暂行办法》对鉴定中可能涉及公正问题的程序做了明确规定。这些规定体现在：①建立鉴定专家库，鉴定成员从专家库中随机抽取，专家库的成员不受地域限制。②规定鉴定委员会的组成人员应该是单数，实行合议制。这样能有效防止个别"权威专家"的一言堂。③对原有《办法》的鉴定成员回避制度作了更完备的明确规定，增加了"与医疗事故争议当事人有其他关系，可能影响公正鉴定的"应当回避的规定。

（三）医疗事故的处理

1. 对责任人的处理

医疗机构发生医疗事故的，由卫生行政部门根据医疗事故等级和情节，给予警告；情节严重的，责令限期停业整顿直至由原发证部门吊销执业许可证，对负有责任的医务人员依照《刑法》关于医疗事故罪的规定，依法追究刑事责任；尚不够刑事处罚的，依法给予行政处分或者纪律处分。

对发生医疗事故的有关医务人员，除依照前款处罚外，卫生行政部门可以责令暂停 6 个月以上 1 年以下执业活动；情节严重的，吊销其执业证书。

《刑法》关于医疗事故罪的规定要求"医务人员由于严重不负责任，造成就诊人死亡或者严重损害就诊人身体健康的，处 3 年以下有期徒刑或者拘役"。

2. 赔偿的费用

新的《医疗事故处理办法》规定，医疗事故的赔偿可以由医患双方协商解决，也可由卫生行政部门调解处理申请，还可以通过民事诉讼途径解决。

新的《医疗事故处理办法》规定对于赔偿的标准："医疗事故赔偿，应当考虑下列因素，确定具体赔偿数额：①医疗事故等级；②医疗过失行为在医疗事故损害后果中的责任程度；③医疗事故损害后果与患者原有疾病状况之间的关系。"改变了旧的《医疗事故处理办法》中规定的"确定为医疗事故的，可根据事故等级、情节和病员的情况给予一次性经济补偿。补偿费标准，由省、自治区、直辖市人民政府规定"。

《医疗事故处理办法》医疗事故赔偿的项目和标准分别是：①医疗费：按照医疗事故对患者造成的人身损害进行治疗所发生的医疗费用计算，凭据支付，但不包括原发病医疗费用。结案后确实需要继续治疗的，按照基本医疗费用支付。②误工费：患者有固定收入的，按照本人因误工减少的固定收入计算，对收入高于医疗事故发生地上一年度职工年平均工资 3 倍以上的，按照 3 倍计算；无固定收入的，按照医疗事故发生地上一年度职工年平均工资计算。③住院伙食补助费：按照医疗事故发生地国家机关一般工作人员的出差伙食补助标准计算。④陪护费：患者住院期间需要专人陪护的，按照医疗事故发生地上一年度职工年平均工资计算。⑤残疾生活补助费：根据伤残等级，按照医疗事故发生地居民年平均生活费计算,自定残之月起最长赔偿 30 年;但是,60 周岁以上的,不超过 15 年;70 周岁以上的,不超过 5 年。⑥残疾用具费:因残疾需要配置补偿功能器具的,凭医疗机构证明,按照普及型器具的费用计算。⑦丧葬费:按照医疗事故发生地规定的丧葬费补助标准计算。⑧被扶养人生活费:以死者生前或者残疾者丧失劳动能力前实际扶养且没有劳动能力的人为限,按照其户籍所在地或者居所地居民最低生活保障标准计算。对不满 16 周岁的,扶养到 16 周岁。对年满 16 周岁但无劳动能力的,扶养 20 年;但是,60 周岁以上的,不超过 15 年;70 周岁以上的,不超过 5 年。⑨交通费:按照患者实际必需的交通费用计算,凭据支付。⑩住宿费:按照医疗事故发生地国家机关一般工作人员的出差住宿补助标准计算,凭据支付。⑪精神损害抚慰金:按照医疗事故发生地居民年平均生活费计算。造成患者死亡的,赔偿年限最长不超过 6 年;造成患者残疾的,赔偿年限最长不超过 3 年。

第五节 医疗安全防范

面对医疗风险,不仅需要医务人员的责任心,更需要通过建立医疗安全管理和医疗事故处理管理制度以进行医疗安全防范。1999 年美国医学研究所发布的有关医疗失误的报告中提出医疗失误的主要原因不是个人的疏忽大意或特殊群体的行为,不是所谓的一堆好苹果当中存在个别坏苹果,而是由有缺陷的系统、程序和环境导致错误或不能预防医疗失误。报告提示建立医疗失误的预防系统的重要性。此项研究说明从制度上预防医疗不安全的重要性。回顾我国预防医疗失误的预防系统显示,目前在我国主要存在以下 4 种医疗安全管理和医疗事故处理管理模式。

一、重点病人医疗管理和医疗事故、纠纷并行管理模式

医疗安全管理是医疗管理的一个部分,通过加强重点病例的医疗管理来防范医疗不安全事件的发生,同时建立医疗事故、医疗纠纷处理制度。

二、医疗缺陷管理与医疗事故、医疗纠纷管理并行管理模式

医院从控制医疗缺陷入手进行医疗安全管理,将医疗安全管理作为质量管理的一部分。探索医疗缺陷控制办法,制定医疗缺陷标准,控制医疗缺陷,同时对医疗事故、医疗纠纷由专人进行管理。

三、单纯医疗事故、医疗纠纷处理管理模式

这是一种消极被动的医疗安全管理模式。在我国仍有许多医院只是单纯进

行医疗事故、纠纷处理工作,而未进行医疗安全防范。

四、以病人为中心,以安全防范为重点的系统化医疗安全管理模式

此模式主要反映在以下 5 个方面。

(1) 以病人为中心的医疗安全管理就是安全优质服务管理。

(2) 将医疗安全管理全面纳入全面质量管理(TQM),使之成为医院质量管理的重中之重。

(3) 医疗安全保障立足于积极有效的防范措施。

(4) 建立院、科两级医疗安全目标责任制。

(5) 逐步完善和规范医疗事故、纠纷处理程序。

这 4 种医院医疗安全管理模式的差异如表 8-1 所示。

表 8-1 医疗安全模式对比分析

管理模式内涵特点	重点病人医疗管理和医疗事故、纠纷并行管理模式	医疗缺陷管理与医疗事故、医疗纠纷管理并行管理模式	单纯医疗事故、医疗纠纷处理管理模式	以病人为中心,以安全防范为重点的系统化医疗安全管理模式
目的和宗旨	提高医疗管理水平、积累临床经验,解决医患矛盾	提高医疗质量,杜绝医疗事故,改善医患关系	缓解医患矛盾,减少医院损失,维持医疗秩序	以病人为中心,实现全面质量管理,安全、优质服务
管理范畴	归属于医疗管理范畴	质量控制与医疗管理相结合	医政事务管理	全面质量管理范畴
管理模式的中心和重点	以医疗技术管理为中心,以重点病人医疗管理为重点	以医疗缺陷管理为重点	集中关注医疗事故、纠纷的处理	以病人为中心,以安全服务管理为重点
医疗安全信息系统	传统的医疗技术信息规范化	建立医疗缺陷监控信息系统	医疗事故、纠纷处理安全信息,无系统的信息汇总	系统化、循环式医疗安全预警/防范信息系统
医疗事故、纠纷处理模式	传统的行政处理模式	行政处理与法律诉讼处理模式	尽量采取"私自了结"的处理模式	行政处理与法制化处理模式

跟踪美国 IOM 报告的进展,我们发现 IOM 报告中提出以下 4 项建议。

(1) 建立一个联邦级的中心。这个中心在病人安全方面发挥领导、研究、发展确定和分析医疗失误的工具和方法的作用。

（2）发展全国范围内的公共报告制度，鼓励医疗机构和医务人员发展和参加报告系统，以确定医疗失误，从医疗失误中吸取教训。

（3）通过立法与相关机制建立和提高为病人安全服务的实施标准，如对执照的要求、对认证的要求。通过医疗组织，专业团体和医疗购买方的行为来影响医疗的实施、培训和教育。

（4）在医院中建立"医疗安全"文化和医疗安全系统来提高医疗服务的安全性。

此项报告在美国国内带来了很大的震动，在总统的亲自过问下，一个多部门的质量联合工作组(the Quality Interagency Coordination Task Force，QULC)对IOM提出的4项建议进行了逐项评价。在此基础上，在医疗卫生服务研究和质量所(Agency for Healthcare Research and Quality，AHRQ)建立全国提高病人安全的卫生项目，在国家范围内采取了数项措施。美国对医疗失误和病人安全问题的探索，所获得的经验可以帮助我们反思我国的医疗失误预防系统。

（孙军莲　刘越泽）

参考文献

[1] 王建国,范智勇,丁剑.影响医疗安全的因素及防范对策.中华现代医院管理杂志,2003,12(1):4

[2] 马春瑕.论医患双方权利与义务关系.科技信息(科学教研),2008,(6):198～199

[3] 医闹与维权之病人的权利和义务.http://www.39.net.

[4] 王焱.今晚报(文摘周刊),2008年11月7日

[5] 刘启望,冯超,刘敏.对医疗安全管理体系建设的几点思考.中国卫生事业管理,2008,(1):20～21

[6] 卫生部.医院管理评价指南(试行).中国医院杂志,2005,(4):411

[7] 余震,张亮.医疗安全管理新理念的探讨.中华医院管理杂志,2007,11(23):11

第九章

医院感染管理

伴随着医院的产生和发展,医院感染管理逐步发展起来。随着现代医学理论和技术的发展,医院感染问题日益突出,它不仅严重影响医疗质量、增加患者的痛苦和负担,而且成为现代医学技术发展的障碍。医院感染管理是当今医院管理中的一项重大课题。近20年来,国际上医院感染管理研究发展迅速以帮助控制医院感染,而不断出现的新问题为医院感染提出了新的课题。2003年暴发的传染性非典型肺炎(SARS),尤其医院成为SARS的主要传染地区之一,促使整个卫生系统开始反思对医院感染的管理。

第一节 医院感染概述

一、医院感染发展史

对医院感染研究从对产褥热的研究开始。16~17世纪医院开始成为医疗的主要机构,病人的相对集中带来了交叉感染,当时的医务人员在手术时没有任何消毒措施,医生和护士给病人换药时甚至在没有消毒的情况下使用同一块纱布连续地为不同的病人清洗伤口,致使截肢后的死亡率高达60%,而医务人员束手无策。在18世纪末到19世纪初的欧洲,伴随着产院的出现,出现了大量的产褥热并且无法控制,导致产妇大量死亡。奥地利的I.F. Semmolweiss医生对产褥热进行了系统的研究,发现医院里由医生或实习生接生的产妇产褥热的比例较大,死亡率高于10%,而助产士接生的产妇死亡率小于3%,原因是医生和实习生在解剖完尸体后不洗手就接生,而助产士从不接触尸体并且比较注意手的卫生。认识到产褥热不但可通过尸体材料传播还可经由病人的坏死组织以及污染的被服扩散,提出"产褥热病原学观点和预防措施",提倡用漂白粉水洗手后接生,对预防产褥热的发生起到积极的作用。Lister 受巴斯德理论的启发,于 1867 年提出了著名的外科无菌操作制度,Hslstead 首先在手术中使用橡胶手套。这一系列的研究卓有成效地降低了术后感染的发生率。近代护理学科奠基人——南丁格尔于 1854～1856 年克里米亚战争期间创建了严格的医院管理制度,强调消毒隔离工作,在她的管理之下,伤病员的病死率从 42% 下降到 2.2%。南丁格尔的工作开创了护士负责医院感染监测工作的先河。

20 世纪 40 年代磺胺、青霉素等抗菌药物的问世,为预防和治疗各种感染疾患提供了有力武器,一度缓解了医院感染问题,但随着抗菌药物的长期使用,细菌产生了耐药性,耐药菌株成为医院内感染的重要病原体。1961 年英国出现首例耐甲氧西林的金黄色葡萄球菌株(MRSA)引起的医院感染,随后很快席卷整个英国,并形成了世界性大流行。1970 年美国疾病控制中心(CDC)在关于 MRSA 防治的全国性学术会议上提出对 MRSA 进行微生物学和流行病学监测,对控制措施进行探讨,创立了医院感染管理雏形,从而揭开了现代医院感染研究的序幕。

随着诊疗技术的发展,侵袭性操作大量增多,损伤了机体局部的防御系统。器官移植技术的发展带来免疫抑制剂的使用,放疗、化疗的普及使机体的免疫功能受到了严重的损害,现代医疗技术的进步挽救了大量病人,这些病人和社会上越来越多的老年人使免疫功能低下者的队伍日益扩大,增加了医院感染的可能性,为医院感染的管理提出了新的挑战和课题。

二、医院感染的定义及内涵

医院感染(hospital infection,HI;nosocomial infection,NI)又称医院内获得性感染(hospital acquired infection,HAI)、医源性感染、医院内感染,近年来逐渐统一为医院感染。对于医院感染的含义有不同的认识,大致有以下几种。

世界卫生组织在 1987 年哥本哈根会议上将医院感染定义为凡住院病人、陪护人员或医院工作人员因医疗、护理工作而被感染所引起的任何临床显示症状的微生物性疾病,不管受害对象在医院期间是否出现症状,均视为医院感染。

目前,国际医学界多数人认可的是美国疾病控制中心在 1980 年将医院感染定义为住院病人发生的感染,而在其入院时尚未发生此感染也未处于此感染的潜伏期。对潜伏期不明的感染,凡发生于入院后皆列为医院感染,若病人入院时已发生的感染直接与上次住院有关,亦列为医院感染。

我国卫生部 1990 年将医院感染定义为病人在入院时不存在,也不处于潜伏期而在医院内发生的感染,同时也包括在医院内感染而在出院后才发病的病人。

在进行诊断时应注意:

（1）对于有明显潜伏期的疾病，自入院第一天算起，超过平均潜伏期后所发生的感染即为医院感染。

（2）对无明确潜伏期的疾病，发生在入院 48 小时后的感染即为医院感染。

（3）若病人发生的感染直接与上次住院有关，亦为医院感染。

（4）在原有医院感染的基础上，出现新的不同部位的感染，或在原有感染部位已知病原体的基础上，又培养出新的病原体，这些均为医院感染。

（5）新生儿在经产道时发生的感染亦为医院感染。

下列情况不应看作医院感染：

（1）在皮肤黏膜开放性伤口或分泌物中只有细菌的定植，而没有临床症状和体征者。

（2）由损伤产生的炎症，或由非生物性（如化学性或物理性）的刺激而产生的炎症等。

（3）婴儿经胎盘而导致的感染，如单纯疱疹、弓形体、水痘或巨细胞病毒等，且在出生后 48 小时内出现感染的指征，不应列入医院感染。

广义上说，现代医院感染研究的对象是指一切在医院活动过的人群，如住院病人、医院职工、门诊病人、探视者和陪护家属。但是，由于门诊病人、探视者、陪护家属及其他流动人员在医院内停留时间短暂，很难确定感染是否来自医院，而医护人员的院外感染因素较多，也可能因为意外事故如不加防护而接触传染性物质所致，因此医院感染的对象主要应为住院病人。

三、医院感染的分类

（一）按其病原体来源分类

1. 内源性医院感染

内源性医院感染（endogenous nosocomial infection）又称自身医院感染（autogenous nosocomial infection），是指在医院内由于各种原因，病人遭受其本身固有细菌侵袭而发生的感染。内源性医院感染的病原体来自病人自身体内或体表，大多数为在人体定植、寄生的正常菌群，在正常情况下对人体无感染力，并不致病。在一定条件下当它们与人体之间的平衡被打破时，就成为条件致病菌。当病原体的寄居部位改变、病人的局部或全身免疫功能下降、机体内菌群失调和病人出现二重感染的情况下易出现内源性医院感染。

2. 外源性医院感染

外源性医院感染（exogenous nosocomial infection）也称交叉感染（cross infection），是指病人遭受医院内非本人自身存在的各种病原体侵袭而发生的感染。传染源可以是医务人员、病人或环境，因此外源性感染包括从病人到病人、从病人到医院职工和从医院职工到病人的直接感染或通过物品对人体的间接感染。

内源性感染和外源性感染在临床症状上并没有根本性的区别,但区分两者对于管理和预防医院感染的角度却起到重要的作用。外源性医院感染大多是可以预防的,而内源性感染较难预防,因此防止医院外源性感染是医院感染管理的重点。

(二)根据医院感染发生的部位分类

可分为12大类:下呼吸道感染,切口感染,泌尿道感染,胃肠道感染,血液感染,皮肤和软组织感染,生殖器感染,中枢神经系统感染,心血管系统感染,眼、耳、鼻、喉、咽感染,口腔感染和全身感染。

医院感染的病原体可分为细菌、真菌、病毒、支原体、立克次体、衣原体、螺旋体、放线菌等。而我国各医院临床检验项目还是以细菌检验为主。根据 1 003 130 例感染病例分析,医院感染约65%是由单一病原体引起的,20%是由两种以上病原体混合感染引起的。

四、医院感染的现状

1. 医院规模越大医院感染越多

调查表明,医院规模越大、收治的病人越多,医院感染率就越高(表9-1)。大的教学医院(床位数在500张以上)医院感染发生率较高,小的教学医院(床位数在500张以下)次之,非教学医院最低。

表9-1 医院感染与医院规模

床位数	监测病例数(人)	感染病例数(人)	医院感染率(%)
>1 000	34 764	3 577	10.29
500~999	65 591	6 406	9.77
<500	29 678	2 609	8.79
小　计	130 033	12 592	9.68

2. 医院感染重点发病科室

以内科、外科和儿科发病率较高。

3. 主要感染部位

以下呼吸道、外科切口、泌尿道和胃肠道感染为主。这4个部位的感染占整个医院感染的60%。

4. 重点人群

医院感染的发生随基础疾病的不同而不同。肿瘤病人的医院感染发病率最高,达9.5%,其次为血液、造血系统疾病和内分泌、营养代谢、免疫疾病类病人,发病率分别为9.0%和7.1%,循环系统疾病和泌尿生殖系统疾病类病人和高龄患者及婴幼儿也是医院感染的高危人群。

由于医务人员的业务水平、病种、医院条件及管理水平的不同,我国各地各级医院的医院感染率差异较大,在某些医院内医院感染的问题颇为严重。1990~1993年发生了至少38起感染暴发流行,其中有4起为恶性暴发事件,引起了强烈的社会反响。例如,1992年9月某市医院发生志贺痢疾杆菌C群13型暴发流行,致使26名新生儿感染、10名新生儿死亡。经调查感染源系一位志贺痢疾杆菌慢性携带者的产妇通过接触将细菌传染给某婴儿。由于该院新生儿室无配奶间,配奶、换尿布、打包等操作均在不足2平方米的操作台上进行,致使带菌的婴儿污染了工作台,进而污染了牛奶,造成了志贺痢疾杆菌在新生儿之间传播。此外,经测定,医院新生儿室的空气、物体表面和医务人员手的细菌监测均超标,暴露出医院在管理、无菌操作消毒隔离观念和技术上均存在严重的问题。1994年后医院感染暴发已明显减少。

1987~1988年根据16家重点医院的监测资料统计,医院感染的发生率为9.7%,主要感染部位的次序为:下呼吸道感染占感染总数的29.5%,泌尿道占19.2%,术后切口占14.0%,胃肠道占11.8%,而且有医院越大感染率越高的倾向。

1993年卫生部组织134家医院参加的"全国医院感染监测系统"提供的数据表明:其监测的80万住院病人(约占全国住院病人的1.6%)医院感染率为9.7%。全国每年住院病人约5 000万,按此比例推算,约有500万病人发生医院感染,其中1/4~1/3直接死于医院内感染。1994年我国的全国医院感染监测网监测数据表明:1994年上半年监测的454 511人的医院感染率为9.1%,其中新生儿、输血、血透析病人、老龄患者构成医院感染的高发人群。全国121所医院1997年1~6月的监测资料汇总结果表明1~6月共监测住院病人463 580人,发生感染病人22 437例,感染例次为23 662例次,总的医院感染发病率为4.84%,例次发病率为5.10%。其中,第一季度季发病率为4.10%,第二季度季发病率为5.89%,各监测医院的医院感染发病率高低相差较大,波动在0.07%~8.99%。感染部位主要在下消化道,其次为泌尿道伤口和胃肠道。各科室医院感染发病率以内科最高,其次为外科、儿科。内科中感染发病率最高的是血液病组,其次为肾病组、心血管组和内分泌组。

五、医院感染的危害

医院感染是现代医院管理中面临的一个重要问题,医院感染的发生可带来以下一系列不良后果。

1. 危害人群健康

首先医院感染会给病人增加痛苦,严重影响医疗质量。严重的医院感染常使病人原发疾病的治疗不能达到预期的疗效或完全失效,甚至产生难以治愈的后遗症或死亡,严重影响医疗质量。其次医院感染造就了新的传染源,继续传播可能带来新的危害。

2. 降低医院工作效率

医院感染会延长住院时间,加重医疗护理工作的负担,影响床位周转使用,降低医疗工作效率。

3. 造成资源浪费

医院感染会增加个人及国家的经济负担,造成卫生资源的浪费。据世界卫生组织2005年统计,全世界任何时候都平均有140万医院感染患者。美国每年发生200万起医院感染事件,其中有8万人死亡,每年造成超过45亿~57亿美元的医疗费用损失;英国每年有32万病例,其中5 000例是致命的,每年造成10亿英镑损失。墨西哥每年医院感染造成损失达15亿美元。2005年全国医院感染调查显示,我国医院感染发生率约为5%。

4. 妨碍先进技术的发展

医院感染也是妨碍许多现代先进技术的应用和进一步发展的重要原因,如器官移植过程中因为医院感染的发生可能导致器官移植的失败。

六、医院感染的原因

1. 危险因素的变化增加了医院感染的可能性

(1) 医院治疗水平提高:①使各种侵入性(包括介入性)诊治疗法的广泛应用如各种内镜的使用形成感染传播的直接途径;②免疫制剂的使用降低病人的抵抗力,增加了易感性;③大量抗生素的使用导致病人正常菌群失调,这是造成内源性感染的直接外因。

(2) 病原体的变化:抗生素等药物的使用使医院内感染的病原体有了明显的改变,革兰阳性菌造成的感染下降,革兰阴性菌造成的感染上升。

(3) 病原体耐药性的增强:大剂量抗生素的使用使医院内定植的病原微生物大多是对抗生素耐药的菌株,给感染预防性治疗带来困难。

(4) 医院带菌者增加:医院环境的变化和耐药菌株的定植使医务人员的带菌

者明显增加,这也是医院内感染增加的原因之一。

2. 观念淡漠

医院领导和管理人员对医院感染管理的迫切性、重要性认识不足,态度不端正,认为进行医院感染管理投入多而没有经济效益,因此忽视这项工作,造成有的医院对医院感染管理无人负责,规章制度不落实的问题。例如,有的医院没有落实卫生部颁布的《消毒管理办法》,隔离设施不全,消毒灭菌操作不当。

3. 管理制度不健全,感染知识缺乏

医院的医务人员缺乏医院感染知识,消毒隔离、无菌观念淡漠,加上有的医院的感染预防措施和制度缺乏或不健全,造成了医院感染的隐患。

4. 抗生素使用规章制度不健全

医务人员抗生素使用知识的不足和抗生素使用规章制度不健全,造成不合理使用抗生素的现象,从而导致耐药菌株的增加。

七、医院感染管理和监控体系

医院感染的控制是一项综合性的防治措施,需要各方面的协作,随着医院感染的危险性加大,世界上各国都开始对医院感染进行监测和管理,建立医院感染防治系统。1958年美国医院协会就已建议每一所医院均应在其管理机构内部成立感染管理委员会,并明确规定医院感染管理委员会的总目标应该是降低在医院内发生的或与其有关的感染发生率,并强调预防住院病人与医院工作人员之间发生感染。为达到此目的,国际上各国对医院感染现状进行了大量的流行病学调查,掌握不同地区、不同类型医院中的感染发生率及其传播媒介、病原体特征、易感人群等,并由此制定了不同的"医院感染控制标准"、控制医院感染的各种方案、措施、制度,并把医院感染率的高低列为评价医院的标准之一。

医院感染防治管理系统分预防管理系统和治疗系统。预防管理系统由医院感染监测、医院感染管理、医院感染控制三者组成。通过对医院感染各环节的监测了解医院中的感染发生率及其传播媒介、病原体特征、易感人群等情况,是管理和控制的基础。在详细、正确的监测资料的基础上才能正确决策、有效管理。切实有效的管理措施保证控制目标的顺利完成,而控制的效果从新一轮的监测结果中体现,也反映出管理的有效程度。因此,三者的关系是以监测为基础,以管理为手段,以控制为目标,组成一个封闭的回路以降低医院感染的发生率。三者的关系如图9-1所示。

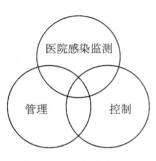

图 9-1　医院感染监测、管理与控制之间的关系

医院感染治疗系统由病原微生物、抗生素、机体抵抗力三者组成。病原微生物是引起医院感染的罪魁祸首,只有准确认识病原微生物特性,才能正确地使用各种抗生素。但是,抗生素的使用不当,不仅不能消灭病原微生物,还会使病原微生物产生耐药性,造成新的医院感染的问题。机体抵抗力的不同造成对同一病原微生物的反应不同,对抗生素的承受力不同。

第二节 医院感染管理

一、医院感染管理制度的建立

医院感染管理首先是医院感染管理制度、消毒隔离制度、抗生素合理应用制度、医院卫生学指标等一系列制度的建立。我国自1986年以来在医院感染方面先后制定和发布了10余项关于医院感染管理的措施、规定和标准(表9-2)。

表9-2 卫生部发布的有关医院感染管理的文件

发布年份	文件号	文件名称
1987	卫医字第3号	关于推广使用一次性塑料注射器、输液(血)针的通知
1988	卫医字第39号	关于建立健全医院感染管理组织的暂行办法
1989	卫医字第6号	医院消毒供应室的验收标准
1992	卫生部令22号	消毒管理办法
1992	卫医字发第31号	关于加强一次性输液(血)器、一次性使用无菌注射器临床使用管理的通知
1993	卫医字发第4号	关于使用一次性医疗器具毁形装置的通知
1994	卫医发第2号	关于进一步加强医院感染管理的紧急通知
1994	卫医发第36号	关于发送"全国医院感染管理工作研究会"文件的通知[其中包括医院感染管理规范(试行)]
1999	卫生部第448号	消毒技术规范
2003	卫医发第308号	医院预防与控制传染性非典型肺炎(SARS)医院感染的技术指南
2006	卫医发第48号	医院感染管理办法

二、医院感染的组织结构

我国医院感染研究从 20 世纪 80 年代初开始起步,1988 年 11 月卫生部颁布了《关于建立健全医院感染管理组织的暂行办法》,对医院感染管理组织形式、任务和职责、组成人员等作了具体规定。1989 年分级管理标准中对医院感染发生率设立了标准:一级医院 7% 以下,二级医院 8% 以下,三级医院 10% 以下,漏报率不超过 20%。图 9-2 显示了医院感染管理体系。

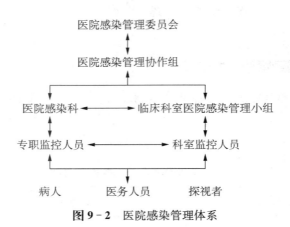

图 9-2 医院感染管理体系

卫生部 1988 年下发的 39 号文件规定 300 张病床以上的医院设医院感染管理委员会,300 张病床以下的医院设医院感染管理小组。医院感染管理委员会是医院感染管理的咨询、检查、监督机构,由院长或主管业务的副院长任主任。医院感染管理委员会的工作职责是制定全院医院感染控制规划及管理制度;搞好医院感染监测;定期召开会议,分析现状,考评效果,提出对策;对医院感染进行管理和监督,检查制度落实情况;负责医院感染管理有关人员的业务培训,提供技术咨询;定期召开医院感染管理委员会议,对有关医院感染问题进行讨论,提出对策;当发生医院感染重大事件时,立即逐级上报,并采取果断措施处理;组织落实和评价全院医院感染管理知识和技术的普及教育。

医院感染管理科设专职人员 3~10 人,其主要职责是:①定期对医院环境污染情况、消毒药械使用情况进行监测,并提出考评意见;②调查、收集、整理、分析有关医院感染的各种监测资料,并按要求上报;③制定、组织实施医院感染管理计划,监督检查全院有关医院感染管理规章制度的执行情况;④协调各科室间医院感染各项工作;⑤对发生医院感染暴发流行或重大事件,应进行流行病学调查分析,提出控制措施,及时上报医院感染管理委员会;⑥定期汇总医院各种临床标本的细菌培养及药敏试验结果,并向临床科室反馈,供临床选用抗生素参考;⑦医院感染的在职教育;⑧开展医院感染专题研究;⑨监督医院的一次性卫生用品、消毒药械的购置,查验卫生许可证,并定期监测消毒效果和用后的处理。

临床科室医院感染管理小组由科室主任、监控医生、监控护士或护士长组成,其主要职责是:①制定本科室医院感染管理规章制度;②监督检查本科室有关医院感染管理的各项工作,对医院感染可疑病例、可能存在感染的环节进行监测,并采取有效防治措施;③对医院感染散发病例按要求登记报告;对暴发、流行病例应立即向当地卫生防疫机构报告;对法定传染病要根据我国《传染病防治法》要求报告;④按要求对疑似或确诊医院感染病例留取临床标本,进行细菌学检查和药敏试验;⑤监督检查本科室抗生素使用情况;⑥组织和参加有关医院感染的培训学习;⑦加强医德、医风教育,严格监督执行无菌技术操作,切实做好对卫生员、配膳员、陪住、探视者的卫生学管理;⑧有针对性进行目标监测,采取有效措施,降低本科医院感染发病率。

三、消毒隔离制度

正确的清洁、消毒与灭菌是预防医院感染的重要措施,为了保证清洁、消毒和灭菌工作的顺利完成,1987年卫生部颁布了《消毒管理办法》,促进各级卫生行政部门对医院消毒灭菌工作给予足够的重视,有利推动了我国消毒灭菌工作的开展。1991年卫生部下发了修订后的《消毒技术规范》,1992年重新修订了《消毒管理办法》,这些政策法规有力地推动了消毒灭菌工作的有效实施,降低了医院感染发生率。

1. 消毒

消毒(disinfection)是指用物理学或化学的方法杀灭或去除外环境中媒介物携带的除芽孢以外的所有病原微生物的过程。消毒的作用是将有害微生物的数量减少到无害的程度,使消毒的对象达到无害化,而不是要求清除所有的微生物。没有理想状态的消毒,消毒剂的最佳组合是根据具体情况而定。

根据消毒作用水平,即消毒、灭菌因子杀灭微生物的种类和作用的大小,可将消毒分为三类:①高效消毒(high-level disinfection):能杀灭全部细菌、病毒、结核菌及真菌,还可消除部分芽孢;②中效消毒法(intermediate disinfection):可以杀灭除细菌芽孢以外的各种微生物;③低效消毒法(low-level disinfection):可杀死细菌繁殖体和亲脂病毒。

根据消毒的目的,可将消毒分为两类:①疫源性消毒(disinfection of epidemic focus):指对存在或曾经存在疾病传染源的场所进行消毒。目的是杀灭或清除传染源排出的病原体。传染病房和有传染病人的房间的消毒,即为疫源性消毒。疫源性消毒又可分为随时消毒和终末消毒。随时消毒是指传染源仍存在于疫源地情况下进行的消毒,如住有传染病人的医院病房或家庭按需要进行的适时消毒。终末消毒是指传染病人离开疫源地后对疫源地所进行的最后一次消毒,如传染病人住院、转移或死亡后对病人住所进行的消毒。②预防性消毒(preventive disinfection):是指在没有明确的传染源存在的情况下对可能受到病原体或其他有害微生物污染的场所和物品所做的消毒。例如,医院非传染病病区、门诊部等部门的消毒。

医院消毒灭菌的原则:①使用合格的器材与药剂;②选择适宜的方法;③保证消毒灭菌的剂量;④注意影响效果的其他因素;⑤加强效果的监测;⑥防止再污染。

2. 灭菌

灭菌(sterilization)是指用物理或化学的方法杀灭或去除外环境中媒介物携带的一切微生物的过程,包括致病和非致病病原微生物。媒介物既包括人们在生活和工作环境中污染了病原微生物的固体、气体和液体物质,也包括污染的人体体腔和体表黏膜。

灭菌广泛应用于医疗的各个方面,例如,对手术器械、敷料、药物、注射液、注射器、针头、微生物培养基和某些传染病疫源地处理,进入组织、损伤的皮肤黏膜或接触尿道的诊断器材和腹腔镜等均需要灭菌。

四、医院感染与护理管理

医院感染的预防和控制措施贯穿于护理工作的全过程,涉及护理工作的诸多方面。国内、外调查结果显示,医院感染中有30%～50%与不恰当的护理操作及护理管理有关。护理人员和护理管理者是预防和控制医院感染的主力。自19世纪中期南丁格尔倡导科学护理以来,清洁、消毒、灭菌、无菌操作和隔离技术等日益为护理界所重视。人们通过大量的临床实践认识到,严格执行消毒灭菌原则、无菌技术操作,正确运用隔离技术和护理管理制度是预防外源性感染的重要手段。我国的大量流行病学调查资料分析证明,哪里护理管理工作做得好,那些医院的感染发生就少,否则,外源性感染就会发生甚至流行。

护理管理是医院感染管理的一个重要组成部分,医疗机构应该加强护理管理,预防医院感染。从各个方面入手,加强护理组织领导,健全监督检查机构;对护理部各级人员进行教育培训;加强高危人群和重点部门的管理;贯彻落实消毒措施。

五、医院感染的教育与培训

医院感染教育是指对医院工作人员进行有关医院感染知识的培训,使他们树立并增强医院感染监控管理意识,目的是保护病人与医院工作人员双方都不受感染,并促使他们积极、主动地参与医院感染的控制与管理工作,降低医院感染的发生率。培训内容主要包括:职业道德规范;国家有关医院感染管理的法律、法规、规章、制度和标准等;消毒灭菌制度及措施;预防和控制医院感染的目的及意义;医院废弃物管理;血液及体液传播疾病的预防。根据人员的知识结构和工作职责,培训的内容应有所侧重。

第三节 医院感染监测

医院感染监测是用流行病学的方法从宏观或群体的角度分析和研究一定人群中医院感染发生和分布的特点及其影响因素,探讨病源和流行原因及其发生、发展的规律。监测是长期、系统、有计划、主动地观察和收集数据,并对所获得的数据、资料进行系统分析,为制定预防及控制感染的对策和措施以及评价医院感染管理的效果服务,为最终达到控制和减少医院感染的目的服务。医院感染监测包括医院感染率及其病种和部位分布、病原体与药物敏感性的监测、环境卫生监测、消毒药械的效能监测、血液透析液,医用输液、输血、注射器具监测等。

1958年美国疾病控制中心召开了关于耐甲氧西林金黄色葡萄球菌感染的全国性学术会议,建立了医院感染监测的雏形,60年代开始医院感染的试点工作,1970年组成了约70所医院参加的全国性监测网,各医院定期将数据汇报给疾病控制中心,疾病控制中心将分析的结果反馈给医院。现几乎所有的医院都开展了医院感染监测研究。我国卫生部发布的《医院感染管理规范(试行)》对医院感染监测的内容进行了规定:①全院医院感染发生率的监测;②医院感染各科室发病率监测;③医院感染高危科室、高危人群的监测;④医院感染危险因素的监测;⑤漏报率的监测;⑥医院感染暴发流行的监测;⑦其他监测。

一、医院感染监测的分类

1. 全面综合性监测

全面综合性监测是从多方面对全院所有住院病人和工作人员的医院感染及其有关影响因素(危险因素)进行综合性的监测,目的是了解全院医院感染的发生情况以及各科室的感染发生率、部位发病率、各种危险因素、病原体及其耐药情况、抗生素使用情况、消毒灭菌效果和医护人员的不良习惯等。通过全面综合性监测不仅可以提供一所医院的医院感染的总体情况,而且可以早期鉴别潜在的医院感染的可能性。这种方法的不足是费用成本高,劳动强度大,收集数据和分析数据所需的时间长。

2. 目标性监测

目标性监测是在全面综合性监测的基础上将有限的人力、物力用于解决某些重点问题而采取的某种特定监测。例如,某医院发现外科切口感染率高达11%,为了降低感染率,医院投入了2名护士进行专项调查,采取目标监测:将外科医生编号后追踪每位医生手术30天后的术后切口感染率,每3个月将所有外科医生的感染发生率反馈给部门主管和医生本人,只是医生本人只知道自己的编号而部门主管知道所有医生的编号。这样既有利于部门主管了解、帮助下属,也有利于医生对照别人的情况主动寻找自身的问题。这一目标监测的结果使外科切口感染率从11%下降到5%~6%,控制了术后切口感染率,降低了用于治疗术后切口感染的费用。

二、医院感染监测的指标

医院感染发病率:医院感染发病率是指一定时间内处于一定危险人群中,新发医院感染病例的频率。

$$医院感染发病率 = \frac{同期新发医院感染例数}{观察期间危险人群人数}$$

分母一般以同期出院病人数代替,因为有些病人可能发生多次或多种感染应计算医院感染例次发病率。

$$医院感染例次发病率 = \frac{同期内发生的医院感染例次数}{观察期间危险人群人数}$$

在计算医院感染发病率时应用漏报率进行校正。

$$漏报率 = \frac{漏报病例数}{漏报病例数 + 已报病例数} \times 100\%$$

$$估计(实际)发病率 = \frac{报告发病率}{1 - 漏报率}$$

医院感染罹患率:医院感染罹患率是用来衡量处于危险的人群中新发生医院感染的频率,多用于小范围或短时间的暴发或流行,观察时间可以是1天、几天或几周、1个月等,分母必须是易感人群数。

$$医院感染患病率 = \frac{同期存在的新旧医院感染病例数}{观察期间处于危险中病人数} \times 100\%$$

医院感染患病率:又称现患率,是指一定时间内处于一定危险人群中实际感染病例(包括以往发病至调查时)的百分比。

$$医院感染罹患率 = \frac{同期新发医院感染例数}{观察期间处于危险中的人群人数} \times 100\%$$

医院感染病死率:医院感染病死率是指某种医院感染的全部病例中因该感染死亡的病例数的比值,反映了医院感染的严重程度。

$$医院感染病死率 = \frac{因该感染而死亡的例数}{某医院感染的病例数} \times 100\%$$

外科手术医生感染专率:用于目标性监测以帮助医生寻找感染的原因,设法有效降低手术病人医院感染率。因为处理不同的病人有不同程度的危险因素,在比较时要进行调整。

$$外科手术医生感染专率 = \frac{某医生在该时期手术后感染病例数}{某医生在某时期进行的手术病例数} \times 100\%$$

由于影响外科手术后感染的危险因素多种多样,为了进行比较,可选用一些危险因素综合成危险指数,对感染专率进行校正。如选用 4 项具有普遍意义的危险因素:手术时间、伤口清洁度、麻醉方式、急诊手术,用打分的方法反映这些危险因素所起的中和作用(表 9-3)。

表 9-3 危险因素评分标准

项 目	危险因素	评分标准
手术时间(小时)	≤2	0
	>2	1
伤口清洁度	清洁	0
	非清洁	1
麻醉方式	全麻	1
	非全麻	0
急诊方式	是	1
	否	0

通过 4 个因素把手术分为 5 个等级,最低危险度为 0,最高危险度为 4,由此可以计算不同等级的外科医生感染专率、平均危险指数等级和医生校正感染专率。

$$\frac{危险指数等级}{医生感染专率} = \frac{某医生对某危险指数等级病人手术的感染例数}{某医生对某危险指数等级病人手术例数} \times 100\%$$

$$\text{平均危险指数等级} = \frac{\sum(\text{危险指数等级} \times \text{手术例数})}{\text{手术例数总和}}$$

$$\text{医生校正感染专率} = \frac{\text{某医生的感染专率}}{\text{某医生的平均危险指数等级}}$$

除了外科手术医生感染专率外,目标监测还包括 ICU 的感染监测,计算感染率的指标有病例感染率、病人日感染率、尿道插管相关泌尿道感染率、动静脉插管相关血液感染率、呼吸机相关肺部感染率。需要比较时用平均病情严重程度进行校正。

三、医院感染监测的资料收集方法

1. 医生自填

最基础的资料来自于医生自己填写的医院感染病例登记表,因为医生最能及时发现感染病人,也最熟悉本专业感染的诊断标准。但是,保证资料的完整关键在于提高医生对医院感染的认识,明确自己在监测和控制医院感染中负有责任。这种方法的缺点是可能出现一定比例的漏报,并且不能长期坚持。

2. 感染监控护士登记

按照《医院感染管理规范》的要求,每个病房内应设一名兼职医院感染监控护士,其职责是对其病房发生的感染病例进行登记。同医生自填一样,可能出现漏报和不能长期坚持的情况。

3. 横断面(现况)调查

医院可根据本医院的情况,定期对当前医院感染的情况进行横断面的调查。横断面的调查可以反映医院现阶段医院感染的现状,同时可分析危险因素,寻找薄弱环节,有利于采取控制措施。这种方法工作量较大,但容易操作,结果出现得较快。

4. 回顾性调查

通过对过去的病例进行回顾性的调查,探索医院感染的原因。回顾性的资料可能存在一定的偏倚和不确定性。

5. 前瞻性调查

通过这种方法的调查可得到医院感染的发病率,医院可有计划地在一些重点科室进行前瞻性的调查。这种调查方法准确率较高,但费事费时。

四、监测资料的利用

1. 医院感染发展趋势的预测和预报

医院感染的监测资料可以帮助管理者预测医院感染的趋向。例如,当现在某一重点科室的感染率远大于本底感染率,或耐药菌株发生变化,都预测可能会出现医院感染的流行或暴发。

2. 探索危险因素

利用医院感染监测的资料,有利于帮助医院开展专题研究,寻找新的危险因素和危险强度的变化。

3. 防治效果的评价

通过监测资料可以跟踪观察某项防治措施对医院感染发病率的动态变化的影响。措施实施后如果医院感染发病率明显下降,剔除别的因素影响,表明这项防治措施有效。

第四节 抗菌药物与医院感染

自1940年第一个抗生素青霉素G问世至今半个多世纪以来,抗菌药物的发展迅速,抗菌药物是临床上使用最广的药物,1997年抗感染药物的销售额达到628亿美元。从世界范围来说,住院病人中23%～28%使用抗菌药物,病人用于抗菌药物的费用占总药费的20%～35%。我国医院内抗菌药物的使用比例为32%～36%。抗菌药物的发展日新月异,不断有新的品种和新的类型出现,使人们有了新的对付疾病的武器。但是,抗菌药物使用不当可能使细菌产生耐药性,人体的防御功能出现变化,使医院感染的易感性增大,抗感染药物使用不当引起医院感染会延长住院天数,增加了医疗费用支出,提高病死率,因此合理使用抗菌药物尤为重要。

一、抗菌药物的概念

抗生素(antibiotics)是微生物在其生命过程中产生的,而在微量时对一些特异微生物(细菌、真菌、立克次体、支原体、衣原体等)有杀灭或抑制活性作用。由化学方法合成的仿制品、抗生素母核加入不同侧链者等也称为抗生素。抗生素和化学抗菌剂总称为抗菌药物。

二、抗菌药物使用中存在的问题

1. 病原菌不明,任意投用抗菌药

使用抗菌药物要有明确指征(适应证),绝不能滥用。有的医生没有药敏实验结果之前就使用抗菌药物,病原菌不明,用药带有盲目性。

2. 对抗菌药物有关基础知识缺乏了解

(1) 药物选择、给药时间、剂量、途径不合理,片面认为新的抗菌药物作用更好。例如在慢支的治疗中,抗生素是常规使用药物,但慢支发作的诱因并不都是细菌性感染。有确凿证据表明,慢支急性发作只有在气急加重、痰量增加和脓性痰这三项征象全部具备时才应该使用抗生素。但是,有的医生对慢支发作常规使用抗生素。

(2) 认为加大剂量可增加疗效。加大剂量不一定增加疗效。药效学研究证明,并不是所有药物的剂量-效应都是成正比的,例如,时间依赖型抗生素 β-内酰胺类、大环内酯类决定其疗效的是血清浓度高于最低抑菌浓度的持续时间,一般要求达到给药间歇时间的 60% 才能发挥最好疗效,并减少耐药性的产生。

(3) 认为静脉滴注效果好于口服。有些人总以为静脉给药("挂针")比口服给药作用快、疗效好,其实口服给药绝大多数抗生素在 1~2 小时也都能达到血药高峰。所以,只要药物口服吸收率在 50% 以上,一般情况下,口服和静脉给药疗效是一样的,并不都需要经静脉途径给药。

(4) 给药时间把握不准。有的医生不清楚药物的正确用法不加区别地一天一次给药,殊不知,青霉素的半衰期不足 1 小时,应该每隔 4~6 小时给药一次,才能保证血清药物浓度高于最低抑菌浓度的持续时间达到规定要求。

3. 擅自扩大预防用药指征

例如,急性上呼吸道感染主要病原体是病毒,根本没有使用抗生素的指征。目前,一种十分不良的倾向是凡感冒都给予用抗生素,意在"预防继发性细菌感染",其实这在原本健康者并无必要。相反,预防性用药极易产生耐药性。

4. 滥用广谱抗菌药物

必须使用抗生素时,首先要选用窄谱抗生素,慎用广谱抗生素。使用广谱抗生素易出现耐药性。

三、抗感染药物增加患者的易感性

1. 抗感染药物对免疫功能的不良影响

(1) 破坏正常的皮肤黏膜防御屏障功能:某些抗感染药物的过敏反应会发生皮炎,皮疹甚至出现剥脱性皮炎,破坏正常的皮肤黏膜防御屏障功能,增加细菌侵袭致病的机会。

(2) 抑制吞噬细胞的功能:吞噬细胞参与体内多种特异性和非特异性的免疫过程。四环素、磺胺类等可不同程度抑制吞噬细胞的趋化性,吞噬作用或杀伤作用几个环节,影响吞噬细胞的功能。

(3) 抑制淋巴细胞转化:一些抗感染药物可抑制淋巴细胞转化为免疫活性细

胞,而淋巴细胞只有转化为免疫活性细胞才能参与机体特异性免疫过程。

(4) 抑制抗原抗体反应:复方磺胺甲唑、利福平等抗感染药物可抑制抗原抗体反应。

综上所述,对于机体免疫的不同环节,一些抗感染药物有不同程度的抑制作用。这些作用不仅不利于原有感染的控制,并且会因为机体防御功能下降而导致新的感染。

2. 抗感染药物对人体重要代谢器官的毒性反应

某些抗感染药物有一些不良反应——对人体重要代谢器官有毒性作用。例如,四环素类有肝毒性,可引起脂肪肝,氨基糖苷类抗生素肾毒性发生率为10%,利福平可致肺间质浸润,导致肺组织损伤,影响呼吸功能和机体有氧代谢。抗感染药物对人体重要代谢器官的毒性作用干扰了机体新陈代谢过程,使毒性产物不易转化或排除,导致机体防御能力下降,对细菌易感性增加。

3. 抗感染药物对机体微生态的影响

抗感染药物能抑制或杀伤了一些对药物敏感的致病微生物,也杀死体内正常菌群,而相应的使一些耐药的细菌大量增殖,如青霉素G能抑制咽喉内甲种链球菌的生长,却使该处原有的大肠杆菌等得以无竞争的增殖。抗感染药物的作用使人体微生态系统原有的动态平衡紊乱,当体内的菌群超过正常标准产生"菌群失调"(flora disequilibrium)。如条件致病菌繁殖引起各种症状,发生新的感染性疾病称为二重感染(superinfection)。抗菌谱越广,发生微生态平衡失调甚至二重感染的概率越大。

4. 抗感染药物治疗中细菌耐药性的问题

从20世纪40年代青霉素问世以来,随着抗感染药物的不断增多,耐药菌株也不断变化、增多,为了克服这一问题,新的抗感染药物不断出现。青霉素应用后不久,金黄色葡萄球菌产生了青霉素水解酶,对青霉素耐药。到60年代,耐青霉素菌株迅速增长至85%～90%,为解决耐药的问题开发了第二代耐酸耐酶的半合成青霉素如氯唑西林,其对治疗金黄色葡萄球菌败血症和骨髓炎等严重感染起了肯定的作用。到了70年代出现了耐甲氧西林的菌株(MRSA),1987年MRSA达24%。MRSA对所有β-内酰胺酶类抗生素,包括头孢菌素均耐药,因此开始加用β-内酰胺抑制剂如氨苄西林,但现已出现耐药现象。为治疗MRSA菌株,临床医生开始换用万古霉素或氨基糖苷类抗生素,但氨基糖苷类抗生素的肾毒性较大,而万古霉素已出现耐药菌株。

四、抗感染药物的合理使用

抗感染药物的使用同医院感染密切相关,通过对医院内感染危险因素的调查分析表明，抗感染药物应用成为院内感染的主要危险因素，解放军总医院1993～1995年进行了3次医院感染流行病学调查，共调查了3 866例住院病人，发现医院感染373例(9.65％)，492例次(12.73％)，对调查的数据采用了Logistic回归模型进行多因素危险因素分析，结果提示联合应用抗感染药物两种以上和抗感染药物使用两周以上两个因素是多病种医院感染的危险因素。

与抗感染药物有关的医院感染多为内源性感染，易在原有感染病灶部位发生二重感染。多见于消化道、下呼吸道、尿道等部位，甚至发生败血症。病原菌以真菌、绿脓杆菌、肠杆菌科、厌氧菌等多见。

为控制医院感染发病率，必须重视抗感染药物的合理使用。卫生部医院感染监控协调小组提出以下合理使用抗生素的建议。

1. 严格掌握使用抗生素的指征

病毒性感染或病毒感染可能性较大的患者，一般不使用抗生素；对发热原因不明，且无可疑细菌感染征象者，不宜使用抗生素；对病情严重或细菌性感染不能排除者，可针对性地选用抗生素，并密切注意病情变化，一旦确认为非细菌性感染者；应立即停用抗生素。

2. 使用过程中监测抗生素的使用情况

凡怀疑细菌感染的病例，应力争在使用抗生素前按疾病诊疗常规采集标本，进行细菌培养和体外药敏试验。根据细菌学检查结果，结合临床选用敏感的抗生素或对原来使用的抗生素进行必要的调整，同时要注意药品的来源及价格。

明确诊断的急性细菌性感染在使用某种抗生素72小时后，如果临床效果不明显或病情加重者，应多方面分析原因，确属于抗生素使用问题时，应调整剂量，给药途径或根据细菌培养及药敏试验结果改用其他敏感性药物。

要避免外用青霉素类、头孢菌素类及氨基糖苷类抗生素；对眼科、耳鼻喉科、外科、妇产科及皮肤科使用的外用抗生素也应严格管理、掌握适应证、避免滥用。

细菌性感染所致发热，经抗生素治疗体温正常、主要症状消失后，及时停用抗生素。但败血症、骨髓炎、细菌性心内膜炎、化脓性内膜炎及某些重症感染可视情况而定。

3. 预防用药及联合用药要慎重

联合使用要有严格的指征，一般适用于一种抗生素不能控制的严重感染(包括败血症、细菌性心内膜炎、化脓性脑膜炎等)、混合感染、难治性感染、二重感染以及需要长期用药而细菌又容易产生耐药的病例。严格禁止无根据的随意联合用药。

一般情况下不因预防目的而使用抗生素，特别是滥用广谱抗生素。对内科无感染征象的心血管病、脑血管意外、恶性肿瘤等一般不应预防性使用抗生素；只有对急性风湿热病人，可定期使用青霉素G；所有胃肠道手术及胆囊手术除其他术前处理外,可术前1小时给予抗生素预防治疗;对其他选择性手术,特别是心脏手术、颅内手术及骨与关节手术、矫形手术可在术前一天开始使用抗生素,手术后使用时间根据病情决定。

第五节 医院感染控制

医院感染控制是以医院感染监测的资料为依据,以医院感染管理为手段,目的是提高医疗质量,保证患者医疗安全。医院感染控制的方法主要是消毒、隔离、净化,对媒介因素、易感人群等采取相应的措施。我国从20世纪80年代开始进行医院感染的控制后,取得了一定的效果,1994年我国医院感染的发生率在校正后为10%,一些医院已将医院感染控制在4%~7%的范围内。

全国医院感染控制工作主要包括以下4个方面。

(1) 在医务人员和各级管理人员中开展医德医风的教育和医院感染知识的培训,使广大医务工作者充分认识到医院感染知识的重要性,不同程度地掌握医院感染的基本知识和技术,促进医院感染的有效控制。

(2) 将消毒、隔离与无菌操作列为"基础理论、基本知识和基本技能"训练的重要内容,进行强化训练。

(3) 以监测为基础,以管理为手段,以控制为目标,应用系统工程的原理为医院感染的控制服务。

(4) 医院感染是一门涉及多学科的综合性边缘学科,学习其他学科的先进技术和方法有利于医院感染控制的开展。

1) 在病原学诊断中应用分子生物学的技术,如细菌、病毒的快速、敏感、准确的检测技术。

2) 在寻找危险因素时应用多因素统计分析的方法,使医院感染管理者在众多医院感染的影响因素中抓住重点,事半功倍。

3) 在病人入院时可采用数学模型预测其发生感染的危险性,从而可采取有利的预防措施,避免医院感染的发生。

医院感染管理的最终目标是减少医院感染发生的各种危险因素,降低医院感染的发生率。控制医院感染的手段,首先是提高医院各类人员对医院感染工作重要性的认识,在日常工作中树立主动预防医院感染的意识,增强责任感;其次是要保证医院医疗用品设施的消毒灭菌质量;还要加强抗感染药物合理应用的管理。

(梁娟芳 刘越泽)

参考文献

[1] 朱士俊主编. 现代医院感染. 北京：人民军医出版社，1998
[2] 徐秀华主编. 临床医院感染学. 湖南：湖南科学技术出版社，1997
[3] 丁涵章，马骏，陈洁主编. 现代医院管理全书. 杭州：杭州出版社，1998
[4] 钟秀玲，长棣妍主编. 现代医院感染护理学. 北京：人民军医出版社，1995
[5] 史自强，马永祥等主编. 医院管理学. 上海：上海远东出版社，1995
[6] 贾淑梅主编. 临床医院感染管理与控制. 西安：第四军医大学出版社，2002
[7] Pruss A., Giroult E *et al*. Safe management of wastes from healthcare activities. Switzerland：WHO，1999

第十章

医院科教管理

第一节 医院科研管理

医院科研管理是对医学领域的科学研究和技术活动的管理。具体地说,就是运用计划、组织、协调、控制等基本手段,有效地利用人、财、物、信息等要素,使其相互配合,发挥最高效率,达到最佳结果。医院科研管理工作的基本目标是出成果、出人才、出效益,促进医学科学事业的不断发展和医疗技术、医疗质量的不断提高。

一、医院科研的意义、特点和类型

(一)医院科研的意义

医院承担着医疗、教学、科研三大任务。医疗的本质在于应用知识,教学的本质在于传授知识,而科研的本质在于发展与创新知识。随着医疗卫生体制改革的深入,医疗保险、医疗市场等一系列的变革,在新的市场经济条件下,医院面临着激烈的市场竞争。在这种形势下,要使医院在竞争中保持优势,更好地为病人服务,关键在于要有一批德才兼备的医学人才,高水平的医疗技术与服务质量,现代化的管理手段。当今医疗市场的竞争,归根结底在于医疗技术和人才的竞争。科研是促进医学发展的重要手段,是保证学科建设与发展、培养医学人才的必要措施,是衡量一个医院医疗水平、学术水平高低的重要标志。

1. **提高医疗技术水平和医疗质量,增进人民健康**

医院科研旨在研究人的生命本质及其疾病的发生、发展和防治、消灭的规律,以达到增进人类健康,延长寿命的目的。随着医学模式的转变和疾病谱的变化,有组织地开展医学研究,可以深入系统地总结以往实践经验,加深对人的生命和疾病现象及其发生、发展规律的认识，可以不断发展医学新理论，开拓研究新领域，攻克技术新难关，不断寻求维护人类健康和防治疾病的最佳途径和方法，不断提高医疗技术和医疗质量，满足人民对医疗技术日益增长的需要。

2. 促进学科建设和人才培养

学科建设是保证医院特色与优势的重要手段。没有高水平的科研支持，学科建设将成为空谈。学科的水平体现在是否有知名的学科带头人、合理的人才梯队、先进的科研课题及标志性的科研成果。通过总结临床实践经验，掌握和跟踪国内外最新医学发展动态和趋势，活跃思维方式，养成严谨务实的科研作风，更重要的是通过科学研究可以培养出一批刻苦钻研，敢于设想、敢于创新、敢于实践的具有较高科学素质的医学人才。通过学科建设带动人才培养，人才培养又反过来促进学科发展，具有相辅相成的重要作用。对于教学医院而言，开展科学研究更具有自我提高、教学相长的重要意义。

3. 加强国内外学术交流和提高医院学术地位

学术交流来源于科学研究，反过来又促进科学研究和医院学术水平的提高，通过学术交流，可以使新的科学知识得以广泛传播，使医学科技人员互相启发，共同切磋，活跃学术思想，加快研究进展。特别是国际学术交流与协作，对引进新技术，跟上医学科学发展步伐更显必要。

4. 促进医学科研成果转化

医院科学研究在解决防病治病和保护人民健康中的关键技术问题时，必定会产生一些有价值的科技成果，如应用于诊断治疗中的新技术、新方法、新材料、新药物等。这些科技成果一方面直接发挥明显的社会效益；另一方面通过技术转让、技术入股或吸引外资联合生产等多种形式的开发，可转化为生产力，创造更多的社会财富，产生直接的经济效益，从而实现科技兴院的目的。

（二）医院科研的特点

医学科研的对象是人，人既具有生物属性，又具有社会属性。因而，医学比其他自然科学更复杂。它包含明显的生物、心理、社会因素。医学科研除了一般科研所具备的特点外，由于其研究的对象不同，还有其独有的特点。

1. 安全性

医学科学研究是探索人类的生命本质及其疾病与健康关系的科学，以人为研究对象是医院科学研究的重要特点之一，因此，要求科技人员必须具有崇高的职业道德和严谨的科研作风，符合伦理原则，保证安全可靠，绝不允许直接或间接地有损人的健康。凡涉及人体试验，必须在严肃的道德准则和严格的法律规定下进行，国际上共同遵守的"人体试验准则"，美国的《食品、药品管理法》和我国国家药品监督局的药品临床试验管理规范等对人体试验进行了严格的规定。

2. 复杂性

医学科研的安全性要求大大增加了医学科研的复杂性。如临床研究,需制定一系列的试验原则、范围、设计方案、道德规范,甚至法律等;动物实验研究要制造某种疾病的动物模型;人体的精神、心理状况、生理活动和疾病过程还受到社会因素的作用等。医学研究的复杂性,需要医学科研人员在制定研究计划、考虑研究方案时,更应细致周密和严实,以确保研究结果的准确性与科学性。

3. 社会公益性

医学科研的目的是保护人类健康,是直接为社会生产力中最重要的要素劳动力服务的,同社会生产有着直接的联系,属于社会公益性事业。社会效益仍是目前医学科研的主要目的之一,它面向社会,服务社会,造福人类。在医学模式和疾病谱发生根本转变的今天,新的医学基础理论,新的诊疗技术与方法,新的药物与仪器正在不断地向人类提供新的医疗保健措施。

4. 多学科交叉性

随着医学科学的迅猛发展,当代医学科学发展趋势是:一方面进一步分化出许多精细的分科;另一方面学科之间相互交叉渗透不断形成新的学科,如细胞分子生物学、生物医学工程学等。医学科学研究,正是顺应着这种趋势出现了多学科的交叉渗透,生物学、工程学、物理、化学、环境、社会心理等广泛地渗入医学研究领域,不仅大大提高了基础医学的研究水平,同时对临床医学研究也产生了巨大的影响。一项重大的科研项目,需要多个学科的联合,形成优势互补,突破创新,才具有竞争力。

(三) 医院科研的类型

1. 按任务来源分类

(1) 纵向科研任务:各级政府主管部门下达的课题、项目,包括国家、部门和专业发展规划中确定的科研任务,或主管部门根据医药卫生事业发展的要求和在防病治病工作中遇到的一些技术难点提出的科研课题。例如,国家科技攻关项目,"863"、"973"课题,国家自然科学基金课题,各部、省、委、局基金课题等。一般通过择优或招标方式落实到承担单位。对医院而言,这部分任务是科研的主要任务,积极创造条件争取纵向课题,并在人、财、物上加以支持与保证。

(2) 横向科研任务:这类研究与开发课题是以横向科技合同为依据的,它主要由企、事业单位委托进行,研究经费一般由委托单位提供。

(3) 自由选题:根据学科发展和科技人员的专长,结合医疗卫生工作的实际需要,由科技人员自己提出的研究课题。由所在单位给予资助立题,如院、所基金等。自选课题目的在于鼓励有创新的思路和设想,先给予启动,为以后申报大课题做准备。因此,应充分重视自选课题,并积极创造条件给予支持和扶植。

2. 按科技活动类型分类

(1) 基础研究:以认识自然现象,探索自然规律为目的,此类研究探索性强,研究周期长,对研究手段要求高,研究结果常是一些科学发现。医学基础研究是探索和认识生命活动的基本规律,探索和揭示疾病发生、发展和转归的一般规律,从而对医疗、预防提供科学理论依据,指导医学科学实践。

(2) 应用研究:主要针对某个特定的有实际应用价值的目标开展的研究。一般来说,通过应用研究可以把理论发展到应用形式。应用研究是应用已知的规律去变革现实,包括治疗方法研究、诊断方法研究以及医疗技术、装备的研究等。在应用研究中,有时又有基础研究,这种研究又称"应用基础研究",该研究与纯基础研究的区别在于其有一定的应用目的。

(3) 开发研究:运用基础研究和应用研究的知识,为了推广新材料、新产品、新设计、新流程和新方法,或对之进行重大的、实质性改进的创造活动。它和前两种研究的区别在于:基础研究和应用研究都主要是为了增加和扩大科学技术知识,而开发研究主要是为了推广和开辟新的应用。

以上三类研究互相补充、互相促进并可互相转化。基础研究是应用研究的基础,应用研究是基础研究的应用。应用、开发研究不仅是对基础研究成果的进一步延续和证实,而且反过来又促进基础研究的发展。

二、医院科研的组织管理和必要条件

医学研究是医院一项经常性工作,医院科研的进步与发展,科技人才的培养与成长,与管理工作密切相关。良好的组织管理、完善的科研条件是医院科研的保证。

(一) 医院科研的组织结构

1. 科研管理的职能机构

医院有一名副院长分管科研工作。根据医院规模大小,设科研处(科教处)或科研科(科教科)为职能部门,主要职责是认真贯彻"科技兴国,科技兴院"的方针及国家有关发展科学技术的政策,在抓好医院日常的科研工作外,结合医院的实际,以学科建设和人才培养为宗旨,协助院长组织制定医院的科研规划、计划,建立健全科研制度,创造科研条件,合理协调科研力量,组织科研协作,抓好人才培养和管理,充分调动科技人员的积极性,采用先进的管理方法,提高科研工作的效率和质量。

2. 成立学术委员会

学术委员会负责医院科研课题申报前的评审与咨询,提出改进的意见与建议;论证科研机构和各种科研活动方案。学术委员会由医院内学术造诣较高,才学出众,品德高尚的专家组成,人数一般为8~10人。

3. 设立伦理委员会

伦理委员会或伦理小组,负责论证医学科研中有关涉及人体试验方面的伦理学问题。伦理委员会由5~7名医学专业人员、行政人员和至少一名非医学专业技术人员组成。伦理委员会的工作以《赫尔辛基宣言》为指导原则。在临床科研中,凡经过动物实验后应用于人体的新药物、新技术、新材料及有关基因工程和器官移植等方面涉及伦理学问题的研究都应经伦理委员会审定后,严格按国际上共同遵守的"人体试验准则"及其他有关规定,经受试者同意后,计划周密地进行必要的人体试验。

(二)医院科研机构

1. 附设研究所

研究所是医院的大型研究机构,需经上级主管审批同意方可建立。建立研究所的条件是:必须有一支实力较雄厚的学术梯队,具有承担国家级或至少省市级科研项目的能力,有必备的科研设备和实验室条件,研究方向必须符合医院学科发展方向。研究所规模一般为30~50人,多数科研人员是专职或以科研为主,组织管理上单独建制,但体制上由院长统一领导。

2. 研究室

研究室是医院附设的小型研究机构,相当于专业科室。作为医院的研究室,应具备研究所的基本条件,一定的科研人员,专用的仪器设备,科研病床和经常性的科研经费。有明确主攻方向,既要完成当前的科研任务,又要符合长远的发展方向。

3. 研究组

研究组即课题组。它是根据科研任务的需要而临时组织的,人员组成可以跨科室、跨单位,要求精干,结构合理。研究组完成课题后自行解散,这是各级医院一种主要的科研组织形式。

(三)医院科研的必要条件

医院科研条件包括科研人才、科研基地与场所、实验室技术装备及科研经费。积极创造科研条件,是完成科研任务的基本保证。只有将人、财、物这3个必不可少的要素有机地结合起来,通过科学的组织管理,才能有效地发挥各自的作用,产生较大的效益。

1. 科技人员

科技人员的质量和数量,是关系到医院科研工作能否顺利开展并取得预期成果的首要条件,是衡量医院科研实力的重要标志。按照科技"以人为本"的原则,建立一支老、中、青三代合理的梯队结构,发挥各自的最佳效能。对学有所长的专家教授积极发挥他们的作用,指导并培养年轻的一代。医院通过实践与考核,对德才兼备的人才进行大胆选拔与培养,为他们创造条件重点扶植,使他们能脱颖而出。

2. 科研基地与场所

医院科研除了临床研究外,实验研究占有相当重要的地位,这就需要有科研实验室、动物实验室和科研病房。

(1) 实验室的设置本着既有利于科研工作,又考虑临床医疗共用的可能性,做到布局合理,人力、物力集中,设备配套。规模较大的医院可以采取集中与分散相结合,以集中为主,设置中心实验室,大型通用仪器设备集中使用,个别专科根据需要,增设专科实验室作为补充;而规模小的医院以只设中心实验室为宜。

(2) 实验动物是医学科研工作必不可少的基本条件。新的手术方法的建立、新药研究、疾病模型的建立等,都需先在动物身上进行,实验动物质量将直接影响到研究结果的科学性和可靠性。医院动物实验室及动物饲养室的设备条件和管理好坏,是反映一个医院科研质量的重要指标。

(3) 设置适当的科研病房和病床,收治符合要求的病种,建立详细的病例档案,以便进行系统观察和科学研究。

3. 实验技术装备

实验技术装备包括仪器设备、材料、药物、试剂、实验动物等。

4. 科研经费

科研经费是开展科研的基本保证。医院应积极投入竞争行列,充分发挥优势,组织科技人员联合起来协作攻关,提高竞争力,多渠道争取科研经费。同时,医院应加大对科研的投入,每年拨出一定数量的经费用于支持科研与学科建设。

三、医院科研经常性管理

医学研究的基本程序是指一项研究课题从开始到终止所经过的步骤。大体经过选题、申请、实施、总结、鉴定、报奖及推广转化等几个基本程序。科研经常性管理必须围绕着基本程序进行,保证研究工作顺利开展,达到出成果、出人才、出效益的目的。科研经常性管理包括计划管理、成果管理、经费管理、人才培养、科技档案、学术交流等。

（一）计划管理

医院根据发展目标，制定相应的科研规划和计划。医院的科研规划和计划应参照国家和地方的规划和计划精神，根据防病治病原则，结合医院实际情况加以制定。除了制定相应的科技规划和计划外，计划管理的重点是课题计划。目前，我国医药卫生科研计划分为4级，即国家计划、部级计划、省市级计划和单位计划，与此相应的课题有5种，即国家课题、部级、省市级课题、单位课题和自选课题。课题计划管理由2个部分内容组成：立题管理和实施管理。具体内容：选题、申请、实施、总结等。

1. 选题

选择课题就是选择确定自己的主攻方向，它关系到整个科研工作的成败。爱因斯坦曾经说过："提出一个问题往往比解决一个问题更重要，因为解决问题也许仅仅是一个数字或技术上的技能而已，而提出新的问题、新的可能性，从新的角度去看旧的问题却需要创造性的想象力，而且标志着科学的真正进步。"因此，正确地选择课题，是科学研究中具有战略意义的首要问题。

（1）选题原则：①要有明确的目的性。必须以学科发展为目的，与学科主攻方向相一致。②要有创新性。创新应是前人没有研究过的或是已有研究工作上的再创造，包括新发现、新设想、新见解，也可以是新理论、新技术、新方法或开拓的新领域。要防止低水平的重复。③要有科学性。要符合客观规律，有一定的理论和实践依据。④要有先进性和可行性。

（2）选题注意事项：①选题范围大小适当，明确主攻方向。②通过查新，摸清国内、外有关的科技动态，以判断研究价值。③选题后要先进行预试验，以确定课题的可行性。④做好开题报告，同行评议，以审定该课题是否具备立题条件。

2. 申请

（1）申请书的撰写：选择好课题后，如何将自己的思路充分表达出来，使同行专家和主管部门认可便成为关键，能否写出一份高质量的申请书，是申请课题竞争性强弱的关键。主要内容包括：①立论论据：项目的研究意义，国内、外研究现状分析及主要文献、出处；②研究方案：研究目标、研究内容和拟解决的关键问题；研究方法、技术路线、实验方案及可行性分析；年度研究计划及预期进展；预期研究成果；③研究基础：有关的研究工作累积和已取得的研究工作成绩，已具备的实验条件；④经费预算。

（2）申报课题的质量控制：①管理部门把好形式审查关。②专家把好学术水平质量关。院学术委员会或同行专家负责对申报课题进行全面审核和评议，包括：立意是否有创新，立论依据是否充分，研究目标与研究内容是否明确、具体，技术路线、实验方案是否可行、先进,避免低水平的重复研究。③上报审批。

3. 实施

课题实施管理是指在课题确定(中标并签订合同)后,管理者和负责人在职责范围内对课题实施过程中各种基本要素进行有效的协调控制和综合平衡,以实现课题目标的一系列活动。

(1) 落实计划、明确职责:课题负责人对课题的完成负有全责,要认真做好课题组的组织、指挥、协调工作,严格掌握课题进度,合理安排经费使用,负责对课题进行小结、总结和汇报以及组内人员的指导与考核,建立一套组内共同遵守的规章制度,以保证研究工作有条不紊地开展。医院科研管理部门是课题完成的保证单位,应负责监督、检查课题履行情况及课题的验收工作,并协调解决课题执行过程中出现的各种矛盾与纠纷。

(2) 定期检查、掌握进度:为全面掌握课题执行情况,必须建立研究工作检查制度。检查的目的在于及时了解情况、及时发现问题和解决问题,这是保证科研计划顺利进行的有效手段。对课题计划的执行情况进行检查,内容包括计划实施、条件落实、经费使用情况以及遇到的困难等,以便及时协调解决。

(3) 按期结题、及时总结与验收:课题按规定时间结束后 3 个月内,管理部门应督促课题负责人认真撰写出科研课题结题报告。报告内容包括结题简表(研究概况)、研究内容及研究简要经过、取得的主要成果及意义、达到的主要技术经济指标、对研究成果的评价和建议、完成论文论著目标、经费使用决算等。

(二) 成果管理

科研成果管理包括成果鉴定、成果申报和奖励、专利申请和成果转化。

1. 成果鉴定

成果鉴定指有关科技行政管理机关聘请同行专家,按照规定形式和程序,对成果进行客观公正的审查和评价,正确判断科技成果质量和水平,加速科技成果推广应用。

成果鉴定必须具备以下条件:①全面完成科研合同,任务书或计划的各项要求;②技术资料完备,符合科技档案要求;③应用性科研成果必须出具应用推广单位证明;④实验动物必须具有合格证书;⑤基础性研究成果一般需论文发表后方可申请鉴定。申请鉴定须填报《科技成果鉴定申请书》或《科技成果验收申请书》,经上级主管部门审核批准。成果鉴定形式如下。

(1) 专家鉴定:有会议鉴定和函审鉴定两种方式。会议鉴定是由同行采用会议形式对科技成果作出评价。由组织或主持鉴定单位聘请同行专家 5~7 人组成鉴定委员会。采用答辩、讨论、现场考察、演示或测试等方式。鉴定结论必须经到会专家的3/4以上通过才有效。

函审鉴定是由组织鉴定单位确定函聘同行名单,专家人数一般控制在5~7人,由组织鉴定单位将该项成果的有关证明、技术资料等文件函送所聘专家,并请其在一定时期内反馈具有专家亲笔签名的评审意见书;反馈的评审意见书不得少于5份。若少于此数时,应增聘评审专家。

(2) 验收鉴定:由组织鉴定单位或委托下达任务的专业主管部门(或委托单位)主持,根据计划任务书(或委托合同书)或规定的验收标准和方法,必要时可视具体情况邀请3~5名同行专家参加,对被鉴定的科技成果进行全面的验收。

2. 成果申报和奖励

(1) 科技成果申报:为了让国家和地方各级科技管理部门随时掌握和了解各类科技成果的数量和意义,及时地交流和推广各类科技成果,最大限度地发挥科技成果在推动社会主义经济建设中的作用。报送的每一项科技成果,均应附送下列材料:①科技成果研究报告,主要内容有:项目简介,包括项目所属科学技术领域、主要内容、特点及应用推广情况;项目详细内容,包括立项背景、详细科学技术内容、发现、发明及创新点、保密点,与当前国内外同类研究同类技术的综合比较、应用情况、经济和社会效益,主要完成人情况,并加盖填报单位及其负责人的印章。②《科学技术成果鉴定证书》。③研究试验报告或者调查考察报告、学术论文与科学论著等有关技术资料。④成果应用、推广方案或证明。

(2) 成果奖励类型:①国家级:由国务院设立的国家最高级别的奖项,包括国家最高科学技术奖、自然科学奖、技术发明奖、科技进步奖和国际科学技术合作奖。②省、自治区、直辖市级:由地方人民政府设立的科学技术奖。③社会力量设奖:医学会设奖、科协等。

3. 专利申请

专利制度是国际上通用的利用法律保护知识产权,促进社会科技进步,促进科技成果转化,建立良性的市场竞争机制的有效办法。鼓励新技术、新工艺、新方法、新产品、新材料等技术构思申请专利。《专利法》中所指的专利即专利权,专利权就是专利权人在法律规定的期限内,对其发明创造享有的独占权。专利权只能由国务院专利行政部门批准、授予。

专利的三大特点:①独占性,指对同一内容的发明创造,国家只授予一项专利权;②地域性,指一个国家或地区授予的专利权,仅在该国或该地区才有效,在其他国家或地区没有任何法律约束力;③时间性,指专利权有一定的时间期限,发明专利权的期限为20年,实用新型和外观设计专利权的期限为10年。

取得专利权的实质条件:①新颖性,指一项发明在申请日之前没有与其相同的,未在国内外出版物上公开发表过的技术内容,未在国内公开使用过的技术内容,未在国内以其他方式(口头报告、演讲、发言、展览等)为公众所知的技术内容,未有他人在先申请的技术内容;②创造性,指先进性,首创发明、解决某些技术领域的难题或取得预料不到的技术效果等;③实用性,指能在各种产业中应用的。

专利权并不是伴随发明创造的完成而自动产生,需要申请人按照专利法规定的程序和手续向专利局提出申请,并提供规定的各种文件,经专利局审查,符合规定的申请才能授予专利权。一般申请专利是通过专利代理公司来进行。

4. 成果转化

科研成果转化实际上就是科研成果由科研部门向生产领域的运动过程。广义上讲,科研成果的转化包括基础研究的成果向应用研究与开发研究成果的转化;应用研究、开发研究的成果向生产中等信息性和实物性成果的转化,直到生产中应用与推广,形成生产力,获得经济效益。狭义上讲,科研成果的转化是指实验室内已成功的科研成果,向生产应用推广,形成生产力。科研成果的管理,主要抓好科研成果的应用与推广。以管理工作而言,成果的应用与推广,是科研与生产的"接合部"。

科研成果转化的具体模式:自行转化,自己投产;招标拍卖,转让所有权;技术转让,分成收益;技术入股,合资经营;风险投资,孵化成果。

科研成果转化资金筹集:国家专项基金申请;金融机构贷款,风险投资。

(三) 经费管理

1. 科研经费来源

与课题任务来源相配套,科研经费来源也分为纵向与横向。纵向经费来自中标的纵向课题,主要是由国家和各级主管部门科研拨款;横向经费主要来自企业、事业单位;另一部分经费来源于国际合作。

科研经费的收入多少是衡量一个医院研究能力大小的重要标志之一。采取多种渠道、多种形式筹措科研经费,乃是当今和今后一段相当长时间里医院科研经费管理的一个极其现实而又重要的问题。基础研究和部分应用研究经费,力争通过申请各级、各类科学基金获得。发展研究和自选课题经费越来越要求经济自立,医院要面向社会,与科研、企事业单位开展各种层次、形式的科技横向联系,有条件的医院还可开展国际科技协作。同时,增加医院科研经费的投入比例,并以开发转让自身科技成果产生的经济收益来壮大自己,这对实现"科技兴院"、促进科研事业的发展具有重要意义。

2. 经费使用原则

(1) 政策性原则:严格遵守财经纪律,单独建账,单独核算,专款专用。

(2) 预算原则:坚持先预算后开支,量入为出。

(3) 节约性原则：坚持勤俭办事原则，最大限度地节省人力、物力、财力。

3. 经费开支范围

(1) 直接费用：①科研业务费：实验材料费、燃料动力、外协测试化验及加工、出版物/文献/信息传播/知识产权事物、会议；②人员费：直接参加课题研究的全体人员支出的工资性费用（包括工资及津贴）；③仪器设备费：研究过程中发生的仪器、设备、样品、样机的购置和试制费用；④修缮费：研究所用固定资产的安装、维护、修理等费用；⑤其他：国际合作交流、差旅、专家咨询等。

(2) 间接费用：现有仪器设备使用费、房屋占用费、管理费等。

(四) 科技档案

医院科技档案，是指医院在医药卫生科技活动及防病治病过程中形成的具有保存价值的文字、数据、声像、图表、软盘等各种载体，并且按照一定的归档制度作为真实历史记录集中起来保管的科学技术文件材料，科技档案工作是医院科研管理的重要组成部分，是提高科研工作质量的重要保证。

科技档案真实地记载了人们的科技思想、科技方法和科技经验，是广大科技人员劳动的结晶，它能为科研管理机构和科技人员在进行科研管理、科技决策、科学研究、技术交流、著书立说、职称评聘、经验总结等方面提供信息和依据，起到凭证和参考作用。

科研档案归档的范围有以下内容。

(1) 任务来源类：计划任务书、工作方案、选题论证报告、课题协议书、合同、年度计划及执行情况、经费预决算。

(2) 原始记录类：科研记录本、各种测试数据及分析、各种图表及照片、各种临床观察材料、各种化验报告、计算结果。

(3) 成果鉴定类：课题简介表、成果送审表、成果报告表、鉴定证书、鉴定委员会名单、鉴定会议记录、鉴定委员会意见、论文或著作、科技成果主要研究者登记表、课题组人员名单、科技成果推广情况表、科技文件材料登记表。

(4) 成果奖励类：成果奖励申请表、上级批复、获奖照片及证书、奖金分配。成果推广应用类：各类报道、有关来往信件、讲座及学习班有关材料、用户反馈评价意见、技术转让合同。

(五) 学术交流

学术交流是推动科学发展，造就科学人才的重要条件。为了浓化学术空气，及时掌握国内外的学术动态，积极开展新技术、新业务的学习，医院应建立健全学术交流制度，定期开展学术交流。学术交流的形式可多种多样，包括学术讨论会、学术座谈会、学术报告会，以及学术性互访、讲学、参观、考察等。有条件的还可开展国际性学术交流,以便更好地开阔视野,启发思路,增加新的科学技术知识,促进医学科学的进一步发展。

四、学科建设与人才培养

(一)学科建设的意义

面临医疗卫生事业的全面改革,知识经济时代的挑战和激烈的行业竞争,加强学科建设已成为医院"科技兴院"战略的重点。由于学科发展的不平衡和可投入经费的相对短缺,重点学科可以集中反映医院的特色,对其他学科的发展有示范和促进作用。

"科技兴院"的战略目标不仅仅是依靠一批名医依赖先进医疗技术的应用在较短的时间内提高医院参与竞争的能力,其长期的目标在于通过科学研究和人才培养为大型医院的可持续发展提供必要的知识储备、技术储备和人才储备。重点学科是科学研究的主战场,科技成果的主要产地,人才培养的主要基地和开展先进医疗技术的前沿阵地,充分显示出其在实施"科技兴院"战略中举足轻重的地位与作用。

(1) 有利于推动医药卫生事业的健康协调发展:抓好学科建设,其意义不仅在于学科本身,而是力争使我国医药卫生在一些重大领域取得突破性进展,推动全局。

(2) 有利于形成优势和特色,带动医院科技工作的开展:开展学科建设,有利于医院集中力量建设一批高质量、有特色的优势学科,这些优势学科将成为医学科学研究中心和人才培养基地。并以此为"龙头"和依托,充分发挥其示范作用和技术辐射,带动全院其他学科的建设和发展,逐步形成一个门类、结构、比例较合理的科研体系。

(3) 有利于促进医院人才培养:通过学科建设,有利于发现人才、培养人才、使他们在一定的压力和较优越的条件下不断成长,有利于增强学科带头人的使命感和责任感,充分调动他们的积极性及创造性,发挥他们的聪明才智和作用,积极培养年轻的一代,形成合理的梯队结构,为多出成果、多出人才做贡献。

(二)学科建设与发展的必要条件

(1) 必须围绕医院自身的优势与特长,确定学科建设的目标。

(2) 学科的主攻方向必须聚焦。主攻方向聚集,有利于人力、物力投入集中,充分利用现有的资源,以达到最佳效能,同时有利于学科向纵深方向发展,使学科具有竞争力。

(3) 必须有一个德才兼备,有较高学术威望的学科带头人。选准学科带头人是学科建设成功与否的关键。学科带头人不仅要在该学科领域具有较高的业务水平,学术威望,思想活跃,勇于开拓创新,探求未知,而且有良好的思想素养,有强烈的献身事业精神和责任感,有识才的慧眼和纳贤的胸怀,甘为人梯,高度重视人才,还要有较强的组织管理能力。

(4) 有一支结构合理,学风良好,团结协作的学科梯队。

(三) 学科建设发展趋势

(1) 从传统的分科向现代的专科化、综合中心化转变:学科将由精细分科逐渐趋向群体综合,形成多科联合的优势学科群或中心。这种趋势,能够集中优势兵力,较传统的单一学科更具实力,充分显示出其特色和优势。

(2) 从专业技术特色向功能优化拓展:跨世纪的学科建设将更加注重内涵建设,进一步优化和拓展学科功能。一方面学科要保持特色和发展优势,力争具有雄厚的人才、设备和技术实力;另一方面将更多采取同类或相关学科间的纵横交叉联合,取长补短,以达到完善和优化专业或特定功能的目的。

(3) 从依靠学科带头人转向注重学科带头人与人才梯队结构合理并举:不仅重视学科带头人和接班人的培养和选拔,还将更加注重技术队伍的整体素质养成及梯队结构的合理。

(4) 更注重重点学科的带动效应:医院各学科都以其自身的专业特点和特殊功能,共同实现医院的功能、任务和整体保障效益。一个技术实力强、学术地位高的学科能够代表医院的学术水平和专业特色,关系着医院的形象和声誉,从而产生带动相关科室发展的效应。

(5) 从信息的单向、双向交流向国内外网络自动化发展:医院学科的建设与发展无不伴随着信息的沟通和支持,特别是计算机的应用网络的发展,为学科建设所需各种信息的及时收集和正确处理奠定了基础。

(四) 人才培养与选拔

在科学技术激烈竞争的环境中,医学科学的竞争主要取决于医学人才的竞争,而人才竞争的关键又在于人才的科学管理。因此,强化人才管理意识,创造一个具有竞争机制的人才成长环境,运用科学方法管理,使大批的优秀人才涌现出来,是十分重要的。

1. 人才培养

(1) 制定培养规划和目标:医院应根据实际情况,在人才培养上进行有计划、分层次地搞好学科带头人、后备学科带头人和青年学术骨干的培养工作。对3个不同层次的培养对象,各医院根据自身规模条件和实际情况制定出明确的培养计划和目标,其内容包括政治素质,医疗、教学、科研业务能力及学术水平和学术地位上的提高等。必须措施可行,计划落实。

（2）培养途径和方法：对学科带头人的培养,应根据不同的培养对象以及各类人才的特殊规律,选择不同的培养途径和方法。医院应积极创造条件支持学科带头人赴国内外学习、访问、研修、考察、讲学及参加学术会议。出国考察、参加国际学术会议及开展国际合作研究有助于学科带头人跟踪国际科技进展、把握研究前沿领域,掌握最新的科技信息和先进的技术手段,有利于学科的建设和发展。对于后备学科带头人和青年学术骨干,应根据各医院实际情况,在规定时间内使他们完成博士后、博士或硕士学业,或安排国内外进修学习、指定老专家指导,根据他们的业务能力和水平,给他们压担子,聘他们做研究室的主任、秘书等,同时给予科研课题的启动基金,使他们在实践中成长,以任务带学习,结合完成明确的工作任务进行培养提高。当然,科技人才的培养和提高,除了组织上创造条件,采取适当措施外,主要还在于本人能面对科技水平挑战和竞争,勤奋学习、刻苦钻研、不断进取。

2. 人才选拔

原则是德才兼备,平等竞争。方法有以下 2 种。

（1）推荐评审法：采用由科室、专家、自我推荐与党政领导及学术委员会考核评审相结合的形式选拔学科带头人、后备学科带头人及青年学术骨干。有关职能部门对自荐和被荐人员的政治表现和实绩进行考核,并在此基础上提出初选名单报党政领导和学术委员会进行全面审核、评估,并进行答辩,并提出意见。

（2）考核择优法：严格的考核和淘汰是实现人才培养目标必不可少的重要环节。它有利于克服"论资排辈"。在选拔人才中引进竞争机制,实行滚动的优胜劣汰式的理想制度。对现有学科带头人、后备学科带头人及青年学术骨干建立业绩档案,每年跟踪考核,根据考核结果进行补充或淘汰。

第二节 临床医学教育管理

临床医学教育与医院的医疗、科研工作是相辅相成、互相促进的关系,也是培养高层次医学专门人才的重要途径。现代医学教育比较一致的看法是,一名医生接受医学教育是一个终生连续过程,这个连续的统一体可分为 3 个性质不同又互相连接的教育阶段：医学院的在校教育（undergraduate medical education）、毕业后教育（postgraduate medical education）和继续医学教育（continue medical education）。

一、医学教育组织管理

医学教育的3个阶段(医学院的在校教育、毕业后教育、继续医学教育)分别包含着不同的内容,因此其组织管理也不同。

1. 医学院的在校教育

在校教育包括七年制、五年制、专科学生在校教育。五年制或七年制学生进入高等医学院校后,经过2~3年基础理论学习就进入临床,接受临床学科的理论教学和临床工作的实习。无论是临床理论教学还是见习或毕业实习,均离不开临床教学基地——医院。医院按照教学计划和任务进行组织与管理。由医院分管教学副院长直接领导,下设教育处、学生处,对各具有教学任务的教研室进行管理与协调(图 10-1)。

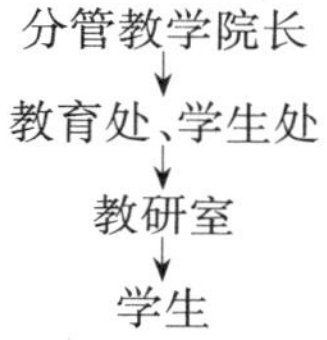

分管教学院长
↓
教育处、学生处
↓
教研室
↓
学生

图 10-1 在校教育组织管理结构

2. 毕业后教育和继续医学教育

毕业后教育包括住院医生规范化培养、研究生教育。继续教育包括医院中级以上职称卫生技术人员的再教育、外来进修人员的培训等,组织管理由医院分管教学院长负责,科教处(科)作为职能部门(图 10-2)。

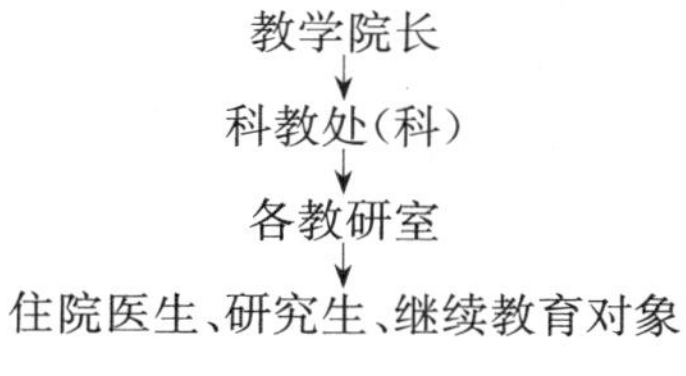

教学院长
↓
科教处(科)
↓
各教研室
↓
住院医生、研究生、继续教育对象

图 10-2 毕业后教育、继续教育组织管理结构

二、医学院校的临床教学

1. 开展临床教学应具备的基本条件

(1) 综合性教学医院有 500 张以上病床,科室设置齐全,并有能适应教学需要的医技科室和教学设备。

(2) 有一支较强的兼职、专职教师队伍,有适应教学需要的、医德医风良好、学术水平较高的学科带头人和一定数量的技术骨干,包括承担临床课理论教学任务的、具有相当于讲师以上水平的人员,直接指导临床见习的总住院医师或主治医师以上人员,直接指导毕业实习的住院医师以上人员。

(3) 应具有必要的临床教学环境和教学建筑面积,包括教室、示教室、阅览室、图书、资料、食堂等教学和生活条件。

(4) 教学医院应保证教学所需的病床数与病种。

2. 临床教学的过程管理

加强临床教学过程管理是保证临床教学质量的关键。要安排好教学每个环节的工作,使整个临床教学规范、有序地进行,主要包括以下 4 个方面的内容。

(1) 临床教学计划的实施:医院教学职能部门应根据所承担的专业教学计划、课程教学大纲、实习大纲等制定医院临床教学进程安排表、实习轮转安排表、理论讲课安排表和其他业务教学活动安排表。

(2) 临床教研室工作的管理:临床教研室是临床教学工作的核心部门。教研室工作管理包括教研室任务与职责、教研室主任职责、教学秘书职责、兼职教师职责、带教老师职责等。各教学岗位的教师均应按职责所规定的内容与责任开展临床教学工作。

教研室的基本任务是:组织好教师根据教学计划、教学大纲(实习大纲)的规定,积极完成所承担的教学任务,切实保证教学工作的正常实施,努力提高教学质量。

教研室的主要教研活动有集体备课,研讨教学中所遇到的问题,开展教学内容与教学手段、形式、方法上的革新等,以提高临床教学效果。这也包括年轻带教医师的培养性讲课、检查性听课及高年资教师的示范性教学活动。建立教师的定期考核制度,听取学生对教学工作的意见和要求,改进教学工作,做到教学相长。

(3) 专业教学的管理:临床教研室(科室)应按照临床教学大纲的要求及教学进程表的安排组织理论讲课、专题讲座、定期开展科室小讲课、病例讨论等。

医学生一旦进入临床实践,带教教师就应予以严格要求,使之形成规范的临床工作习惯。如指导学生进行正规的体检、操作,及时(24 小时以内)修正病历书写中出现的问题,组织好教学查房,规范临床理论与技能操作考试等。

(4) 临床实习学生的管理:临床医学院学生处或医院科教科负责教学人员管理学生工作,及时关心实习生的学习与生活情况,并予以必要的指导和支持,保证每位学生顺利完成临床实习任务。

3. 教学评价

一般对教学条件、教学过程和教学质量三方面进行的评价,然后作出综合评价结论。

(1) 教学条件评价：主要是了解和判断支持系统（包括人、财、物等）对培养目标实现的潜在可能性，有否与任务相适应的临床教师队伍应作为评价的重点条件。

(2) 教学过程评价：主要是调查分析教学进程和管理过程的状况，判断医院在实现临床教学目标过程中的计划、组织、领导和调控方面的措施。

(3) 教学质量评价：主要是调查了解医院在学生医德医风教育、知识与临床技能教学方面是否达到了预期目标，以及在教学科研方面所取得的成绩，然后最终是用人单位对毕业生的总体评价。

三、毕业后教育的组织与实施

（一）临床医学研究生教育管理

临床医学专业学位的实施是我国学位制度的一项重大改革，是为加速临床医学高层次专门人才的培养，提高临床医疗队伍的素质和临床医疗工作水平而设置的学位制度。

1. 培养目标

临床医学专业学位研究生的培养，是以临床实际工作能力的训练为主，以培养临床高级专门人才为目标。

（1）临床医学博士专业学位研究生培养的具体要求：①具有良好的思想素质和道德品质。在临床工作上，具有独立处理本学科常见病及某些疑难病症的能力，通过临床工作训练，使研究生具有严谨的工作作风、严密的逻辑思维、较强的分析能力、熟练的操作技能，达到低年资主治医师水平。②掌握本学科（二级学科，以下同）坚实宽广的基础理论和系统深入的专门知识。③具有从事临床科学研究和教学工作的能力。④掌握一门外国语，具有熟练地阅读本专业外文资料的能力及一定的听、说、写能力。

（2）临床医学硕士专业学位研究生培养的具体要求：①具有良好的思想素质和道德品质，具有较强的临床分析和思维能力，能独立处理本学科常见病，达到高年住院医师水平；②掌握本学科的基础理论和系统的专门知识；③掌握从事临床科学研究的基本方法，并有临床教学工作的能力；④掌握一门外国语，具有熟练阅读本专业外文资料的能力及一定的听、说、写能力。

2. 培养内容与要求

以培养临床实践能力为重点，同时重视学位课程学习、临床科研能力和教学能力的全面培养，坚持导师指导与学科集体培养相结合的原则。

采用分阶段连续培养、阶段考核分流、择优进入博士阶段、直接攻读博士学位的培养方式。

(1) 学位课程学习

1) 第一阶段采用以集中授课为主、分散学习为辅和鼓励学生自学等各种方式组织教学。入学后集中上课四个月,第一阶段修满26学分。

2) 第二阶段临床轮转期间结合科研课题的需要,在征得导师和教研室同意后安排时间选修少量反映国内外先进医学水平并与本学科相关的基础或专业基础课,或选择与科研课题有关的实验课1～2门,进一步拓宽知识面。并完成博士阶段的专业课和专业英语学习。

(2) 临床训练

1) 第一阶段(二年):按培养方案要求在二级学科进行临床轮转,接受严格的临床基本功训练和医德教育。参加本学科各病房和科室的临床医疗工作,掌握本学科常见病与多发病的病史收集与书写、诊断、鉴别诊断、治疗方法和基本操作,并结合临床工作学习有关知识。

2) 第二阶段(三年):在二级学科培养的基础上,深入三级学科,着重于求实作风,临床诊治能力,临床及科研思维的强化训练。

至少应担任半年以上的总住院医师工作,培养全面管理病房、处理急诊和会诊的能力。进行三级学科专科培养,时间不少于一年,培养独立处理三级学科常见病及某些疑难病症的能力。第二阶段导师应为研究生制定详细的培养计划,并要安排一定的时间直接指导研究生的手术操作、查房及其他检查、操作等,言传身教,培养学生的临床思维,传授自己的临床经验。

(3) 科研能力的训练:科研能力的培养要求贯穿于培养的全过程。重点放在科研基本功的训练,从文献阅读、综述撰写、课题选择与设计、实验方法、资料积累、整理、统计处理直至论文撰写,掌握一整套科研工作的方法。其中,完全脱离临床工作的实验时间一般不超过6个月,论文工作累积时间不少于一年。

1) 临床医学博士专业学位论文的基本要求:课题紧密结合临床实际,科研结果对临床工作有一定的理论意义或应用价值;论文应表明研究生具有运用基础理论和专业知识解决实际问题和独立从事临床科研工作的能力;课题设计严谨、科学,论文工作有一定新的见解或新的发现。

2) 临床医学硕士专业学位论文的基本要求:课题紧密结合临床实际,以总结临床实践经验为主,可以是结合文献综述的病例分析报告;论文应表明研究生已掌握临床科学研究的基本方法;课题设计严谨、科学。

(4) 教学能力的培养

1) 第一阶段主要是通过协助上级医师带好实习医师的实习、示教,进行临床教学能力的初步培养。

2) 第二阶段要求在此基础上进行小讲课,带见习生,进行临床示教,参加个案讨论。有条件的专业可让研究生为本科生上部分章节的大课。

（5）考核办法

1）平时的轮转业绩记录和考核。

2）阶段考核。

由研究生院按二级学科统一组织专业和专业外语考试。临床能力考试按二级学科统一组织考试小组，一般由3～5人（副教授职称以上人员）组成。

考试内容原则应包括："病例答辩"，诊断治疗技术操作，教学查房。

临床医学专业学位转博基本条件：临床能力考核成绩优良；思想素质与医德、医风好，第一阶段内无医疗差错事故；学位课程平均绩点≥2.3，且无一门课程不及格；文献综述质量较高；通过规定的大学英语等级考试。

3）博士阶段中期考核。

4）毕业考核与论文答辩。

具备以下条件者，方可申请临床能力毕业考核与论文答辩：通过全部学位课程考试；临床实践工作能力达到初年主治医师水平；根据临床医学专业学位博士生论文水平的要求，完成学位论文工作；医疗道德、思想和工作作风较好；教研室考核及预答辩通过；在学期内发表一篇论文。

临床能力考试：考试方法基本与第一阶段相同。

论文答辩：按博士论文答辩的程序进行。

（二）科研型研究生教育管理

1. 科研型硕士研究生培养

（1）培养目标：硕士学位研究生必须注重德、智、体全面发展。具有良好的道德品质和修养，对本学科具有坚实的基础理论和系统的专门知识，英语基本达到四会；具有从事科学研究工作或独立担负专门技术工作的能力；硕士学位论文达到一定的要求。

（2）培养内容和方法

1）课程学习要求：科研型硕士研究生应修满32个学分的课程，其中包括学位课程、非学位课程以及教学实践。硕士研究生的学位课程按二级学科设置，选修课可根据研究方向、课题需要和学生本人的志趣选定。

2）教学及医疗实践：研究生必须参加一定的教学工作，临床各学科的实验室硕士生必须参加不少于6个月的临床实践工作，以培养和提高从事临床实际工作能力。

3）导师小组：导师小组一般由2～3人组成，其中组长为研究生导师。

4）课题研究方向及文献阅读指导：导师应及早给学生确定课题研究方向，以便研究生在课程学习阶段即可在导师指导下阅读文献和进行预试验,为课题研究做准备。选题时要注意课题的科学性、先进性、应用性和可行性。

5) 学位论文:硕士学位论文工作,是研究生在导师及导师小组指导下,独立设计和完成某一科研课题,培养独立的科研工作能力的过程。

认真选题,做好开题报告:课题的来源、选题的依据及该课题的国内外研究动态;选题的目的、意义、应用前景;课题设计方案(包括研究工作的主要技术路线、实验方法或资料收集方法、统计处理的方法等)、实施计划进度及预期结果;研究过程中可能遇到的困难、问题及解决措施;估算课题工作量和经费。定期检查课题进展情况。认真组织预答辩,严格论文答辩的组织工作。

6) 申请答辩:研究生按课程安排计划修满所规定的学分、学位课程平均绩点在2.0以上;英语通过CET四级考试以及通过专业英语考试;学位论文经教研室组织预答辩审查通过;本人德、智、体符合研究生培养要求。可向学院、医院学位分委员会提出答辩申请,并提出论文评阅人和答辩委员会成员的建议名单。

2. 科研型博士研究生培养

(1) 培养目标:博士学位研究生必须注重德、智、体全面发展。具有良好的道德品质和修养。对本学科具有坚实宽广的基础理论和系统深入的专门知识,第一外语达到四会,原则上应学习第二外语;有独立从事科学研究的能力和创新意识;博士学位论文作出一定的创造性成果;有较高的医疗工作或教学工作能力。

(2) 培养内容和方法

1) 科研型博士生的培养,重点是培养独立从事科学研究和进行创造性研究工作的能力,在学期间从事科学研究和论文撰写的时间不少于2年。

2) 拓宽理论知识的学习,鼓励学习交叉学科的课程,深化理论水平,除按规定完成必修的博士学位课程外,实行参加学术活动制度,要求博士生在学期间积极参加校内外各种学术活动,由本人作主讲的各类学术活动不少于6次(不包括开题、中期汇报及预答辩),鼓励参加国内外的学术会议。

3) 应参加一定的医疗或教学实践,各临床专业医疗实践一般不得少于6个月,非临床专业要求承担一定的教学工作量。

4) 课程学习:博士研究生的学位课程应不少于5门。马克思主义理论课、英语、第二外国语、基础理论和专业课。

5) 学位论文:博士学位论文是博士生创造性研究的成果,应表明作者具有独立从事科学研究工作的能力,反映作者在本学科掌握坚实宽广的基础理论和系统深入的专门知识。研究结果对我国的医药卫生事业发展具有一定的理论意义或实际应用价值。

博士学位论文必须是一篇系统而完整的学术论文,主要内容包括课题的国内外研究动态、课题的目的、意义和价值、解决的主要问题和研究方法、技术路线、实验方法、材料来源、统计处理方法、结果、分析讨论。论文应对其中创造性的研究成果作出详细阐述,阐明自己的贡献。论文最后应附上文献综述及引用的文献资料。

（三）住院医生规范化培训与管理

住院医师规范化培训是毕业后教育的重要组成部分,占据了医学终生教育的承前(医学院校在校教育)启后(继续医学教育)的重要地位,是医学临床专家形成过程的关键所在。

1. 培养要求

（1）实行分阶段培养:第一阶段:三年,在二级学科范围内轮转,参加本学科各主要科室的临床医疗工作,进行全面系统的临床工作基本训练。第二阶段:两年,进一步完成轮转,逐步以三级学科为主进行专业训练,深入学习和掌握本专业的临床技能和理论知识,最后一年应安排一定时间担任总住院或相应的医院管理工作。

（2）采取学分制:政治思想素质、医德医风、临床实践时间、专业技能、理论学习及专业外语都达到要求,完成规定的学分,取得《毕业后教育合格证书》,作为聘任主任医生技术职务的重要依据。

（3）实行以实践为主,技能为主,理论学习以自学为主,业余为主的原则;力求合理的知识结构,注重医疗、教学、科研相结合。

2. 培养考核方法

住院医生考核分为理论考核与临床技能两部分:

（1）理论考核由市卫生局统一组织,每年一次,考核包括专业必修课、专业选修课、公共选修课等。

（2）临床技能考核由各医院自行组织,内容包括医疗记录(病史、医疗报告等)、三基(基础知识、基本理论、基本技能)、病例分析、操作或手术、带教质量、文章书写、专业外语等。

考核方式:①轮转考核:每一科室轮转结束,由科主任组织考评小组,对住院医生医德医风、临床技能、教学能力作出综合评价,记入轮转手册。②年度考核:由各科(教研室)组成考核小组进行考核评价。③阶段考核:第一、二阶段结合,由医院组织专家进行考核。

四、继续医学教育

（一）继续医学教育的目的、对象与要求

继续医学教育是继毕业后教学教育,以学习新理论、新知识、新技术和新方法为主的终生性医学教育,目的是使卫生技术人员在医疗活动过程中,保持高尚的医德医风,不断更新专业知识,了解、掌握学科进展和最新动态,不断提高专业工作能力和业务水平,跟上医学科学技术的发展并能指导下级卫技人员开展医学实践和科研工作,积极开展学术活动,更好地为卫生事业的发展服务。

继续医学教育的对象是高等医学院校毕业后,通过规范或非规范的专业培训,具有中级或中级以上专业技术职称的卫生技术人员。

继续医学教育以年度和阶段所得学分作为登记和考核方式。卫生技术人员参加继续医学教育所得学分,是职务继聘和职称晋升的一个必备条件。

(二)继续医学教育内容

继续医学教育的内容是适应各类专业卫生技术人员的需要,注重针对性、实用性和先进性,应以现代医学科学技术发展中的新理论、新知识、新技术和新方法为重点。

继续医学教育采取学分制的管理方法,对个人所取得的学分予以分类登记。按继续医学教育活动的性质可划分为Ⅰ类学分项目和Ⅱ类学分项目。

Ⅰ类学分项目包括国家继续医学教育项目、省级继续医学教育项目和卫生部部属单位、院校及由中华医学会总会举办经卫生部备案的继续医学教育项目,主要有学术会议、专题讲习班、短期研讨班等,国家级、省市级继教项目必须符合下列各条之一:①本学科的国际、国内发展前沿;②本学科的国内、省市发展前沿;③边缘学科和交叉学科的新发展;④获省市、部级科技进步二等奖以上科研成果的应用和推广;⑤国际、国内先进技术的引进和推广;⑥填补国家空白,有显著社会效益的技术和方法。

Ⅱ类学分项目指自学和其他形式的继续医学教育活动,主要包括自学认可项目(其内容、范围、考试大纲、考试时间、学分授予由各专业继续医学教育中心公布)、到外单位零散进修、在刊物上发表论文或综述文章、科研成果、出版医学著作、编写文字教材与音像教材、出国考察、发表医学译文、医疗卫生单位组织学术报告、技术操作示教、手术示范、病例讨论等继续医学教育活动。学分的具体计算与授予方式请参见各省市卫生行政部门下发的有关规定。

(三)学分要求与登记

继续医学教育实行年度和阶段相结合的学分制,以连续5年为一阶段。每年必须取得25~30学分,其中Ⅰ类学分5~10学分,Ⅱ类学分20学分,5年内累计达学分150分,5年内必须获得国家级继续教育项目5~10学分。

医院建立继续医学教育登记制度。各单位职能部门每年进行登记册上的学分的汇总、学分的审核和验证。以作为年度评聘和申报高一级卫生技术职务提供依据。

（伍　蓉）

参考文献

[1]　刘海林,姚树印主编.医学科研管理学.北京:人民卫生出版社,1991
[2]　丁涵章,马骏,陈洁主编.现代医院管理全书.杭州:杭州出版社,1998
[3]　江镇华主编.实用专利教程.北京:知识产权出版社,2001
[4]　陈远清主编.科研质量管理与成果转化运作实物全书.北京:中国物资出版社,2002

第十一章

医院信息管理

第一节 信息和信息管理

一、概述

随着世界经济的发展,当今世界已经进入信息化时代,现代化科学管理水平与信息化程度的关系日益密切。同样,现代医院管理要求医院管理者既要在日常的医疗实践中获得大量的医疗信息,又要努力获取大量间接的经验知识和管理信息,以便作出正确的决策,制定适宜的计划。一个医院对于信息的收集、加工处理、传输和利用等的能力,直接影响到其管理的效率和水平。

信息(information)已是现代社会中普遍使用的词语。一般地,我们可以把信息广义地定义为"事物之间发生的且见诸人的普遍联系"。不难理解,事物之间发生的联系对于不同的个人或群体可能具有不同的意义,因此在实际生活中,只有当这种联系对某个接受者的思维或行为发生影响时(或者说具有某种使用价值时),才称其为信息,这是狭义的理解。

由信息的定义可知,只有当两个或两个以上的事物之间相互发生联系、进行相互作用时才有信息。在这个过程中,存在着信息的发射方、信息的接收方、传播信息的媒介(载体)及发射方与接收方之间信息交换的途径。从信息的观点出发,一个系统内事物之间的相互作用可以看作是信息的获取、分析处理、存储、传输、应用和反馈的过程,这个过程形成一个循环,称为信息循环,是信息运动的一种基本形式。信息的基本特性如下。

1. 无限性和相对性

信息的无限性基于事物之间普遍联系的无限性。由于人们在一定的时间段内所能处理的信息是有限的,因此在实际生活中需要关注的应该是,也只能是对系统的运作关系最大的那些信息。

2. 时效性和时滞性

任何信息从发射源到达接收方都需要经过一定的时间,信息接收方所得到的信息都已经是发射方既往的情况,存在一定的滞后。如果这种时滞过长,接收方根据所得信息作出的反映和处理将会缺乏针对性,即失去时效。

3. 可存储性和可传输性

信息可以借助一定的媒介进行存储,也可通过一定的载体进行传输。信息在离开发射方后即可借助载体进行独立的运动,不再受发射方的控制。

4. 共享性

一个信息可以同时为多个潜在的信息接收者所享用而不影响信息内容本身。

二、信息资源和信息化

在人类社会的漫长发展过程中,对信息重要性的认识是一个渐进的过程。在过去,由于社会生产力和科学技术水平比较低,人们的社会活动比较简单,规模也比较小,往往只需根据既往累积的一些经验就能适应社会生活的需要,因此对信息问题的重要性和紧迫性没有足够的认识。随着20世纪以来科学技术和社会生产力的飞速发展,社会分工越来越细,人们进行信息交流的频率与数量不断增加,所要面对的信息量急剧增长。

在现代社会中,人类赖以生存与发展的战略资源,除了物质资源包括再生资源(如动、植物等,又称第一资源)和非再生资源(如矿产等,又称第二资源)之外,还有信息,人们称为信息资源或第三资源。现代医院除了要重视学科建设,提高诊疗水平外,还必须积极开发和有效利用信息资源,才能在竞争激烈的医疗市场中站稳脚跟。

正是由于信息资源对社会发展的重要性不断提高,因此信息的采集、加工、存储、传输和利用等信息活动也越来越受到人们的重视。随着社会生产的发展,专业化分工和技术水平不断提高,社会劳动生产率飞速增长,要维持这种增长则必须得到高效信息活动的支持。所谓信息化,就是指人们的信息活动的广度和深度不断增长以致在整个社会发展中占据了主导地位。信息化将把社会生产力推向更高的阶段。

必须注意信息化并不仅仅是计算机化或网络化。信息资源的开发、信息活动的主体是人而不是计算机,人的管理水平和素质在信息活动中才是最重要的决定因素。计算机和网络使得人们处理信息的能力大大增加,但是最终利用信息作出决策的是人。技术进步、组织管理的变革和人们素质的提高是信息化的三项关键要素,三者缺一不可。目前我国在医院信息化发展的进程中,由于信息技术的发展非常迅速,组织管理和人的素质相对落后,因此还不能充分发挥信息技术的作用。对此除了应该加快组织管理的变革和使用者素质的培训外,在信息化建设中也不应操之过急,追求一步到位,应讲求循序渐进,选用适合各医院自身条件的信息技术,逐步发展。

三、信息管理方法的基本形式

从信息的观点出发,可以把系统内外各种事物之间的相互作用、相互联系看作是信息获取、加工、存储、传输、应用和反馈的过程,一般把这个过程称为信息循环。管理者调查研究事物的现况及存在的问题并进行分析评价、制定相应措施的过程,也可以看作是信息循环的过程。把管理的过程看作是信息循环的过程即所谓信息管理,见图 11-1。

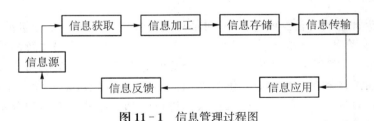

图 11-1 信息管理过程图

1. 信息获取

信息获取包括信息的收集、验收、汇总、整理等活动,要确认信息的准确性并进行初步的整理。

2. 信息加工

信息加工包括信息的筛选、分类、排序、分析、评价等活动。筛选主要是指去除那些无关紧要的信息;分类是把各种信息按其来源、性质等进行有序分类;排序是指明确信息传输和利用上的优先级,最紧急和最重要的信息最快进行处理。

3. 信息存储

收集到的并经过加工处理的信息有时不是马上就要应用或者不适合、不能马上应用,因此需要暂时存储起来。常见的存储形式有书面保存、计算机保存等。

4. 信息传输

各种不同的信息应分别传输给各自潜在的使用者以供应用,常见传输形式有书面传递、口头传达或通过电子计算机网络进行传递。

在信息处理的循环中,要遵循所谓的"4R"原则,即"The Right Data to the Right Person in the Right Amount at the Right Time",意指"应该使信息的潜在使用者能够在适当的时间得到他能力范围内的适当数量的准确信息"。这也是后述开发医院信息系统的指导性原则。

四、医院信息

(一) 医院信息的来源

医院信息分内源性信息和外源性信息两大类。

1. 外源性信息

(1) 社会经济信息:有关医院的社会经济情况,如人口、资源、主要产业、交通、生态环境、国民收入、卫生费用、居民文化程度等。

(2) 卫生事业:如卫生资源的拥有量及分布状况、居民的医疗保健需求和利用情况、居民的健康与疾病状况等。

(3) 有关科学理论:关于医学、管理学、生物工程等的新理论、新观点、新技术、新成果。

(4) 有关医院的政策:如有关医院体制改革、医疗保险制度、医院经营机制等政策。

2. 内源性信息

(1) 医学科技信息:医学科技信息是医院在技术建设方面所收集的信息,主要包括国内外医学科技成果、医学专业书刊、各类专业报告、学术情报、医药和设备信息,以及医院内部科技资料。

(2) 医疗业务信息:医护人员从病人及其家属身上获取的关于病情发生、发展、变化的信息,包括采集病史、体格检查、实验室回报、医技检查等。诊疗护理的过程就是医护人员以自身的知识、经验结合这些信息来作出判断和决策的过程。

(3) 医院管理信息:医院管理信息大致可以分为两个层次:①业务管理层次,它是以业务信息为基础的专业管理信息;②综合管理信息,它是以业务管理信息为基础,结合医院的外源信息形成的,为医院的综合决策服务。

(二) 医院信息的特点

1. 信息的类型多样且复杂

不仅包括病人生理方面的信息,还有心理、社会、家庭等方面的信息。

2. 信息获取比较困难

医院信息能够直接获得的很少,往往要结合医务人员自身的知识和经验等进行判断,比如一些内脏病变、脑部病变等;很多信息需要医务人员耐心仔细地询问才能得到。

3. 信息往往不太准确

医院信息的获取过程中较强的主观性,医务人员自身的技术和经验会影响到信息的判断,不同的医生可能对同一检查结果会有不同结论;不同病人在描述相同程度的症状时可能会有不同的感觉,如疼痛到底痛到什么程度,不同痛阈的病人有不同描述;凡此种种定性指标很难有确定标准。

4. 时效性要求高

医院信息有较强的时效性,病人几个小时前的病情和症状可能与现在的情况有所不同,医务人员要及时利用医院信息作出判断和治疗处理决策并付诸实施。

5. 医院信息要求连续性

病人病情的发生、发展变化是一个连续的过程,医务人员必须连续观察这一过程,从而帮助理解病情的发生、发展规律,有助于医务人员的诊疗工作。

(三) 医院信息分类体系

1. 诊疗信息

(1) 门急诊诊断治疗记录。

(2) 住院病人诊断治疗记录(包括病例、会诊、病例讨论等记录)。

(3) 临床检验送检单和检验报告单、登记记录检索。

(4) 医学影像检查。

(5) 临床病例送检单和病例诊断报告、登记记录检索。

(6) 内镜检查申请、报告、登记检索。

(7) 电生理检查申请、报告、登记检索。

(8) 药物处方(医嘱单)和临床药学信息。

(9) 手术通知单、手术记录。

(10) 麻醉记录、术后复苏记录。

(11) 输血申请、配血单、输血记录和血库信息。

(12) 营养医嘱(处方)、饮食护理记录和营养治疗信息。

(13) 康复医疗处方、治疗记录,假肢、支具和辅助器具处方及安装记录。

(14) 核医学检查申请单、检查报告、登记检索。

(15) 放射疗法申请单、治疗记录。

(16) 其他医疗检查、治疗处方、记录。

(17) 各专业学科诊疗操作规范和技术常规。

2. 护理信息

(1) 护理检查、诊断和护理计划。

(2) 各种对病人的护理观察记录。

(3) 责任制护理、整体护理执行情况记录。

(4) 医嘱执行情况记录。

(5) 护理值班、交接班病情观察记录。

(6) 护理方式、病人心理、护理并发症记录。

(7) 对病人进行咨询指导和预防知识教育情况记录。

(8) 病房护理评价记录。

(9) 护理操作常规和技术规范。

(10) 护理质量、差错事故情况记录和讨论情况登记、上报材料等。

(四) 管理信息

1. 管理信息的作用

(1) 信息是医院管理的基础要素。

(2) 信息是医院工作计划和决策的依据。

(3) 信息是对工作过程进行监督和控制的有效工具。

(4) 信息交流是协调医院各部门运作的纽带。

2. 医院管理信息分类体系

(1) 医院决策辅助信息。

(2) 医疗管理信息。

(3) 护理管理信息。

(4) 科教管理信息。

(5) 药品管理信息。

(6) 器械设备管理信息。

(7) 物资材料管理信息。

(8) 环境卫生管理信息。

(9) 情报资料管理信息。

(10) 财会管理信息。

(11) 医院经营管理信息。

(12) 人事工资管理信息。

五、医院信息管理

医院信息管理,就是把医院管理过程作为医院信息的收集、处理、应用和反馈的过程,通过信息为管理服务,把管理决策建立在信息的充分利用基础上。医院信息管理有双重含义,即可以分别理解为"医院信息的管理"和"医院的信息管理"。前者指对医院信息进行的管理,包括信息的收集、处理、存储、传输、反馈等;后者指一种管理模式,指有别于传统经验管理的一种基于信息利用的管理模式。前者是后者的基础,后者是前者的目的和应用。

(一)医院信息管理的意义和作用

充分、合理地利用信息为医院管理服务是医院生存和发展的要求,也是医院管理水平的重要标志。随着现代医学科技的发展,医院的专业化程度越来越高,各个专业之间的合作也越来越强,对疾病和病人的信息收集日趋深广,信息的流动量和流动频率不断增加,客观上要求医院实施现代化的信息管理,通过对信息充分利用来提高医疗水平和工作效率。

信息对于医院的作用,主要有以下 4 个方面。

1. 信息是医院管理必要的资源

医院信息是医院中人流、物流、信息流这三大资源之一,医院信息是医院管理的对象,又是医院管理的基础。医院信息作为医院管理的资源,在医院经营管理过程中,一切活动都离不开信息的支持。信息流是指人们在认识和改造客观世界的实践中流动着的组织、计划、协调和控制等活动达到预定目标的各种情报、指令、计划、规章制度等的总和。它调动着人流和物流的数量、方向、速度、目标,使人和物进行有规律有目的的运动。医院信息流的任何阻塞或中断,都会造成医疗资源和服务的混乱。

2. 信息是医院计划决策的依据

计划和决策是管理的重要职能,这一职能的实施需要大量的信息支持,如果没有情报信息的支持,就无法进行或发生失误。准确完善的信息为正确计划和决策提供了依据。例如,德国汉诺威某医院,原来反映外科太忙,从上午 7 点到下午 3 点在做手术。他们用计算机计算各个医生做同类手术的时间差别,计算每种手术的平均时间,发现手术时间浪费了一倍多。于是提醒医生注意合理使用时间,制定手术标准程序,规定每种手术的最长和最短时间。结果不但克服了忙乱,而且使手术量平均每天增加了 40%～50%,劳动价值收入增加了 37%。可见,善于运用信息管理,可以有效地提高工作效率和效果。这个经验在 1979 年的国际信息系统会议上作了介绍。

3. 信息是医院管理中组织和协调的手段

组织是根据确定的目标设立系统和有效的管理规范,建立均衡的职务划分,协调医院内部的各要素,优化组织结构,以使组织能协调运行。组织和协调的整个过程都需要运用信息,既要收集组织内部各要素相互作用的信息,以了解组织状况,同时,要通过信息的传递来沟通组织内部要素的协调。

4. 信息是医院管理中有效控制的工具

控制是按规定的任务和目标,使医院医疗和各项工作按规定标准、规章制度、常规程序等有调节地运转。控制的过程实质上是信息反馈的过程,信息的反馈是进行控制的工具。

总之,信息是医院维持动态平衡的要素,医院的市场竞争、业务的发展、人员素质的提高、技术的更新、管理水平的提高等都离不开医院信息管理,信息是医院开展各项活动的先导。

(二)医院信息管理的内容

(1)全面、系统、深入地研究管理、监督医院日常运转所需的信息内容。利用这些信息,对医院服务的全过程进行监督和控制,并分析影响因素,以期能改进医院服务的质量和效率,促进医院全面发展。

(2)建立健全信息制度。保证医院信息处理全过程的效果和效率,为信息的及时、有效、准确地利用提供保证。

(3)探索更有效的信息处理方式。传统的手工操作方式只能处理非常有限的信息,效果和效率都比较低下;当前应加强医院信息系统的建设和开发,提供技术支持。

(4)普及信息和新管理知识,提高管理者素质。在医院信息管理中,归根结底的因素是人的因素,例如资料要由人输入计算机、信息的分析决策要由人来进行。因此,在全院普及信息和信息管理的相关知识,提高职工和管理者的素质,则是提高医院信息管理水平的关键因素。

六、医院信息管理的发展趋势

随着医疗行业信息化进程的不断加速,医院信息管理呈现如下发展趋势。

(一)多媒体技术的运用

多媒体是指由两种或两种以上媒体在一起共同表达信息的形式,也就是说,计算机不仅能处理文字、数据之类的信息媒体,而且还能处理声音、图形、图像等信息进入输入、识别、存储、处理、管理、输出等能力的有关技术。多媒体技术具有许多显著的特征:①集成性,即计算机能把来自各种媒体的信息集成起来,以声、像、文、图并茂的形式进行交流;②信息量大并要求较高的信息传输速度;③多个学科、技术的交叉结合,涉及多种技术;④有很强的人机交互性等。在医院信息中有大量的医学图像信息,如CT、X线、磁共振、病理切片、心电图、脑电图等,它们对疾病的诊断、治疗和教学科研有着十分重要的作用,多媒体技术可以对这些静态的或动态的医学图像进行信息处理,从而使医院信息管理能力大大提高。

(二) 信息高速公路

自20世纪80年代后期美国的信息超级高速公路(information super highway)这一概念提出以来,1991年,美国国会众议院和参议院通过了《高性能计算机和通信计划法案》(High Performance Computing and Communication Program,HPCCP)。1993年9月,克林顿政府作出一项重大决策:放弃星球大战计划,终止超导计划,放慢航天计划,而重点实施戈尔副总统亲自主持制定的《国家信息基础设施行动计划》(Nation Information Infrastructure,NII),即俗称的信息高速公路计划。信息高速公路(NII)被定义为:国家信息基础设施是一个能给用户提供大量信息的、由通信网络、计算机、数据库以及用电子产品组成的完备网络,能使所有人享用信息,并在任何时间和地点通过声音、数据、图像或影像相互传递信息。简单地说,信息高速公路能使人们随时随地、自由、便捷、廉价地获取所需的多种多样的信息服务。1993年12月,欧洲共同体开始实施欧洲信息高速公路计划,同时欧洲共同体各国也制定了本国的信息高速公路计划。1993年中国成立了"国家经济信息化联席会议",规划制定了"金桥、金关、金卡"的"三金"工程,为我国信息高速公路建设打下了基础。目前互联网已用于远程医疗、疑难病会诊,取得了较好的效果,不久的将来信息高速公路将成为现代医学研究和临床医疗、预防保健、教学的基础设施,同时,信息高速公路也将使人们方便、快速地获得有关的医学知识及其进展,向医学专家系统、医学知识库进行咨询。可能改变现有的诊疗模式、服务方式和医患关系,以致医院结构和功能的变化。

(三) 电子病历

1991年美国医学研究所发表了电子病历(computer - based patient record,CPR)研究会的报告,报告总结了近40年来实现病历记录计算机化的经验,论述了CPR发展的各个方面,指出实现CPR系统必须解决的问题。该报告对医院信息管理的发展有着重要的指导意义。1993年9月在法国马赛召开了首次健康卡系统国际会议,研究了健康卡的应用、效益分析、实施策略、安全保密、标准化和发展趋势。在中国1994年第6届医药信息学大会上,卫生部提出了希望在全国若干家医院实现完整的CPR系统。这一切都表明电子病历已经成为目前医院信息管理发展的重要目标之一。

(四) 远程医疗

美国梅约(Mayo Clinic)是最早实施远程医疗的机构之一,该所与外地的几个附属诊所以及约旦安曼的一家医院建立了联系,通过交互电视为病人看病。在美国的佐治亚州已经形成了遍及全州的远程医疗网络,州内任何地方的病人就地得到本州任一医生的诊治异地转诊病人大大减少。目前,除了美国外,还有许多国家也都在积极发展这种新的医疗系统。我国开展的远程医疗主要采用程控电话通信方式进行异地可视会诊。随着交互式电视、数字图像压缩和高速电话线路等快速发展,将为远程医疗的广泛运用提供有利的条件。

(五)大规模一体化医院信息系统

大规模一体化医院信息系统也称为第二代医院信息系统,它不仅扩大了传统的医院信息系统的信息服务范围、内容和功能,而且从信息服务向智能服务发展。日益增多的医院信息系统开始装入了医学专家系统、护理专家系统、辅助诊断系统等,使医院信息系统能为医生和病人所用。用人工智能技术和方法分析医院信息系统的数据、开发医院信息系统的智能人机界面、开发智能监护系统,同时,将人工智能技术和知识工程技术的运用系统与医院信息系统集成,在管理系统上提供智能服务。

第二节 医院信息系统

医院信息系统(hospital information system,HIS)是实现现代医院信息管理的主要途径和方法,伴随着计算机和网络技术的发展而发展。医院信息系统在发达国家的发展很快,例如在美国,从20世纪60年代就开始进行医院信息系统的建设,20世纪80年代趋于成熟,现在大型医院基本上都采用了医院信息系统来辅助医院管理。我国起步相对较晚,20世纪80年代末才开始探索,经历了单机单任务、部门信息系统、集成医院信息系统3个发展阶段,目前处在蓬勃发展的第3阶段,但是许多医院管理者和医务人员对医院信息系统并没有正确的理解,在认识和实施中都存在不少的误区。

一、医院信息系统的概念

医院信息系统的概念及其内涵目前还没有十分明确。根据理论上的分析以及文献的表述,可以对医院信息系统下这样一个定义:所谓医院信息系统是利用先进的电脑技术和网络通信手段来实现信息的收集、处理、存储、传输、应用和反馈,并在自动化、标准化、网络化的基础上科学有效地支持医院全方位的运作,包括医疗、教学和科研。

从上述定义可以看出,医院信息系统是利用现代科技创造出一个信息高效利用的技术环境,在相应的组织和人的配合下发挥其信息支持作用。医院信息系统并不能直接产生效益,因为医院的效益来源于所提供的医疗服务,而医院信息系统并不能提供任何医疗服务;医院信息系统能带来的是间接效益,即通过提高医院工作效率和质量,从而间接地为医院创造效益。我们可以从电话出现之前、电话时代和计算机网络时代三者的比较来更好地理解这一点:在电话出现之前,医院里的信息交流非常困难,比如说多科室会诊,需要分别跑过去预约各位医生,如果临时有变通知起来也很麻烦,工作效率显然非常低下;电话时代里,只需打几个电话就可以完成这项工作,效率大大提高;而 HIS 比电话系统更进一步,电话只能实现信息的流动,而 HIS 不仅能够实现信息的实时流动,还能进行信息的存储、加工、分析等工作,在信息利用的广度和深度上都有了极大地发展,因此也更能提高医院的工作效率和工作质量。

(一) 医院信息系统的作用

具体地说,医院信息系统提高医院工作效率和质量表现在 7 个方面。

(1) 管理信息系统能极大地提高医院窗口工作人员的工作效率和工作质量。不仅工作人员处理这类事情的速度加快,而且其正确性、完整性、连续性、共享性和传输速度都能得到很大提高。如门诊病人的一般信息,当病人住院、出院、付费时,就可以及时通过网络传输到相关部门。

(2) 医院信息系统为医院管理的科学化、数量化提供了技术保证,可以使各种先进的管理控制技术得以应用在医院管理实践中,从而提高了医院管理水平,促进医院发展。例如,医院信息系统可以帮助管理者全面监控医疗服务质量、医疗成本、医疗工作效率等方面的情况,供决策者参考。

(3) 临床医学信息系统使医护人员对病人的诊疗工作更加准确、及时和富有效率。医护人员可以随时从网络中查询病人以往的情况;各种检查报告可通过网络实时传输到医生手中;远程会诊使得医生足不出户即可参与各种会诊讨论;遇到疑难杂症时,可通过查询数据库及时得到有益的线索等。

(4) 医院信息系统增加了医院各项管理工作的透明度,可以有效杜绝各种资源浪费等不合理现象,达到增收节支的目的。

(5) 医院信息系统可以提高对信息的利用能力,从而使医院最高层决策者有可能掌握医院全面情况,进行集中统一管理,减少内耗。

(6) 简化医院内外信息传报工作。医院每年都要向上级主管部门和其他有关机构递交大量报表材料,良好的医院信息系统将大大简化这方面的工作并可以保证其连续性、准确性。

(7) 促进教学和科研。大医院尤其是医学院校附属医院往往承担着大量的科研和教学任务,医院信息系统将快捷、完善地为科研工作提供资料;而多媒体实时教学将大大提高教学质量。

(二)医院信息系统的组成

一般地,医院信息系统可以分为管理信息系统、临床医学信息系统和专家系统。其中,管理信息系统的主要功能是支持医院每天正常运转的信息处理,如财务收支、物资供应、处方情况、医疗管理、护理管理等;临床医学信息系统的主要功能是给医务人员提供临床数据通讯支持,以使医务人员能够方便、及时、全面、准确地获得有关病人的数据,支持其临床决策工作;专家系统即人工智能系统。

从结构上来看,医院信息系统一般可以分为3个层次,从低到高分别是数据处理层、信息加工层、决策层。数据处理层负责特定对象的信息采集和输机;信息加工层主要负责信息的整理、汇总、分析,并决定信息的流向,是信息系统的技术中心;决策层则根据所传输过来的信息作出相应决策,反馈至原对象。

美国国会曾制定 HIS 的技术标准,要求不管 HIS 的具体结构如何,应该至少包括以下内容:①能收集和永久储藏医院全部数据;②能随时提供管理和医疗需要的各种数据;③具有支持医院运行和医学研究工作的数据库和软件;④具有数据管理和数据通讯的功能;⑤具有安全性、可扩充性和友善的用户界面。

(三)HIS 的主要应用范围

HIS 可以应用到医院各个部门,按子系统划分见图 11-2。

各子系统间存在大量交叉,如财务管理几乎涉及所有部门,病案管理与护理信息管理也有很多重复。

(1) 医疗信息管理模块:主要目标是计算机存储和使用病案,即所谓"电子病案"。电子病案有很多优点,如易于存储、查找,便于医疗、科研和教学等。困难在于:需要大量的软硬件投资和人员培训;病案信息的输录也是个大问题;计算机如果出错则将严重影响工作,因此还得保留书面记录,即实行"双轨制"。

(2) 医院业务管理模块:主要任务是日常门急诊的就诊管理、处方管理、药物配置、检查申请单的申请、住院病人登记等。

(3) 医院事务管理模块:主要任务是对医院所有设备进行管理、人事档案的管理、医院窗口财务收费管理、人员工资、奖金管理、后勤库房领料管理、行政办公自动化管理。

(4) 医技检查预约子系统:对医院医技部门的 CT、MRI、B 超、胃肠镜检查进行统筹安排。

(5) 检验信息子系统:管理检验申请并将结果通过计算机网络实时报告给临床。

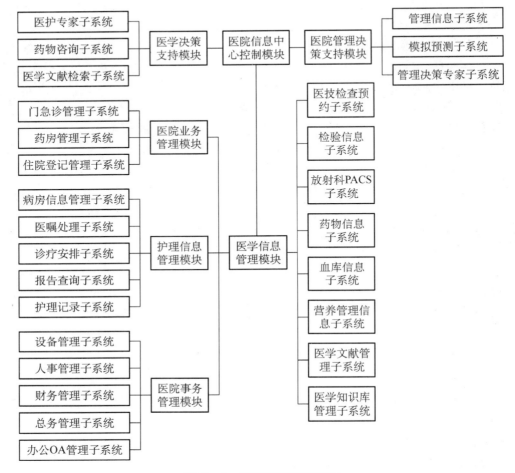

图 11-2 医院信息系统(HIS)

(6) 放射科 PACS 子系统:对放射科影像资料进行管理,通过计算机网络实时报告给临床。

(7) 药物信息子系统:可全面管理监督药物的使用、药品费用、药品信息、药品供求等情况。

(8) 血库信息子系统:对全院各临床科室所有用血进行管理。

(9) 营养管理信息子系统:对所有饮食治疗的病人进行营养管理。

(10) 医学文献管理子系统:对医院图书文献资料进行管理。

(11) 医学知识库管理子系统:对临床各科室所涉及的临床知识进行管理,用于医务人员的培训和考核。

（12）医疗决策支持模块：提供医学情报检索、辅助诊疗、药物咨询决策等。

（13）医院管理决策支持模块：为管理决策提供模拟及预测等。

二、医院信息系统的设计和开发

随着计算机和网络信息处理技术的飞速发展，以及现代化医院运转的日趋复杂，医院有可能也有必要全面建设自身的信息系统，加强医院信息管理。

建设现代医院信息系统是一项复杂的、长期的系统工程，需要投入大量的人力、物力和财力。一般地，医院信息系统的建设应遵循下列步骤，逐步推进。

（一）制定总体规划

由于现代医院信息系统建设任务的复杂性，因此在医院信息系统的实际开发之前进行良好的总体规划是最关键的一个步骤。盲目地、无计划地开发信息系统可能会导致开发出来的产品根本不适用，造成人、财、物资源的极大浪费。

计划开发医院信息系统的医院首先应组建一个专门小组进行总体规划。这个小组必须包括医院的各级管理者、系统分析和设计方面的专家、医院各主要职能部门的代表、计算机专家等。

总体规划主要应考虑以下一些因素。

（1）明确本医院的定位和发展方向：例如社区医院和三级医院的医院信息系统无论从功能要求上和规模结构上来说都是大不相同的，不同性质的医院对信息系统有不同要求。

（2）明确本院的基本条件如经济能力、人员素质、配套设施、组织结构、管理模式等。

（3）明确原有信息系统的基本状况，包括流程、缺陷、范围等。

（4）明确医院信息系统发展步骤：一般地，医院无法一次性完成一个完整的医院信息系统，因此必须确认各个部门、各个项目的优先顺序，明确哪些部门或项目易于发展信息系统，哪些部门或项目存在较大困难。必须明确本次建设所涵盖的范围。

（5）评价不同类型的信息系统构成方案。例如，是选择以各个部门为单位构建还是以各功能子模型方式构建，评价各自的优缺点，选择最合适本院的方案。

（6）评价不同方式的信息系统开发方式。常见的开发方式有如下 3 种，各有优缺点：①自主开发：优点是适用性好，修改、维护容易，开发费用低；缺点是开发周期比较长，可扩充性差。②联合开发：优点是针对性强、适用性好、技术有保证；缺点是周期太长。③直接购买商品软件：优点是周期短、风险小、运行稳定、技术有保证；缺点是适用性差、开发费用高、修改维护依赖于开发商。

在美国,大医院由于具有较复杂的功能和很多特殊要求,一般自主开发 HIS;中小规模医院则一般主要购买商品化软件。

(二) 系统开发

医院信息系统建设的总体规划为具体开发工作指明了方向,接下来的任务就是按照规划中确定的总体方案和开发计划,进行具体的系统开发。按照软件工程要求,一般按以下 3 个步骤进行。

1. 系统分析

系统分析阶段的目标,就是按照总体规划中所定的开发项目,明确系统开发的目标和医院的需求,提出医院信息系统的逻辑方案。在整个系统开发过程中,系统分析主要回答"做什么"的问题,把要解决哪些问题、满足医院哪些需求等情况调查分析清楚,从逻辑上,或者从信息处理的功能需求上提出系统的方案,即逻辑模型,为下一步进行物理方案设计提供依据。

系统分析一般按照以下 4 个步骤进行。

(1) 系统的初步调查:主要目标是从系统分析人员和医院管理人员的角度来观察新项目有无必要和可能进行开发。

(2) 可行性研究:在大致明确系统规模、项目范围和目标后,对所提出系统的逻辑模型和各种可能方案从技术可行性、经济可行性、运行可行性等方面认真进行研究评价。

(3) 原有系统详细调查:在可行性研究的基础上进一步对原有信息系统进行全面深入的考察分析,明确其薄弱环节、找出要解决的问题。

(4) 新系统逻辑方案的提出:这一阶段主要目标是明确医院的信息需求,确定新系统的逻辑模型,完成系统说明书。

系统分析主要采用的工具包括数据流图、数据词典、结构化语言、决策树、决策表等。此外,一些非结构化方法如系统流程图、组织结构图、业务流程图、功能分解图等也常用。

2. 系统设计

系统设计阶段的主要任务是将系统分析阶段提出的反映医院信息需求的系统逻辑方案、系统说明书转换成可以实施的基于计算机通讯技术的物理方案,即回答"怎么做"的问题。开发人员应严格按照系统说明书的要求,综合考虑现有技术、医院实际需求、系统运行环境、信息技术的标准法规等进行设计。这一阶段大量工作是技术性的,但是成功的设计关键还在于对系统逻辑功能的重复理解和对用户各种需求的深入、准确的理解和把握。

这一阶段的主要工作包括下列内容。

(1) 系统总体结构设计：系统总体布局方案的确定，软件系统总体结构的设计，硬件方案的选择和设计，数据存储的总体设计。

(2) 详细设计：代码设计、数据库设计、输出设计、输入设计、用户界面设计、处理过程设计等。

(3) 系统实施进度与计划的制定。

(4) 编写"系统设计说明书"。

常用的系统设计工具有结构化设计中的系统流程图、HIPO（分层和输入-处理-输出）技术、控制结构图等。

3. 系统实施

系统实施阶段的主要任务是把前一阶段的技术设计转换成为物理实现，主要包括编制程序、程序（或系统）测试、系统安装、编写操作手册与用户手册等工作。

(1) 编制程序：用合适的程序设计语言，按系统设计说明书的要求把过程转换成能够在计算机系统上运行的程序源代码。这一部分工作比前阶段的工作相对来说容易一些，但是为保证成功，程序设计人员也必须充分理解系统说明书的要求，并熟练掌握、正确运用程序设计语言。

(2) 系统测试：系统测试是医院信息系统开发中极为重要而又十分漫长的阶段。因为不管在前几个阶段的工作是如何的严格、全面，总是难免会有一些差错或者遗漏发生，这就需要在系统正式投入运行前通过测试把它找出来并加以纠正，否则可能导致重大的损失。例如，1963年美国由于在控制火箭飞行的程序中有一个语句有误，导致火箭飞行途中爆炸。有统计显示，较大规模系统的开发，系统测试的工作量往往占整个工作量的40%～50%。

系统测试一般按单元测试、组装测试、确认测试和系统测试4个步骤进行。其中，单元测试为测试每一个单独的程序模块或子程序的正确性；组装测试为测试多个模块联结起来的正确性；确认测试主要是测试软件是否符合医院用户的需求；系统测试为综合测试软硬件、用户和实际运行环境。

（三）系统使用和维护管理

医院信息系统在测试正常、安装完毕之后，并非就万事大吉了。医院信息系统要取得预想的成功，为提高医院工作效率和工作效果做贡献，在使用过程中必须取得组织和人的配合，必须进行适当的维护。

1. 医院信息系统使用管理

在HIS近40年的发展历程中，人们开发了成千上万的应用系统，总的来看，失败的系统要远远多于成功的系统。20世纪70年代中期美国的一项研究表明，5年内开发的HIS只有19%还在使用。很多HIS学者分析了失败的原因。

（1）认识错误：医院管理人员和医护专业人员往往不清楚计算机能干什么和不能干什么，对计算机系统的应用效果期望太高，以为计算机通讯系统的引进能够自发地解决一切医院管理与服务中存在的问题，如管理混乱、效率低下、缺乏统一性和协调性、浪费严重等，而没有认识到 HIS 作用的充分发挥恰恰是依赖于这些问题的改进。计算机系统和管理相辅相成：管理工作越有条理，计算机系统越能发挥它的支持作用使管理工作更富效率；管理工作混乱，计算机系统则只是一堆废铜烂铁，白白浪费了大量资源。

（2）医院工作人员缺乏足够的计算机素质：医学专业和计算机专业学科跨度过大，往往很难兼通；加以很多系统的设计和操作过于复杂，没有良好的人-机界面，导致医护人员不愿使用计算机。

（3）往往是计算机专业人员而不是医院管理者和医护专业人员成为 HIS 开发的中心。医院的功能结构、数据流程等具有其特殊性和复杂性，计算机专业人员很难对此有深入了解，因此导致开发的系统不适用：需要的功能没有，开发的功能不需要。

（4）没有良好的管理措施：HIS 越复杂，越要求良好的管理措施和规范。否则一旦 HIS 出错，即会严重影响医院正常工作，损害医院工作人员对 HIS 的兴趣和信心。

（5）没有足够的资金：HIS 往往并非一次就能建设完成，在使用过程中需要一定的维护资金；需要有进一步扩充功能和结构的资金；需要更新设备和软件系统的资金等。资金的缺乏也会使 HIS 不能取得圆满成功，甚至导致失败。

有鉴于此，为了保证 HIS 的成功，除了在开发中注意对需求的分析，注意良好人机界面的设计等之外，在使用中还必须注意以下 4 点。

（1）端正认识：医院信息系统只是一种工具，其作用的发挥依赖于人员和组织的配合。一方面，数据必须由人输入，数据的准确性、规范性最终也只能由人负责；另一方面，信息系统提供的结果最终还是由人来使用，管理者水平到什么程度，信息系统的作用就能发挥到什么程度。如果管理者还是用经验而不是用数据说话，那么信息系统则几乎不能起任何作用。

（2）人员素质培训：应该尽可能加强管理者和医护专业人员的计算机知识培训，用好计算机信息系统。

（3）信息知识和信息处理规范的宣传普及。

（4）建立健全信息系统使用规范和制度。

2. 医院信息系统维护

医院信息系统在投入正常运行之后，就进入了系统正常运行与维护阶段。一般地，信息系统的使用寿命短则 4~5 年，长的可达到 10 年以上。由于软硬件系统在使用过程中难免会出错,而且系统的使用环境在不断发生变化,因此系统维护工作对于保证信息系统的正常可靠运行,并使系统能够不断得到改善和提高,具有十分重要的意义。很多信息系统的失败与不重视系统维护有重要关系。

系统维护工作主要包括以下内容。

(1) 系统应用程序维护:随着医院发展,医院的业务可能发生变化,因此需要对程序进行适当的修改以适应这种变化。

(2) 数据维护:数据的更新、随业务变化而进行的数据内容增减、数据结构调整等,还包括数据的备份与回复。

(3) 代码维护:随着信息系统应用范围、功能要求的变化,各种代码需要进行增加、删除或者修改。

(4) 硬件设备维护:清洗、部件更换、更新设备等。

医院信息系统从开发方法、结构形式、功能范围等各个方面都处在不断的发展变化之中,现实生活中也并不可能提供一种统一的系统模式供所有医院使用。医院应该根据自身的性质、定位、规模、管理模式、人员素质等因素,综合考虑是否开发医院信息系统,开发到什么程度?切忌一哄而上,盲目攀比,结果将造成资源的极大浪费,对医院发展则起不到任何有益的作用。

三、医院信息系统的管理

(一) 医院信息系统的使用管理

医院信息系统在测试安装完毕后,要取得信息系统的预期成功,在使用中必须注重组织和人员的管理,以提高医院工作效率和效果。在医院信息系统使用过程中往往存在医院工作人员的错误认识、缺乏良好的计算机素质、没有较好的管理规范等问题,所以,医院信息系统的使用应注意以下3点。

(1) 建立正确的认识。医院信息系统是一种工具,其作用的发挥依赖于人员和组织的配合。一方面,数据必须由人输入,数据的准确性和规范性只能由人负责;另一方面,信息系统提供的结果是由人来使用的,管理者水平的高低直接影响着信息系统作用的发挥。

(2) 加强人员培训。为用好信息系统,必须加强医院管理人员和业务人员的计算机知识的培训,掌握好信息系统的运用。

(3) 健全信息系统使用规范和制度。

(二) 医院信息系统维护管理

由于软硬件系统在使用过程中会出错,而且系统的环境在不断发生变化,为保证医院信息系统的正常运行,并使系统能够不断得到改善和提高,必须对系统进行维护。系统维护工作主要包括以下内容。

（1）系统应用程序维护：随着医院业务和管理的变化，应对应用程序进行适当的修改和完善。

（2）数据维护：数据的更新、数据内容的增减、数据结构调整、数据的备份和回复等。

（3）代码维护：随着信息系统应用范围、功能的变化，各种代码要进行增减、删除和修改。

（4）硬件维护：保洁、部件更换、设备更新等。

（三）医院信息系统的组织管理

建成的医院信息系统管理着全院各部门的信息，需要有一个全院性的机构进行管理。一般在医院应建立一个信息中心或信息科，负责医院信息管理。

1. 医院信息中心的组织机构设置

医院信息中心根据其业务特点可设置下列功能组，如图 11-3 所示。

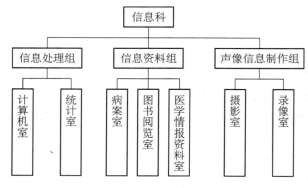

图 11-3　医院信息中心的组织机构图

2. 医院信息中心的职责

信息中心应从技术上管理好医院信息系统，保证其正常运转；维护全院的计算机设备和软件；协助各个科室开展计算机应用；人员培训；开发应用软件。

3. 医院信息中心各功能组的任务

（1）信息处理组：负责院内人、财、物、业务工作等数据的收集、统计、分析、上报和贮存，同时负责国内外有关信息的收集、分析、处理和贮存，并承担软件的开发和程序设计。

（2）信息资料组：病案室负责病案的收集、检查、分类、登记、保管和调用；医学情报室负责情报资料的收集、编目、分类、标引、传递和利用；图书阅览室负责图书和期刊的定购、收发、分类、编目、展阅等。

(3) 声像信息制作组:承接医院有关医疗、科研、管理等科技摄影、幻灯制作、录音、放映工作等。

(应向华　曹建文)

参考文献

[1] 丁涵章,马骏,陈洁主编.现代医院管理全书.杭州:杭州出版社,1999
[2] 史自强,马永祥,胡浩波等主编.医院管理学.上海:上海远东出版社,1995
[3] 郭子恒主编.医院管理学.第3版.上海:人民卫生出版社,1990
[4] 袁惠章,陈洁主编.现代医院管理简明教程.上海:中国纺织大学出版社,1996

第十二章

病案管理和医院统计

第一节 病案管理

病案(medicine record)可以通俗地理解为有关病人诊治经过的"档案"。一般地,我们可以把它定义为"病案是医务人员记录疾病诊疗过程的文件,它客观地、完整地、连续地记录了病人的病情变化、诊疗经过、治疗效果及最终转归,是医疗、教学、科研的基础资料,也是医学科学的原始档案材料"。

病案是随着医学的发展而产生和完善的。病案管理是一门专业科学,它主要研究病案史学理论和科学管理方法,是医院管理学的一个分支。美国于1928年即成立了病案协会,1952年在英国伦敦召开了第一次国际病案代表大会,1968年在瑞典斯德哥尔摩召开的第六次国际病案代表大会上正式成立了国际病案组织联合会(International Federation of Health Records Organizations,IFHRO),该组织作为非政府性国际组织与WHO有着密切的联系,许多活动都得到了WHO的支持,它的宗旨是加强各国的病案管理经验和学术交流。国外许多国家建立了病案管理专业,为医院病案管理培养专门的人才。

一、病案的作用

随着医学科学的发展,病案的内容日益丰富,其所包含的信息量越来越大,作用也越来越明显。提高病案管理的科学水平,充分发挥其作用,对于提高医院的医疗技术和科学管理水平,都具有十分重要的意义。之所以要强调病案管理,是由于病案在以下诸方面发挥着无可替代的作用。

1. 医疗方面

病案是临床实践的原始记录。它如实地记录了病人的病情变化、医务人员相应的处理措施及其结果和转归,是医务人员进一步诊疗护理的重要依据和出发点。

2. 教学方面

一份好的病案就是一本生动的教材,使后学者能够从中汲取经验和教训。

3. 科研方面

不同技术治疗同一疾病的优劣比较;新技术和新药物的临床实际效果评价;临床医疗经验的总结归纳;疾病的发生、发展规律探索,这些都需要从病案中寻找坚实的科学证据。对病案资料的累积和合理利用,能够提高医学科研水平,促进医学科学发展。

4. 医院管理方面

对病案的科学统计分析能够提供大量关于医务人员医疗质量、技术水平、服务态度和工作效率等方面的信息,管理人员则可以据此制定出有针对性的管理举措。

5. 疾病预防

通过对大量病案的研究可以总结出关于疾病谱变化、死因构成变动等方面的材料,从而为疾病预防和监测提供参考依据。

6. 历史价值

主要有两个方面:①伟人的病案是研究伟人生平活动的重要参考依据;②标志着医学科学发展和重大突破的病案,如上海医科大学附属华山医院世界上首例臂丛神经移植手术等。这种病案都具有重要的医学历史价值。此外,对病案的研究能从一个侧面帮助了解医院的变迁、医院在诊疗技术上的发展史,从而有助于了解社会的发展史,因此是科技档案和国家档案的组成部分。

7. 法律方面

由于病案是病人病情和诊疗全过程的重要书证,因此,在处理有关医疗纠纷案件时是十分重要的法律证据,具有法律作用。

8. 医疗保险方面

这个方面的作用主要始于医疗保险的推行。医疗保险当局或保险公司在对医院服务进行补偿时,需要对医院医疗服务的合理性进行评价。所采用的主要手段就是组织医学专家对病案进行回顾性的抽查和全面检查,对于那些不合理的服务如大处方等,将拒绝补偿甚或采取一定的惩罚措施。

以上各个方面作用的发挥依赖于病案的真实性,特别是当病案所提供的证据涉及医院和医生的利益关系的时候(如在法律和经济方面)。由于目前的病案由医院保管和管理,机制上无法避免医院在特殊情况下会采取相应的规避措施,如修改病案等。

二、病案管理的任务

病案管理的主要目的是要保证医院所有病案的完整、正确、安全和连续,并且在需要的时候能够提供使用,使病案的作用能够得到充分发挥。根据这个目的,病案管理需要完成以下一些主要任务。

1. 病案集中

按时收取全院病人的出院病案(门诊病案由挂号室负责),检查病案内容的完整性和书写格式的规范性(有无涂改)。

2. 整理归档

负责病案的整理、编目、索引、登记、装订、归档和上架。

3. 保管供应

负责病案存放的安全和保密,并保证病案的完好;负责医疗、教学、科研用病案和其他使用病案的供应和及时回收工作。

4. 统计分析

提供基本的统计分析信息,配合做好随诊工作。

5. 制定规章制度

制定病案管理的各项规章制度,并认真贯彻执行;制作医疗用各种表格册子的审核、更新和印刷工作。

三、病案的组织管理

(一)病案组织管理的特点和任务

1. 病案组织管理的特点

病案组织管理工作与病案技术管理和病案质量管理是相互依存、相互制约和相互促进的。病案资料积累越多,信息内容越丰富,信息流的作用越强,反馈出来的病案质量就越高,如果没有科学分管理方法是实现不了这些要求的。只有良好的组织管理,才能达到以病案信息指导医疗、教学、科研实践,以管理贯穿医疗、教学、科研,在提高医疗、教学、科研质量的同时提高病案质量,形成循环往复、周而复始的良性循环。

2. 病案组织管理任务

负责病案管理规章制度的制定及监督执行;负责全部病案资料的统一管理,如门诊和住院病案的收集、整理、保管、供应、存贮、分类、编目、缩微、随访、计算机应用和有关统计工作等;检查病案质量;组织开展新技术的应用;研究病案管理的新方法等。

（二）病案组织管理体制和组织设置

病案管理工作面向全院，并有其自身完整的专业技术和理论体系，是医院内一个独立的工作部门。在现代医院管理体系中，病案管理属于医院信息管理范畴，所以，医院应在信息中心或信息科下设病案室，归属信息中心或信息科。同时，医院也可以成立病案管理委员会，由业务院长领导，由各临床科室主任、护理部主任、医务科主任、信息中心主任、病案室主任等组成，在病案管理工作上对院长起到参谋、咨询的作用，对病案室起到指导、检查的作用。

四、病案的业务管理

门（急）诊病案包括首页、副页和各种检查报告。住院病案一般包括首页、医疗部分、检验部分、护理记录、各种证明文件5个部分。病案的业务管理包括病案形成、保管、供应利用这3个环节。

（一）病案的形成

病案的形成是指病案从建立到归档的过程。它包括了病案的建立、书写、收集、整理和归档等工作内容。

1. 病案的建立

（1）门（急）诊病案的建立：由病人自填姓名、性别、年龄、单位、住址等基本识别项目，经挂号室人员建立一个病人姓名索引，病人诊疗结束后由挂号室收回，归档保存。目前，我国大部分医院对门（急）诊基本上实行病人自管病案。

（2）住院病案的建立：医院出入院管理处的人员根据病人门诊病案和入院通知单填写病案首页基本情况，建立住院病案，交给值班护士，放入病案夹中。

2. 病案的书写

（1）门诊病案书写的要求：门诊病案无固定格式，总的要求是简明扼要。可着重写主诉和现病史、药物过敏反应。对于复诊病人，可着重记录就诊后的病情变化。

（2）住院病案书写的要求

1）首页：住院病案首页的姓名、年龄等由住院处填写，入院后由住院医生审查并校准，其余各项由住院医生在病人出院时填写，由主治医师和主任审阅签名。

2）住院病历：住院病历书写要注意以下几个方面。①主诉：病人诉说的症状，要求文字简单。②现病史：要详细记录病人的主要症状特点和演变过程。③体检记录：要全面、系统，注意记录与鉴别诊断有关的阴性体征。④诊断：要完整、主次分明，按疾病的主次排列。

3）病程记录：病程记录包括首次病程记录和其后的病情变化记录以及手术前后病程记录。一般病人每天记录一次，危重病人应随时记录。①首次病程记录：

应包括值班医生的接诊记录、诊断根据和初步诊断处理意见,当天的病情变化。②以后病程记录:应包括病人的症状、体征的演变、检验和检查记录、查房讨论、会诊意见、诊疗措施、主管医生的分析预测、病人的要求等。③交班小结:医生交接班时应在病程记录中写交班小结,包括前一段时间的诊疗过程、目前诊断、存在的问题和注意事项。④转科记录:病人转科时要写明转科的目的和当前的诊断。⑤会诊记录:应包括会诊的目的、要求、会诊医生对病史特征的补充、进一步的检查和诊治意见。⑥死亡记录:应记录死亡前的病情变化、抢救措施和死亡时间、最后诊断和死亡原因。

4) 出院记录:应在病人出院后48小时内完成,主要记录出入院日期、简单病史、入院后的主要检查结果、诊断和治疗措施、治疗效果、疾病的转归、出院后注意的事项、复诊的时间等。

3. 病案的收集

要建立严格的规章制度,在病案的形成过程中防止有关材料的散失。

4. 病案的整理归档

住院病案一般包括以下5个部分。

(1) 病案首页:是病人的鉴别资料,包括姓名、性别、年龄、工作单位、住址等。

(2) 医疗部分:医生对疾病进行诊断治疗所做的记录,包括病历、病程记录、医嘱单、诊疗图表、诊疗计划、病例讨论等。

(3) 检验记录:各种检查化验所得的检查记录和报告单,包括各种化验检查记录、病理检查等。

(4) 护理记录:护理人员对病人的观察、处理所做的各项记录,包括特别护理记录、体温脉搏表、护理计划等。

(5) 各种证明文件:如手术报告、来往信件、病人疾病诊疗证明书等。

病案整理工作完成后,即可装订并编制索引,装入封袋归档保管。

(二) 病案的编排顺序

病案的编排,在治疗期间的顺序与病人出院后装订的顺序几乎相反,特别是护理记录和医嘱部分。

1. 病人住院期间的病案编排顺序

(1) 体温表(按日期倒排)。

(2) 医嘱单(按日期倒排)。

(3) 治疗计划。

(4) 病历、病程记录、麻醉记录、手术记录依日期先后顺序。如为转科病人,一切记录放在转出科的记录上面。

(5) 各种治疗报告、会诊记录、X线摄片报告、透视报告、超声检查报告、心电图、照片等,各依类别集中在一起,按日期倒排。

(6) 检验记录单,按日期倒排。

(7) 各种化验报告,依日期先后从下而上地粘贴在化验报告粘贴页上,以日期倒排。

(8) 病历检查报告,按日期倒排。

(9) 治疗图表,包括整个治疗过程,各按日期倒排。

(10) 手术报告单。

(11) 住院病案首页。

(12) 入院前门诊病案。

(13) 行政文件、外来文件。

(14) 护理记录。

2. 病人出院后病案装订时编排顺序

(1) 目录页:诊断、手术、出入院日期等,由病案室填写。第一次出院者可以省略。

(2) 首页:病人姓名、性别、年龄、工作单位、住址等,由住院处或病案室填写,其余项目由住院医生填写。

(3) 相片:按摄影日期先后顺序。

(4) 住院前的门诊病案。

(5) 病历:入院记录、病史主诉、现病史、过去史、家族史、地方史、婚姻史、体格检查、初步诊断、拟诊讨论。

(6) 病程记录:治疗过程、进程记录,均按日期先后排列。分下列各项:病程记录、转科记录、会诊记录、X线摄片报告、透视报告、超声检查报告、麻醉记录、手术记录、手术后记录、心导管检查报告、核磁共振报告、CT报告、脑造影、内镜检查记录、出院记录、死亡记录,以及其他一切有关病程进展的记录。

(7) 治疗图表:整个治疗过程,如糖尿病记录表、白血病记录表、物理治疗表等。

(8) 治疗计划。

(9) 各种化验报告:按日期先后从上而下地粘贴并将结果书写于外露的右角上。

(10) 病理检查报告。

(11) 特别护理记录。

(12) 体温脉搏图。

(13) 医嘱单。

(14) 入院证、尸体处置单、手术签字单等。
(15) 护理病历、液体出入量记录。
(16) 随诊或追查记录。
(17) 来往信件、有关病人疾病治疗证明书。
(18) 尸体病理检查报告。

(三) 病案管理工作流程

按照卫生部对病案管理工作的要求,所有在医院就诊的病人(包括门诊病人)都应建立完整的病案、每一位病人在院内只能建立一份病案,病案号必须唯一。

1. 门诊病案管理

门诊病案在病人初诊挂号时即建立,目前很多医院采取病人自管病案的作法。

2. 住院病案管理

一般工作流程见图 12-1。

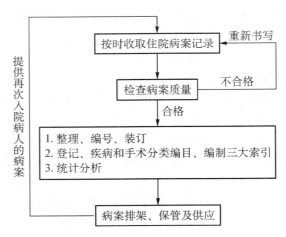

图 12-1 住院病案管理工作流程

(1) 病人出院前一天,所在科室将病案按规定顺序整理;在出院会计室结账完毕之后,将病案送至病案室。

(2) 病案室对出院病案各项记录和排列顺序应进行检查,发现不全或遗漏,应及时退还科室重新整理或增补。

(3) 病案整理好之后,编号、装订。

(4) 已装订的病案,应在出入院病人总登记本上逐项登记,并制作姓名索引卡片,疾病和手术分类的编目和索引。死亡病人应专门进行死亡登记和死亡病人编目。然后,按病案号顺序排列归档。

(四)病案保管

采用科学的方法库藏病案,以便于核对、检查、鉴定和提供使用,同时,维护病案的完整和安全,最大限度地延长病案的使用时间。

1. 编号

病案编号管理以比较简单易行、有利于保管和供应,也便于检索为目的。编号有以下3种方法。

(1) 一号集中制:门诊病案和住院病案均使用一个统一的编号。有条件的医院可以将放射、病理、心电图、CT等特殊检查以病案号为准进行编号,以简化手续,保持病案资料的系统性。优点:手续简便,便于记忆和识别;有较好的连续性,有利于系统观察病人病情的演变;可避免一个病人在同一个医院内因多种编号而造成差错;便于编制检索程序和利用检索工具。缺点:因门诊病案和住院病案放在一起,且住院病案随着住院病案的逐年增加,门诊病案的调用率极高,容易增加门诊病案的工作量;不利于住院病案的长期保管、鉴定和销毁工作。

(2) 两号集中制:门诊和住院病案分别编号,即门诊号和住院号。门诊病人使用门诊病案号,住院时另给一个住院号,门诊病案并入住院并案内,原门诊病案号作废,病人出院后来院门诊复查或再次入院,均使用住院号。优点:有利于住院病人的诊疗工作和对住院病人病案的科研工作,有利于住院病案的长期保管的系统性和完整性。缺点:因科研教学的需要,经常调用住院病案,影响病人在门诊就诊时使用;病人出院后在门诊时的经常使用,容易造成住院病案的破损和散失;门诊病案并入住院病案后,门诊病案将出现空号,对门诊病案管理不利。

(3) 两号分开制:门诊病案和住院病案采用两个系统分别编号,分开管理。病人住院时,门诊病案带入病房作为参考,病人出院时,复写一份住院病案摘要,归入门诊病案,以备门诊诊疗时参考。优点:能及时满足门诊和科研教学使用病案的要求;可以避免门诊病案经常调用造成的住院病案的破损和散失;省去了门诊和住院病案的合并工作,节省人力。缺点:不能保持一份病案的完整性和系统性,对观察病人的远期疗效产生一定的影响。

上述3种病案编号方法各有其优缺点,医院可以根据其实际情况,选择合适的方法。目前,我国多数医院采用的是两号分开制。

2. 病案的存放

按编号顺序排架存放。

3. 病案保管的安全措施

（1）控制病案库的湿度和温度：病案库的温度在14～18℃，相对湿度在50%～65%较为适应，要有良好的通风和除湿。

（2）防止阳光曝晒：病案库应采用封闭式建筑设计，或安装防阳光直射的窗户，以防止阳光的曝晒。

（3）防鼠、灭虫、防霉。

（4）防尘。

（5）防火。

（五）病案的利用

病案管理的根本目的是为了向医疗、教学、科研、疾病统计和医院管理等提供良好服务，因此病案的利用管理是病案管理的关键环节，前述的种种管理工作和内容也都是为了给病案的良好利用奠定基础。

1. 病案利用管理的主要内容

（1）全面了解病案室内的病案情况，编制各种检索工具和参考资料。

（2）根据各方面的不同需求，及时主动地提供服务。

2. 病案利用的主要工具

为快捷、方便和全面地提供病案，医院应建立较好的病案索引工具。医院病案索引登记一般按病人姓名、疾病和手术名称索引，或运用计算机对病案进行检索。

（1）病人姓名索引：为了根据病人的姓名查找门诊或住院病案的目的而编制的，主要为临床服务。在建立病案时，每一份病案都要按病人的姓名、性别、住址、病案号、身份证号、邮政编码等建立索引。可按门诊病人姓名、住院病人姓名和死亡病人姓名索引编设。

（2）疾病索引：把每份病案首页上的疾病名称和手术名称按一定的方法建立索引。它是建立在疾病分类编目的基础上实现的。目前，各国采用的分类方法是《国际疾病分类法》(ICD)，国际疾病分类法用于病案的编目和检索，其优点是编码位数少，系统层次比较清晰和实用，使用操作简便，易于编码人员掌握使用。手术名称的分类索引的编制，应采用《国际医学操作分类》(ICPM)，以便与疾病分类索引的编码方法配套，形成一个完整的病案检索体系。

（3）计算机病案检索系统：运用计算机技术进行病案检索为病案的快捷利用提供了途径，它可以从多种关键词进行检索，是医院病案管理的发展方向，其远期目标是"无纸化病案"。

五、病案的质量管理

为了给医院医疗业务工作和科研工作提供优质的病案信息服务，必须对病案进行质量管理,为此,应做好两方面的工作。

(一)提高病案书写质量

(1)制定病案书写规则,统一术语,统一规格,实行标准化管理。
(2)建立病案书写质量的各项检查制度。
(3)把病案书写质量作为医务人员工作能力考核的一个依据。
(4)把病案书写质量管理纳入医院医疗质量管理的范畴。

(二)开展病案管理质量评价

通过以下指标可以对病案管理进行质量评价,从而做到反馈控制。指标如下:病案编号准确率、病人姓名索引排位准确率、查找病案分科传送准确率、住院病案供应率、出院病案3日内回收率、出院病案整理合格率、报告单归档排架准确率、病案缩微胶片存储管理完好率、疾病分类和编码符合率、病案信息计算机录入准确率等。

六、病案管理组织

(一)病案管理委员会

病案管理委员会由主管业务的院长领导,其成员由各临床科主任或高年资主治医生、护理部主任、医务科主任、信息科主任、病案室主任等组成,作为院长和医务处领导病案工作的参谋咨询组织。

病案管理委员会的主要工作包括:①全面掌握本院病案管理工作的情况和存在问题;②制定本院病案管理的规章制度;③拟定有关医疗用表簿;④定期组织病案质量检查;⑤讨论和确定疾病诊断和手术名称的统一命名;⑥每年向院长提交工作报告。

(二)病案室

病案管理工作面向全院,应该是医院内一个独立的工作部门。在现代医院管理体系中,病案管理属于医院信息管理的范畴,应归属医院信息科或医务处领导。

1. 病案室的人员编配及素质要求

根据有关研究报道,门诊病案管理人员按日均门诊人次1:120~1:150的标准配置;住院病案管理人员按床位1:120~1:150的标准配置。病案室专业人员需要接受一定的专业教育,包括档案学、医学基础知识、医院管理学、卫生统计、中文书写、中外文打字和计算机操作等。随着病案工作的计算机化,对于计算机操作技能的要求将会越来越高。

2. 病案室的建筑和装备

病案室应有病案库、病案阅览室、计算机室和病案管理人员工作室等专门用房。病案库的面积应以病案数为依据,据统计一般每增加一万份病案需要增加 3 m² 的空间。病案室的装备则主要包括病案架、空调、计算机及其配套设施、复印机、照相机、缩微机和缩微阅读机等。

七、病案管理的发展方向——无纸化病案

所谓"无纸化病案"是近年来新出现的一个名词,意指病案主要不再以纸张形式存在、流动、保存和使用,而是全部进入计算机,通过计算机及网络实行病案的存储、查询、使用。在目前阶段所进行的主要是病案首页进计算机。无纸化病历是现代化病案管理的主要发展方向,而其基础是全面的医院信息系统的推行、医护人员计算机知识和技能的提高以及医院管理及运作思想的转变。

"无纸化病案"的优点显而易见:病人诊疗过程中的信息实时流动将大大便利医护人员的工作,医护人员只要敲击键盘,有关试验结果、检查报告、医嘱、病情发展等信息便一览无余;能大大提高对病案信息的利用能力,有力促进医学科研和教学工作;能大大减轻病案管理的工作量;通过网际互联,将达成医学信息的共享,有利于医学科学的发展。

当然,实行"无纸化病案"也存在着不少困难,例如病案资料由谁输入计算机、医护人员的计算机知识和技能是否能达到要求、软硬件建设等。此外,计算机病毒和其他一些技术上面的问题也会给病案在计算机上的存储和使用带来潜在的威胁。即使全面实行了电子病案,在计算机技术发展得更加完善、相关的法律、法规政策也已经完备之前,可能在相当长的时间内手写病案还需要同时进行。

第二节 医 院 统 计

在现代医院管理中,面对纷繁复杂且不断变化的现实环境,每一位管理者(决策者)的重要任务就是如何在各种可选方案中选择出最佳方案,而正确的选择离不开及时和准确的统计数据的支持。现代统计学主要研究数据的收集、整理、分析与推断,通过统计方法的运用,透过偶然现象来探测事物发生、发展的内部规律性。医院统计则是运用统计学的理论和方法,对医院的各项工作信息进行观察、分析和推断,以全局的观点,用数据来反映医院的工作效率、工作质量和社会经济效益,进而阐明医院系统中各组成部分之间的相互关系及其规律性的一项工作。

根据 1984 年 1 月公布的《中华人民共和国统计法》的规定:"统计的基本任务是对国民经济和社会发展情况进行统计调查、统计分析、提供统计资料、实行统计

监督",结合现代医院管理的实际需要,医院统计的基本任务是对医院的发展、资源的利用、医疗护理质量、医技科室工作效率和全院的社会经济效益等情况进行科学收集、整理、分析和推断,提供各种信息和报表,进行专题科学研究,实行统计服务和统计监督。

为了保证医院统计工作的有效性,医院统计工作应努力实现"六化"目标:统计指标完整化、统计分类标准化、统计调查工作科学化、统计基础工作规范化、统计计算和数据传输技术现代化、统计服务优质化。现代医院信息系统的不断推行和完善将为促进医院统计工作的不断发展提供更坚实的基础和更便利的条件。

一、医院统计工作的特点和作用

(一)医院统计工作的特点

1. 医院统计资料的复杂性

这是由于医院工作本身的复杂性所致。医学科学本身具有很大的经验性,很多内容不是非常确定的,这导致了统计工作的不确定性和复杂性。例如,对某种疾病的诊断标准可能不是很明确;对某种疾病的诊断标准和治疗手段,各地区可能有所差异,这样同一指标在地区之间比较时将受到很大影响。

2. 医院统计资料要求完整性、系统性和连续性

医院的科室多,专业分工极细,统计项目很多,容易发生统计资料丢失和统计项目不全的情况;而医院每个时期的统计资料都有承前启后的作用,在时间上是连续的。医院统计资料必须长年累月地积累,不能搞短期突击或事后追补。

3. 医院统计的专业性和技术性比较强

统计工作人员必须专职,也必须掌握一定的医学知识,才能保证统计资料的准确性。

(二)医院统计工作的作用

管理工作中常有"见树木与见森林"的说法,指的是决策者是否只看到了局部的情况还是掌握了全局的情况。统计工作的主要目的就是通过统计分析和推断,全面了解医院工作的情况,即所谓的"见森林",从而为进一步的决策提供依据。

1. 医院统计是制定医院工作计划的重要依据

人们常说统计是认识的武器、管理的工具。认识的武器即用数字描述客观存在的事物,帮助人们对有关的事物形成具体的概念,使人们发展认识,进一步把握事物的本质和规律性。管理的工具即管理者和决策者根据这些统计数据,作出明智决策,指导医院的实际工作,提高医疗质量、

2. 医院统计是医院实行科学管理的主要工具

医疗结构与医疗消耗之间有几种关系——高疗效、高消耗；低疗效、低消耗；低疗效、高消耗；高疗效、低消耗。为广大人民群众提供优质、高校、低耗的医疗服务是医院工作的根本目的。要达到这一目的，可以根据一些关键统计指标实行科学目标管理：缩短住院日，增加病床周转率；在提高医疗质量的前提下，合理地扩大收容量，提高病床使用率；合理检查，合理用药。

3. 医院统计是医院工作检查和监督的手段

如出院人数指标是一定时期医院收治病人能力的反映，病床周转率反映病床的工作效率，病床使用率指标反映病床的负荷情况。类似这样的一些指标可用于医院工作的检查和监督。

4. 医院统计是临床医学科学研究的必要条件

医学科学在很大程度上是一种经验科学，对不同疗法的疗效比较；新药的药效；医疗技术的经济性、安全性、有效性和社会性等的评判都依赖于对于临床实践的统计、总结和分析推断，才能得出相对正确的结论。目前，国际上流行的循证医学(evidence-based)正是一种统计方法的运用，用来评价到底何种医疗技术才是最好的。

二、医院统计工作的制度、范围

(一) 医院统计工作制度

为了保证医院统计质量，充分发挥医院统计在医院管理中的作用，医院必须制定严密的工作制度，医院统计人员应严格遵守。医院统计工作制度大体包括以下9点。

(1) 执行国家有关统计工作制度。

(2) 根据医院现代化管理和填报报表的需要，规定医院内部使用报表的种类、格式、上报程序和期限。

(3) 对报表中的名词的含义及指标的计算公式作出说明和解释。

(4) 拟订主要医疗文件格式、登记簿和通知单等，结合医疗工作程序，规定填报、统计和归档程序。

(5) 检查、审查医院各部门统计登记工作质量。

(6) 严格按统计报表的制度规定，及时、准确、完整地向上级有关部门报送各种法定统计报表。

(7) 对医院各项任务计划执行情况和医院管理情况随时进行统计分析，实行统计服务和统计监督。

(8) 管理医院统计调查和各项基本统计资料，建立医院统计资料档案的保管制度。

（9）按规定的期限向医院领导和有关科室报送日报、月报、季报、年报、全年医院统计汇编等各种报表资料。

（二）医院统计工作范围

根据现代管理科学原理，一个完整的管理系统应由决策、执行、信息、咨询、监督5个分系统组成。医院统计作为医院管理系统的组成部分，同时兼有信息、咨询、监督3种职能，其基本要求是：收集医院医疗过程和管理过程中的各种信息，运用统计学的原理和方法进行科学加工和处理，向决策和执行系统反馈信息，提供咨询，对医院的各项工作过程实行监督和控制。据此，医院的统计业务范围应包括医院的医疗业务、人员管理、固定资产、物资消耗、经济效益等方面的综合统计，其内容应包括这些方面的规模、数量、效率、质量和发展趋势的预测等。

1. 医疗业务统计

（1）门急诊工作：门急诊工作量、工作效率、工作质量等。如：门诊人次、门诊病人来源、门诊诊断符合率、门诊病历书写合格率、急诊人次、急诊抢救成功率、观察床使用率等。

（2）住院诊疗工作：病床开放、占用和病床周转情况，住院诊断和诊疗情况，住院工作效率。如：全院实际开放病床数、病床使用率、平均病床周转次数、入出院诊断符合率、病房抢救成功率、平均住院费用等。

（3）护理工作：基础护理、一级护理的数量、质量和护理技术操作质量以及家属陪护情况。如：基础护理合格率、一级护理合格率、护理技术操作合格率、家属陪护率、压疮发生率等。特别注意传染病和肿瘤的统计。

（4）疾病统计：住院病人疾病分类统计、病人出院时的转归情况、病人住院天数和平均住院天数。

（5）手术统计：手术种类、数量和质量等。如：各类手术的分类比例、手术前平均住院天数、无菌手术感染率、手术并发症发生率、手术死亡率、麻醉死亡率等。

（6）医技科室统计：医技科室的发展总量、工作效率、工作质量等。如：检查报告的准确率、检查报告误诊率、X线检查阳性率、CT检查阳性率、超声检查阳性率等。

（7）社区医疗服务情况：出诊、家庭病床、医疗咨询等。

2. 人员统计

（1）人员配备：各部门的人员配备和变动趋势。

（2）职称构成：医院各类技术人员的构成以及各类技术人员内部的职称构成，

以及职称的变动情况和发展趋势。

(3) 人才培养和使用情况：各级各类技术人才外出进修、培训、再教育和使用情况。

(4) 职工健康和出勤情况：主要有职工患病率、住院率、出勤和缺勤率等。

3. 固定资产统计

(1) 医院规模：医院占地面积、建筑面积、病床数、固定资产总额等。

(2) 医疗设备：医疗设备总台数、分类医疗设备台数、各种金额等级以及台数、医疗设备的使用率、完好率和维修情况、医疗设备总金额。

(3) 其他设备：生活辅助设备、运输设备、供电、供暖、制冷、供水、消毒、污水处理等设备的台数、金额和使用、保养情况等。

4. 物资统计

统计中西药品、卫生材料、被服用品、印刷品、办公用品等各类物资的入库、出库、消耗情况。

5. 医疗费用和经济收益统计

(1) 医疗费用：门急诊病人平均诊疗费、平均医药费和平均检查费，住院病人平均医疗费、平均医药费、平均检查费、分科病人平均住院费、单病种病人平均医疗费等。

(2) 经济收益：医院业务总收入、业务总支出、节余总额、固定资产收益率、专用设备收益率、药品加成率、年流动资金周转次数等。

6. 资料、情报、科研及其他统计

(1) 图书资料：期内图书、期刊购入数、累计藏书数等。

(2) 医学情报：医学情报资料的收集数、累积数、利用率等。

(3) 病案统计：新建病案总份数、累积病案份数、期内调用病案份数、甲级病案份数、病案遗失率等。

(4) 科研统计：期内新立科研项目数、完成科研项目数、科研项目获奖数等。

(5) 论文统计：期内论文发表数、发表刊物等级、论文获奖数、获奖等级等。

三、医院统计工作的程序

医院统计工作程序大致可分 3 个步骤，即对统计资料的收集、整理和分析，这 3 个步骤是相互联系的。

1. 统计资料收集

这是医院统计工作的基础，它是按照统计的目的和任务所确立的统计指标，运用科学的方法，系统地收集医院各工作部门的原始资料。医院统计资料的来源有以下 3 个方面。

（1）日常的医疗工作原始记录：病案是收集统计资料的主要来源，通过对门诊病案、住院病案、各医技部门的诊疗记录等的统计，可以获取大量的统计信息。同时，各科室的工作日志、各种检查和治疗的原始登记簿、人员、物资、设备和费用的记录资料等，也是较重要的统计信息来源。

（2）统计报表：可分为日报表和月报表。如：各科门诊人次的登记和日报，病房各科入院、出院、转入、转出病人的登记和日报，每日手术的登记和日报等。在全院有关科室建立统计日报外，还需要建立月报，其内容不仅是若干统计数据，还有文字性的小结，如：工作中的成就、问题、建议、意见等。

（3）专题调查：为某一特定的目的而设计的调查，可根据不同的情况，分别采用抽样调查、重点调查、典型调查等方式，其调查表是医院统计资料的又一个来源。如某病的死亡调查表，某种诊疗方法的疗效调查和远期疗效的专题随访等。

2. 统计资料整理

将收集到的大量、分散的原始资料运用科学的方法进行加工和整理，使之系统化，成为能反映医院各项工作总体特征的综合数字资料。统计资料的整理可分为以下3个步骤。

（1）统计资料的审查：在整理统计资料之前，应该对原始资料进行审查，审查的内容包括资料的及时性，即各部门的统计资料是否按期上报。完整性，即应报的项目是否填写齐全，有无缺项、漏项。准确性，一是逻辑审查，即审查统计资料各项目之间的数据关系是否合乎逻辑，有无自相矛盾之处；二是计算检查，即检查资料中各项数字的计算有无计算上的错误。

（2）统计资料的分组：区别各项目之间客观存在的质的差异，把同质的资料归纳在一起，使统计资料系统化，以利于从数量方面揭示事物的本质特征。分组是整理资料的关键，要求统计人员必须具有专业知识，设计出正确的分组体系，制定合适的整理表格，并按要求综合汇总。分组方法有按品质标志分组和按数量标志分组两种。

（3）统计资料的归类：将分组后的统计资料过录到各种事先设计好的整理表，以便汇总计算各项统计指标。

3. 统计资料分析

医院各项统计指标一般来说只能反映医院工作中的某种现象"是什么"，而不能说明"为什么"。但是，可以从统计数字进行统计分析，从而寻找影响各项指标变动的因素，发现事物的矛盾及其根源，得出正确的结论。现代医院科学管理要求从医院的各个方面观察和研究影响医院工作效率、医疗质量、医疗费用、经济收益的原因，为采取改进措施、进行科学决策提供可靠的依据。统计分析一般从以下5个方面进行。

(1) 分析事物的内在联系：医院的许多事物都是相互联系、相互影响的，通过统计分析可以揭示事物间的相互关系。例如，分析医院外科的工作效率状况就要分析其有关的外科组织机构的设置、人员的配备、病床使用管理、医疗设备条件、工作制度、激励机制、医技科室的技术力量等。

(2) 分析事物的内部构成：分析事物的构成、研究影响构成的因素，是认识事物变化原因的有效方法。例如：从医院各类工作人员的构成中可以分析医院各类人员的结构是否合理；分析门诊各科病人人次构成可以了解各科忙闲状况，有利于解决门诊"三长一短"的矛盾；从出院病人疗效的构成中，可以分析医疗质量。

(3) 分析事物的外部环境：对医院业务指标的评价，应结合社会环境变化和医院内各有关部门的工作状况来进行全面的研究和分析，以了解和判定影响因素，及时提出改进措施。例如：对医院业务量的变化，应结合医疗市场环境、医疗保险制度、社会经济状况等外部环境进行分析。

(4) 分析事物发展动态：观察不同时期统计指标达到的实际水平，可以用以分析不同时期医疗工作发展水平差距或比率关系，评价当前工作水平和预测将来的发展趋势。

(5) 分析计划的执行情况：定期地对各部门的计划执行情况进行观察、分析和评价，是保证医院计划完成的有效措施。

四、医院统计的范围和常用指标类型

（一）基本情况统计

基本情况统计主要包括床位、人员和固定资产如设备等分类指标。

（二）医疗业务统计

医疗业务统计包括工作量统计、工作质量、工作效率、社会效益和经济效益统计。

（三）医院经营情况统计

1. 医院经济收支和效益

医院经济收支和效益包括财政拨款、医疗业务收支、药品收支、三产收入、固定资产收益、资金周转等分类指标。

2. 医疗费用

医疗费用主要包括病人各种医疗费用的支出。如平均处方药费、平均住院费、平均床日费等。

（四）物资统计

物资统计主要包括一些物资消耗的统计，如低值易耗品、办公用品等。

（五）专题统计

专题统计包括一些定期和不定期的专题调查。

（六）其他信息统计

其他信息统计包括教学、科研、图书、病案等的统计。常用的医院统计指标类型包括以下两种。

1. 绝对指标

绝对指标也称绝对数，是某一统计对象的总量和规模的绝对数字，反映事物的实际水平。例如，年门诊量、年住院人次数、年出院人次数等指标皆属绝对指标。

2. 相对指标

相对指标也称相对数，是用来对两种或两种以上的有关现象进行相互比较时而采用的指标形式。常用的有以下 4 种形式。

（1）率：说明某现象发生的频率。如医院感染发生率、诊断符合率等。

（2）构成比：表示某现象内部各组成部分各自所占比重或分布。如各科病人的分类比例、药品收入占医院总收入的比例等。

（3）对比指标：说明两种现象之间的比例关系。如内科收入与外科收入的比、1月份收入与2月份收入的比例等。

（4）动态指标：按时间变化顺序排列的动态数列，用以说明某现象在时间上的发展趋势。常用的有定基比（固定基数，如以某年的数值为基准，然后将各年的数值和这个基数相比）和环比（将各年的数值与上年的数值相比），如医院收入的增长率、门诊量的增长率等指标，既可用定基比，也可用环比指标来衡量。

五、常用医院统计指标及其分析应用

（一）医院工作质量分析

医院工作质量的核心表现是医疗质量，因此分析评价医院工作的质量主要可通过对医疗质量的评价来进行。评价医疗质量主要可以从 4 个方面进行考虑，即诊断是否准确、及时、全面；治疗是否合理、有效、及时；有无给病人增加不应有的痛苦和损害；治愈时间长短。

1. 诊断质量分析

主要可以以下几个指标来衡量：

门诊诊断与出院诊断符合率＝门诊诊断与出院诊断符合数/经门诊诊断住院的出院病人数；

入院诊断与出院诊断符合率＝入院与出院诊断符合数/出院病人数；

临床诊断与病理诊断符合率＝临床诊断与病理诊断符合数/做病理诊断人数；

手术前后诊断符合率＝手术前后诊断符合数/手术总例数；

病人从入院到确诊的平均住院天数；

入院三日确诊率＝入院三日确诊病人数/出院病人数。

2. 治疗质量分析

一般可通过下列指标来衡量：

治愈率＝治愈病人数/出院病人数；

病死率＝死亡病人数/出院病人数；

好转率＝好转病人数/出院病人数；

未愈率＝未愈病人数/出院病人数；

抢救危重病人成功率＝危重病人抢救成功例数/同期收治危重病人数。

3. 治愈住院时间

出院病人平均住院天数＝出院病人占用总床日数（住院总天数）/出院总人数；

治愈者平均住院天数＝治愈者住院总天数/治愈出院病人数。

4. 给病人增加不应有的痛苦

医疗差错发生率＝医疗差错发生例数/住院总人数；

医疗事故发生率＝医疗事故发生例数/住院总人数；

无菌手术化脓率＝无菌手术化脓例数/无菌手术次数。

其他一些常见类似指标包括：医院感染发生率、手术后并发症发生率、褥疮发生率、输血反应率、产妇会阴切开率等。

（二）医院工作效率分析

平均病床工作日＝实际占用总床日数/平均开放床位数；

实际床位使用率＝实际占用总床日数/实际开放总床日数；

病床周转次数＝出院人数/平均开放床位数；

手术前平均占用病床日＝手术前占用病床总日数/手术病人数。

（三）医院工作量分析

住院工作量及其比例情况分析：如住院人数、各科住院人数构成比、住院疾病分类及其构成比等。

门诊工作量及其比例分析：如门诊人次数、各科门诊人次数构成比、门诊疾病分类及其构成比等。

医技科室工作量及其比例分析：主要是各医技科室工作量及其内部构成比

（如手术室手术次数及大、中、小手术的构成比；药剂科的处方数及构成比）、临床科室工作量之比（如门诊透视率、门诊处方率、门诊检验率等）。

（四）医院经济活动分析

（1）医院收入情况分析：业务收入总额及其构成、财政补助及行政拨款、院办产业收入等。

（2）医院支出情况分析：支出总额及其构成比。

（3）医疗费用分析：人均医疗费、平均处方费、日均费用等。

六、医院统计组织及工作职责

医院统计工作面向全院，通过对实际情况的全面真实的调查，为决策者提供决策依据，因此其工作应独立开展，不受任何侵犯。根据卫生部《全国卫生统计制度的规定》，医院应设立独立的综合统计信息科（室），300 张床位以下的医院配备专职统计人员 2～3 人，300～500 张床位的设 3～4 人，500～800 张床位的设 4～5 人，800～1 000 张床位的设 5～6 人，1 000 张床位以上的设 7 人。

医院统计科室的工作职责包括：①执行国家规定的统计工作制度；②建立健全医院各部门的统计工作制度，检查指导各部门统计登记工作的质量；③及时收集、整理原始统计资料，准确、全面地向医院决策者反映统计信息，协调医院各部门的统计工作；④对医院各项任务计划执行情况和医院管理情况随时进行统计分析，实行统计服务和统计监督；⑤管理医院统计调查和各项基本统计资料，建立医院统计资料档案的保管制度；⑥按规定的期限向医院领导、医院职能部门和上级卫生行政机关报送统计日报、月报、季报、年报、全年医院统计汇编等各种报表资料；⑦进行有针对性的专题统计调查分析。

（应向华　曹建文）

参考文献

[1] 丁涵章,马骏,陈洁主编.现代医院管理全书.杭州:杭州出版社,1999
[2] 史自强,马永祥,胡浩波等主编.医院管理学.上海:上海远东出版社,1995
[3] 郭子恒主编.医院管理学.第 3 版.北京:人民卫生出版社,1990
[4] 袁惠章,陈洁主编.现代医院管理简明教程.上海:中国纺织大学出版社,1996

第十三章

医院药事管理

第一节 医院药事管理概述

一、基本概念

医院药事管理学是自然科学与社会科学相互交叉渗透而形成的新兴边缘学科,是研究医院药学事业管理现象及其规律的科学,它既是医院管理学的一个分支学科,又是药事管理学科中的一个分支学科。医院药事管理学是现代医院药学学科和药学实践的基础,以管理学的理论和方法为基础,涉及系统论、信息论、控制论、经济学、法学、数学等相关学科。

医院药事管理目前尚无公认的精确定义,医院药事管理广义的是指对医院药学实践的计划、组织机构、人员配置、领导和控制;狭义的是指医院药学部(药剂科)及其业务管理活动。医院药事的职能机构是药学部(药剂科)。

二、医院药事管理的任务

(1) 医院药事管理是以药学为主体,结合临床医学,运用医院药事管理学的理论,指导规范医院药事管理的实践活动,从采购、制剂、质控、调配、分发等环节控制医院内所使用的药品质量最优,确保药品疗效,保证病人的用药安全。

(2) 运用现代管理学的理论和方法,研究医院药事组织机构、人才结构的优化,研究提高医院药学技术人员的素质。

(3) 运用系统论、信息论、控制论的观点和方法研究医院药事信息及管理现代化。

(4) 运用现代科学管理的理论和方法探索医院药品的营销、管理、配发的最佳社会效益和经济效益方案,维护病人和医院利益。

(5) 依据法学和行政管理学的原理和方法,研究建立健全医院药政法规和监督管理体制。

第二节　医院药事管理委员会

一、药事管理委员会性质

按卫生部颁布的《医院药剂管理办法》第二章第六条规定:医院药事管理委员会为协调、指导全院合理用药和科学管理药品的学术管理型机构。县以上医院(含县)要设立药事管理委员会。

二、药事管理委员会组成与行事准则

(一) 组成

药事管理委员会一般由5～11人组成。设主任委员1名,由院长或业务副院长担任;副主任委员2名,分别由药学部(科)主任和医务处(科)主任担任;委员由有关业务行政和主要临床科室专家担任。

药事管理委员会的成员由院长提名,经院务会讨论通过后向全院公布,报卫生行政部门备案。

(二) 行事准则

全体委员在审评药品、合理用药、药物评价等问题上要廉洁奉公,以科学的态度,本着对病人、对医院负责的精神,公正、公平、客观地行使自己的权利。

三、药事管理委员会的职责与任务

(1) 贯彻执行《药品管理法》,组织制定本院相应的规章制度,监督各科对《药品管理法》的执行情况。

(2) 制定本院基本药品目录和处方手册,并定期进行修订,审定增加或淘汰的药品品种。

(3) 根据医院用药品种目录,检查审定各科用药计划。审核本院临床科室提出的购入新药和配制新制剂的申请,并按有关规定报请备案或批准。

(4) 监督全院临床各科的合理用药,组织评价新老药物的临床疗效和不良反应,提出淘汰药品意见。研究预防药疗事故和药源性疾病的措施,确保病人安全

有效用药。

(5) 定期组织检查各科毒、麻、精神及放射性等药品的使用和管理情况,发现问题及时纠正。

(6) 及时研究解决本院医疗用药中的问题。

(7) 支持医院药学的学科发展和药学部(科)的工作,指导和协助中西药物制剂的研究开发。

(8) 编辑出版医院药物信息通讯。

四、药事管理委员会会议与日常办事机构

药事管理委员会每 2～3 个月召开一次全体会议。药学部(科)要经常向药事管理委员会报告工作,提出建议。

药学部(科)是药事管理委员会的常设机构,负责药事管理委员会的日常工作。

第三节　医院药学与药学部(药剂科)

一、医院药学的概念与特点

(一) 概念

医院药学是研究、实践医院药品供应、药事管理、药物制剂、药学技术和以病人为中心,药品为手段,运用药学专业技术知识指导、参与临床安全、有效、经济、合理的药物治疗方案,是一门综合性的药学分支学科,是医疗工作的重要组成部分,医院药学的全部工作是医院医疗行为的一部分。

近年来,国内外医院药学学科有了突飞猛进的发展,逐步从多年来医院药学的单一供应服务型模式中挣脱出来,逐渐向科技服务型扩展,以病人为中心向临床延伸。其工作性质、职责范围已超出了原"药剂"词义的范畴。医院药学行政机构名称由过去的药剂科逐渐发展成为由若干门类专业科(室)组成的药学部所代替,使之更适应当今医院药学科学发展的需要,满足当代医院高质量药物治疗的需要。

医院药学包括下列专业:药品供应、调剂、制剂、药品检定、临床药学、临床药理、药事管理、药物研究等。这些专业对应的业务科(室)其性质和任务虽不完全相同,但又是紧密相连不可分割的,都应统一于药学部(科)领导之下,不宜分别设立平行科(室)或划归其他科(室)领导。

医院药学的行政编制系列名称为药学部或药剂科。三级医院应设立药学部，下设二级学科。

(二) 特点

(1) 医院药学紧密结合临床，专业技术性强，直接为病人提供全方位的药学服务。

(2) 开放性。医院药学是医院的窗口，直接面对病人，是医疗服务的最后一项程序；也是药学科学为人民健康服务的最前沿。

(3) 双重性。医院药学部(科)是技术职能部门，它既是行政职能科室，又是专业技术性很强的业务科室。

(4) 多专业综合性。医院药学是多种药学专业复合体的科学，它包括药品供应，中、西药调剂，中、西药制剂，药品检定、临床药学，医院临床药理，药物研究等。

(5) 法制性。医院药学除了技术职能性外，尚有很强的法制性。

二、医院药学的形成与发展

自新中国成立60年来，随着社会的前进，科学技术的发展，医院药学事业也有很大的进步，20世纪60年代末医院中药制剂的发展；70年代中期医院药学广泛开展了电子计算机的应用研究；70年代末开展临床药学和临床药理的研究工作；80年代中期医院制剂和医院药品质量控制工作又有迅速的进步，90年代后期又提出了医院药学新的工作模式——药疗保健。由于医院药学的发展，对医学及治疗学的发展、医疗质量和医疗水平的提高起到了积极的作用。

医院药学是20世纪40年代中期由美国提出来的，现早已被世界各国所接受，我国在20世纪80年代明确提出了医院药学这一概念。它的内容涉及化学、物理学、药理学、药剂学、临床医学、治疗学、生物学、临床检验学、心理学、管理学、经济学、信息学、法学和行为科学等学科，是一门涉及面广、专业技术性强的药学分支科学。医院药学的形成与发展可分为以下3个阶段。

1. 传统药学阶段

此阶段制药工业尚不发达，生产供应的药品都属传统型的普通药品，药物品种少，质量内涵差。在医院内医、药、护的分工模式是：医师诊断开方，药师按方发药，护士按医嘱给药，药剂科的工作就是保障药品供应、调剂和简单的格林制剂。

2. 临床药学服务阶段

此阶段的特点是以合理用药为中心的临床药学服务。自20世纪70年代末临床药学概念引入我国以来，全国各医院根据自己的特点积极开展临床药学实践。

随着医药科学的发展,医、药、护分工模式逐步转变为医药结合型,药师除日常调配工作外,要参与临床工作,协助医师选药,合理用药,调剂工作由传统窗口供应服务型向技术服务型转化。但是,临床药学真正开展得好的医院并不是很多,最大的不足是临床药师力量薄弱,从整体讲实验室工作多了一些,而下临床直接参与合理用药工作开展得少。

以上两个阶段,医院药学都是以"药品为中心"来开展工作的。传统药学阶段是以"保障药品供应为中心"提供药学服务;临床药学阶段是以"合理用药为中心"提供药学服务。

3. 药疗保健(药学保健,pharmaceutical care,PC)阶段

PC阶段的特点是要求医院药学的各个环节都要以病人为中心,药品为手段,运用药学技术来开展工作,提供服务。PC不是医院药学的一个专业,也不是与药品供应、制剂、药检、血药浓度监测、药物信息咨询等并列的业务工作,而是整个医院药学新的工作模式。PC要求药学部(科)的全部工作都要从病人健康利益出发,直接为病人提供全方位的药学服务。它要求药师必须去临床成为临床药物治疗小组的主要成员,直接接触病人,参与临床药物治疗,并对病人的药物治疗负责,也就是说与医师和护士合作共同对病人的健康负责。这一模式使医院药学的工作从过去"面向药品"转变为"面向病人",这一根本性的转变要求医院药师首先转变观念:从"对物"改为"对人",改变被动服务为主动服务,改变(在药房)等候服务为上门(病房、门诊)为病人服务;调剂工作由传统窗口供应型转变为技术服务型,改变封闭式窗口供应为敞开式面对面服务。改变药学部(科)和科主任工作的重点:从采购供应为医院创收转变为培养高水平药学技术人才和提高药学部(科)技术人员的整体素质,提高为病人技术服务的内涵和质量,为医院医疗水平的提高作出努力。

三、药学部(药剂科)性质

医院药学部(科)是主管医院药品和药事管理事宜,是医院的技术职能科室,具有专业技术性、信息指导性、技术经济管理性、行政职能性和工作多重性。

1. 专业技术性

药学部(科)的调剂、制剂、药品检定、临床药学、临床药理等都是专业性很强的业务工作,随着科学技术和医药学的发展,专业分工越来越细,它的专业技术性也将更为突出。

2. 信息指导性

信息化是现代社会的大趋势。信息是医院药学整个工作中最基本、最活跃的

因素,医院药学技术人员充分运用药学专业知识、先进的检测手段、治疗药物浓度监测和所掌握的有关药学的各种资料信息,向医师、护士和病人提供药物信息及咨询服务,参与临床药物治疗工作,提出合理选药和用药意见,以提高医院的用药水平。

3. 技术经济管理性

药学部(科)的采购和药品科(药库)的管理、供应、统计等工作都属技术经济管理的内容之一。药学部(科)药品的收入,占医院全部经费的35%~50%,如何合理使用这笔巨额经费,对医院、医院药学的发展和提高都具有重要意义。随着医疗卫生体制改革和城镇职工基本医疗保险制度改革的实施,在推行区域卫生规划,合理调整和配置卫生资源的同时也要合理调整医院经费收入和支出结构。药品收入占医院经费总收入的比例将会逐步降低,这是正常合理的趋势。形势的发展更要求药学部(科)加强科学管理,转变观念,树立市场意识,引入竞争机制,推行优质、高效、低耗的管理模式,科主任和全科技术骨干要向技术经济管理型过渡,技术和经济管理应紧密结合,以提高药学服务的社会效益和经济效益。

4. 行政职能性

在院长领导下,组织实施药政法规的执行和监督,以及药品经济的运行管理。医院药学部(科)既是《药品管理法》和有关药政法规的执行者,要接受卫生行政及有关部门的监督检查,同时受药事管理委员会的委托监督检查医院各科室贯彻执行药政法规和药品使用的情况。并及时向院领导和药事管理委员会提出改进或处理意见。

5. 工作多重性

药学部(科)工作中既有大量的行政职能科室性质的工作,又有采购供应带有事务性的技术工作,还有很多专业技术性强的业务工作;药学部(科)主任既要管人,又要管技术,还得管经济。充分显示药学部(科)工作的多重性,这也说明药学部(科)工作的难度较大。

四、药学部(药剂科)任务

医院药学是医院医疗技术工作的重要组成部分,药学部(科)在院长领导下负责全院有关药品和药事管理事宜和院药事管理委员会日常工作。要以病人为中心,充分运用现代药学科学和电子计算机技术,科学地管理全院药品,最大限度、及时准确地为病人提供质量高、疗效好、不良反应小和价格合理的药品,要按法购药、按法管药、按法用药。其工作范围与研究内容包括药品供应、调剂、制剂、药品检定、临床药学、临床药理、药事管理、药物研究和药学教育等方面。具体任务如下。

(1) 根据本院医疗、教学、科研的需要，按照"医院用药品种目录"编制药品采购计划，做好药品的供应、管理、账卡登记和进销账目统计报表工作，要随时调查掌握药品科技发展动态和市场信息。

(2) 根据本院医师处方或摆药单、请领单，认真审核、及时准确地调配中西药处方或摆发药品。调配处方、摆发药品时要严格遵守操作规程，认真负责，为病人提供安全有效、合理的各种药品。做好退药工作。

(3) 配制临床常用而疗效确切的标准制剂及临床需要和市场上无供应或供应不足或不能满足病人需要的药品制剂。

(4) 为确保药品和制剂质量，保证患者用药安全有效，要健全药品质量监控工作，建立健全药品监督和质量检定检查制度，对购入药品和医院药品质量进行全方位监控。

(5) 积极开展临床药学、临床药理工作。药师下临床直接为病人提供药学服务，做好咨询，建立药历和开展处方分析，结合临床研究合理用药、新药试验和药品疗效评价工作，收集药品安全性信息，及时向卫生行政部门汇报，并提出需要改进和淘汰品种的意见。

(6) 运用药物经济学的理论与方法，研究医院药品资源利用状况。用药物经济学的研究方法对医院药品使用情况进行综合评价或药品的个体评估，分析用药趋势。

(7) 紧密结合临床，开展中、西药新制剂、新剂型、药代动力学和生物利用度等的科研工作。引进现代高科技领域的新理论、新知识、新技术、新方法。控制、提高药品质量，提高医院药学的管理水平和促进医院药学学科的整体发展。

(8) 积极组织开展毕业后医院药师规范化培训和继续药学教育，提高医院药学技术人员的整体素质。承担医药院校学生实习、药学人员进修和对基层医疗单位药学技术工作的指导。三级特、甲等医院药学部都应承担研究生的培养工作。

(9) 提高科学管理水平，推行优质、高效、低耗的管理模式，在确保社会效益的前提下，积极提高经济效益。

(10) 在院长领导下，受药事管理委员会委托组织药政法规在医院的实施，并对药品在本院流动全过程实行监督检查。

五、医院药学部（药剂科）在医院的地位

加强医药结合的模式，这是国际上的发展方向，也是医院实施以病人为中心服务思想的需要。医、药、护是医院整体预防、治疗活动中不可分割的3个技术子

系统,他们的工作都是医疗行为,医师是以正确的诊断和治疗为病人服务,药师是以药疗保健模式,正确的调配处方、正确的选药和合理用药等为病人服务,护师是以熟练地执行治疗医嘱和热情细微的生活心理护理为病人服务。三者在为病人服务过程中,各有特点和侧重,三者的结合,就构成了较为完善的医院病人服务体系。随着科学的发展和医药技术的进步,学科越分越细,专业化程度越来越高,这就需要医、药、护之间更紧密的配合,才有利于医疗水平的提高。三者缺一,无法完整体现以病人为中心服务思想的实现。医学处于医院运行中的主导地位,但有医就有药,有诊断学就得有治疗学,医院无药、无药物治疗学就不成其医院,药学部(科)在医院是技术职能部门,不是单纯"买卖药品"。《药品管理法》和卫生部颁布的《医院药剂管理办法》赋予了药学部(科)具体任务与职责,上面已论述,现就医院药学部(科)在医院的地位作一概述。

(1) 提供高质量的药学服务。它直接或间接参与临床药物治疗,为病人提供药学服务,其中药品供应、调剂制剂、药物信息咨询和临床药师工作是直接为病人提供药学服务的最主要方面,药品是完成医疗任务的重要物质基础,确保提供安全性大、疗效好、价格合理的优质药品和保障药品的正常供应是药学部(科)的基本工作之一,对提高治疗水平有积极意义。

(2) 医院制剂为病人解决了防病治病的零星需要,填补了我国制药工业的不足。医院制剂在我国医药历史上为防病治病曾起到了重要的作用。但是,随着我国医药工业的发展,以及药品监督部门对医院制剂生产条件提出越来越高的要求,在此种情况下医院制剂将会逐步减少。当前医院制剂工作重点是满足医院医疗需要,补充市场无供应或供应不足或不能满足病人需要的制剂品种,医院制剂要根据各医院具体情况,在确保制剂质量的前提下组织生产。

(3) 开展临床药学、临床药理,围绕药品的合理使用开展药学技术服务的研究。它是以病人为服务对象,直接或间接参与临床治疗,确保病人安全合理用药,以提高医疗质量为目的的药学专业。国内外实践证明,临床药学工作的开展与发展,不仅提高了合理用药的水平,对提高医疗水平和医疗质量有着重要的作用,同样有利于新形势下的医药结合。

(4) 医院药学部(科)的新药研究开发工作在制药工业中占有重要的地位。它在药学历史上曾研究开发了大量新药。在抗日战争和解放战争中,野战医院药学技术人员开发生产了柴胡注射液等药,为战争中治疗伤病员做出了贡献。解放初期医药工业不发达,为解决医院药品的短缺状况,医院药学技术人员克服重重困难开发制备了葡萄糖氯化钠注射液,5%、10%葡萄糖注射液,林格液等各种大输液;在简陋条件下研究生产了碘化油造影剂,解毒剂缓血酸胺(THAM)、亚甲蓝、依地酸二钠等注射液,诊断用药荧光素钠注射液、磺溴酞钠等皮试液,胃肠外营养

(TPN)注射液(包括氨基酸类、高渗葡萄糖注射液、有关电解质和微量元素——硫酸铜、硫酸锰、磷酸钠、碘化钠、硫酸锌等注射液),以及腹膜透析液等新药;研究生产了大量的内服、外用制剂,以及五官、皮肤等科治疗用药。

20世纪60年代医院积极开展了中医中药治疗工作,医院药学技术人员又研究开发了生脉(参麦)注射液及糖浆剂、片剂、冲剂等新的中药制剂,为中药制剂现代化和在医院的更广泛应用开辟了良好的前景。

近年美国食品和药品管理局(FDA)批准临床研究的我国第一个新药——复方丹参滴丸,也是由医院药学部(科)研究发明的,此药在全国各医院已广泛应用,并已打入国际市场。

药学部(科)完全有条件自行研究开发新药。若临床科室或研究室研究开发新药,也需药学部(科)研究制剂工艺、质量控制标准等的配合。

药学部(科)研究开发新药占有特殊的有利条件:易与临床结合;长期临床实践,很多医院都有一些疗效好、不良反应小的医院制剂品种;对某些因剂型或工艺不佳而影响疗效的药品,若投入一定力量研究开发新剂型、新制剂也是有条件的。某些医院药学部(科)有自己的实验室(临床药学、临床药理),有能力制定质量标准(质检室),有研究制剂工艺的力量(制剂室或实验室)。只要领导重视,组织得好,充分发挥药学技术人员的积极性,就可以成为独立的新药研究体系。新药、新剂型的研究开发也是医院药学部(科)深化改革的方向。

(5)医院药学部(科)目前在医院经济活动中占有重要的地位。虽以后药费收入占医院总收入的比例将会逐步下降,这是合理的正常情况,但这需要有一个调整、过渡阶段。目前把药学部(科)搞活对医院建设有十分重要的意义。为此应改革药学部(科)的管理模式。实行院长领导下的科主任负责制,以病人为中心,树立市场意识,做好药品成本核算,自行发展和自我控制的管理模式。

第四节 医院药学组织机构设置与人员编制

一、设置合理组织机构与人员编制的意义

医院药学是综合性的药学技术服务部门,其包含科(室)的工作性质不完全相同,设置合理的组织机构与人员编制,有利于各项工作的开展,有利于提高药学服务质量和工作效率,有利于医院药学的发展和医院药学技术人才的成长。

二、组织机构设置与人员编制的原则

药学部(科)组织机构的设置与人员编制,应根据医院的任务、规模、性质和药学部(科)专业发展等因素综合考虑。要遵循下列 5 项原则。

(1) 根据医院实施"以病人为中心"服务思想的需要。虽医院类型各异,规模大小不等,但药学部(科)基本任务大致是相同的。制定组织机构与人员编制时,要以病人为中心,保证医疗中心任务的完成,药学部(科)要直接面向病人,为病人提供全方位药学服务,开展临床药师工作。

(2) 根据医院功能的需要。现代医院的主要功能是医疗、预防、康复、教学和科研,但各医院的模式、专业、功能等不完全相同。因此,药学部(科)在机构设置与人员编制时,应依据医院的不同等级、不同任务、不同的性质、不同的功能和不同的条件等实际情况来确定。

(3) 根据医院工作量的需要。工作量主要是医疗、教学和科研任务量。根据医疗任务量的大小,决定药学部(科)的调剂、供应任务和其他工作量。

(4) 根据医院药学发展的需要。有关基础科学的发展,为医院药学发展提供了理论和技术条件,在制定药学部(科)组织机构设置与人员编制时要根据动态发展原则,及时进行调整,以有利于医院药学的提高和发展。

(5) 根据我国实际情况。我国社区医疗服务尚处于发展初期,城镇医院门诊工作量大。医院药学部(科)除调剂工作外,一般制剂任务尚较重,从全国看临床药学工作尚未全面开展,临床药师尚是起步阶段,急需认真开展,这些因素需要考虑。

三、组织机构设置

目前,卫生部对医院药学的行政机构设置无统一要求,要根据各医院具体情况而定,不应也不可能强求一致。卫生部 1989 年 3 月 24 日卫药字(89)第 10 号颁发的《医院药剂管理办法》第三章规定:"医院药剂科(部或处)根据医院规模设中、西药调剂、制剂,中、西药库,药品检验,药学研究,临床药学,信息资料等专业科室。并设科室主任。"根据此精神,医院药学的机构设置应按医院分级管理原则,综合性医院药学部(科)机构设置的参考如下。

(1) 医院分级管理中的"三级医院",包括中央及省、自治区、直辖市级医院和省、自治区、直辖市级医学院附属医院及部分市属医院宜设药学部、下设二级科,如调剂科、制剂科、药品科、药品质量检验科(质检科)、临床药学研究室、临床药理研究室、电子计算机室等。由院长领导,二级科主任由药学部主任提名,院长聘任(图 13-1)。

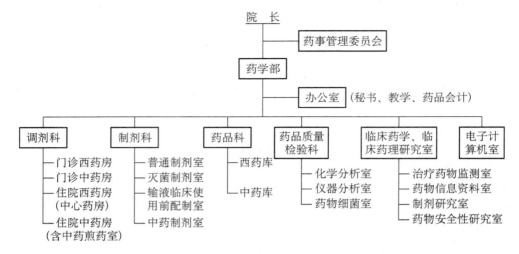

图 13-1 医院药事管理组织结构

(2) 医院分级管理中的"二级医院",主要包括直辖市属区、县医院,省、自治区地区(州)或相当于地区医院一般可设药剂科,下设调剂组、制剂组、药品供应组(药库)、药品检验室、临床药学组等。药剂科属院长领导,各组组长由科主任提名,院长批准后聘任,其待遇与病房护士长相同。

(3) 城镇的"一级医院"和部分"二级医院"将纳入社区医疗服务系统。县级医院可设药剂科,下设西药调剂组、中药调剂组、制剂组、药检临床药学室和药品库等。其主要任务应是保障供应安全、有效和价格合理的药品,搞好合理用药和药物咨询,对医院制剂宜控制规格和品种。

四、医院药学部(科)人员编制

(1) 卫生部、原劳动人事部于1978年颁布的《综合医院组织编制原则试行(草案)》规定,综合医院药剂人员占全院卫生技术人员的8%。随着医院药学的发展,医院药学内涵不断丰富,故药学部(科)内部应及时调整人员安排。

卫生部颁布的《医院药剂管理办法》中规定:药剂科(或部、处)所需财会、统计、划价及清洗用具、消毒、蒸馏等非药学技术人员应由医院按实际需要另增,不在药学技术人员编制之内。

(2) 卫生部、原劳动人事部于1986年颁布的《全国中医医院组织机构及人员编制标准(试行)》方案规定:150张床位以下医院,药剂人员占全院卫生技术人员的23%;151~250张床位医院,药剂人员占21%;251~300张床位医院,药剂人员占17%；300张以上床位医院，药剂人员占16%。财会、统计、划价及清洗用具、消毒等人员按实际需要另增。

第五节　医院药学部（药剂科）业务科（室）管理

一、药品科（药库）业务管理

药品的采购供应管理是药学部（科）的基本任务之一。医院药品一般有千种左右，品种多、数量大、周转快，收发药较零碎。其任务的重点是：①要保证全部药品的优质，即安全、有效、经济；②根据医院的性质任务和规模的大小，要保持一定数量的药品品种，供医师选用，"基本药品目录"中的常用和主要品种保证不断药；③要严格认真地管理好毒、麻、精神和贵重药品，认真执行有关规定；④要重视对有效期药品的管理；⑤做好盘点统计报表工作，必须做到账物相符，一切原始单据都要完整保存；⑥社会效益和经济效益并重。

药品管理可分为：计划采购管理、库房管理、供应管理、质量管理和新药管理等项工作。

（一）计划采购管理

药品采购是药品科（药库）管理的第一步。计划采购管理是一项复杂而又细致的工作，药学部（科）的药品科（药库）管理的金额占全院经费收入的35%～50%，其工作的优劣对医疗质量和医院的发展有极大的影响，要做好以下4点。

1. 掌握有关药品信息

充分掌握药品信息是做好计划采购管理工作的先决条件。它包括药品市场信息、药品安全信息、药品质量信息、药品价格信息、新药信息等。药品科（药库）要与药学部（科）信息资料室合作运用电子计算机功能，从多方面广泛收集有关资料，如国内外药典及有关权威性药学论著，医药期刊，学术会议论文，政府有关部门公告、通报，新的研究资料，药物评估信息，医师、护士和病人对药品的反馈信息等。将收集的各种信息进行整理、综合分析和评估，从中筛选出有用的信息。

2. 重视药品质量

药品采购对保证药品质量十分重要，药品质量的优劣直接影响医疗质量和病人的安危，故药品科（药库）人员要树立质量第一的思想，每个环节都要严格控制药品质量。药品质量首先是安全性、有效性和稳定性好，剂型好，生产工艺合理，有明确的效期。

3. 保持一定数量的药品品种

既要充分及时地供应药品,又要防止滞留积压和浪费,在保证药品质量和病人利益的前提下注意经济效益。要根据"基本药品目录"和使用情况及库存量,由管库人员提出(或计算机自动生成)药品采购计划,经科主任审核后交采购员执行。要根据季节、疾病发病率的情况,调整药品预算。

4. 药品采购的基本原则

(1) 采购人员要有鲜明的法制观念、质量意识和经济观点。一切采购活动必须在符合法律、法规和保证药品质量范围内进行,严防假、劣药流入医院。不能与任何形式的个人或小集体承包的药品经营公司发生业务往来;不能与借卖发票的非正式经营单位发生经销关系;不能与任何公司、药厂非正式医药代表洽谈业务。

(2) 严格执行购药准则:主渠道进药、购入的药品优质、价格合理、国产药优先等原则。对主要药品可采取公开招标或网上采购的办法购入药品。

(3) 购入药品必须具备:有效批准文号、注册商标、生产批号、有效日期和生产厂家等。进口药品要求提供其在我国进口注册许可证及口岸药检所检验报告合格证。

(4) 厂家、公司提供的一些法律性文件的复印件,必须加盖红印公章才认其有效。

(5) 建立相对稳定的进药渠道。确需增加新供药单位时,须了解、审核该厂家或公司的背景资料、信誉度等,并经药学部(科)主任审核批准。主任参与采购者,报主管院长审核批准。

(6) 建立与有业务联系的经营企业或厂家的资料档案,内容有:单位名称、地址、电话、邮编、法人代表和医药代表姓名;"三证"及有效期,经营范围和方式;资金状况,历年供药质量和服务纪录等。调换医药代表要有原企业的证明信,防止假冒情况的发生。

(7) 不准对外代收、收购、代销等转让药品活动。

(8) 在药品采购经销活动中的折扣让利价款、观察费、赠送药品款等必须全部上交医院入账,任何单位或个人不得私自截留或私分,不能收取任何形式的回扣款。

(9) 供需双方洽谈购买药品时,药学部(科)须有两人以上参加,一切折扣让利必须明示入账,要在发票上注明折扣让利价格,直接给予医院让利,并要入账,不宜采用收取现金或支票返回的形式。

(二) **药品库房管理**

库房管理的好坏对药品质量,能否及时正常供药,以及社会效益和经济效益等都有很大的影响。库房管理要注意以下 3 点。

（1）库房药品管理工作的责任是科学管理，保证质量，安全储存，降低消耗，按时收发，避免差错，保证供应。

（2）药品入库时，先进入待验区（黄色区），根据入库单 3 日内认真逐项验收品种、规格、数量及真伪品，并签字以示负责。不合格药品，数量短缺或破损品种，应填写拒收药品报告单，报科主任签字后，由采购员办理退药。对质量有怀疑的药品暂存黄色区，经送检合格后方可准入库。从外地购入的中药饮片，经检验合格后方可验收结账。药库对与发货单不符，质量异常，包装不牢，标签模糊以及不符合药政法规等情况的药品，有权拒收。

（3）药品保管人员应熟悉药品的性能、质量状况和对储存的要求，按药品的不同属性分类、分区、排、号等进行科学管理，摆放要整齐有序，所有药品要按标签正放，面向外，搞好卫生。储存保管中应遵守以下 9 点。

1）药品与非药品、成品药与原料药、内服药与外用药等，必须严格分开存放。会影响相互间性能的中药材以及易串味的品种应分开存放。对有温度或湿度要求的中、西药品，应设冷藏库或存放条件较好并能控制温度的库房或房间。

2）库房药品应按药理分类和字母顺序分别整齐存放，同时要建立随货卡，便于盘点和发药。

3）应按照效期远近依次存放有效期药品，对有效日期要用效期牌或计算机进行管理，每半月查询一次，及时进行协调处理，一般不应有有效期在半年以内的药品。中药饮片要特别注意虫蛀、发霉变质，应经常检查，及时晾晒。

4）麻醉药品、精神药品、毒性药品的保管，要严格按国务院、卫生部有关规定执行。

5）对危险药品必须按其性质，严格分类存放于有专门设施的危险药品库。

6）药品出库时，按出库单和先进先出的原则逐一清点发给，对有疑问的药品不应发出。

7）药库储备量约为 1 个月，每季盘点一次，并与手工或计算机账核对，作出盘点盈亏报表，报药学部（科）主任审核签字。对积压药品要及时调拨处理，并报科主任。

8）医院药品库只对药学部（科）的调剂科（室）和制剂科（室），一律不准对院内外其他任何单位或个人发放、出售或外借药品，个别特殊情况的外调药品，需经药学部（科）主任批准，并办理正式调拨手续。

9）库管人员调动工作时，必须在第三者监督下办理好交接手续，并要三方签字，以示负责。

(三)药品供应管理

(1) 这里所指供应管理,主要是指药库供给调剂科(室)和制剂科(室)的药品。库房只对调剂室,一律不对病人,门诊病人的用药都应从门诊调剂室领取,住院病人的用药,都应从中心药房通过护士领取,由护士按医嘱交病人服用。

(2) 向药库领药时,调剂或制剂科(室)开写请领单一式三份:一联交药品会计出账,二联药库存查,三联为存根。如果库房药品的账目由电子计算机管理的,那么请领单开一份即可,应由计算机打出发药单一式三份,库管人员根据发药单发放药品。填写请领单时要详细认真写清药品名称、规格、单位、数量以及请领日期和经领人。库管人员发药或计算机打印发药单时要写实发数。

(3) 领药时要当面点清,经收发两方签字后领回药品。

(四)药品经济管理

(1) 药品应有实物会计账,根据管物不管账的原则,药库应设药品会计,用账页或计算机管理账目,当月作出统计报表和出入库存总金额。

(2) 负责药品价格管理,接到药品调价通知后,立即通知调、制剂室,督促各组更改价格,清点库存数,作出减值或增值报表,经主任签字后报部(科)药品会计室。

(3) 现在的药品会计,应向成本核算会计转移,负责药学部(科)成本核算工作。

(五)新药管理

1. 新药含义

新药(含中药、西药和生物制品):按《药品管理法》和《新药审批办法》规定,"新药系指我国未生产过的药品,已生产的药品,凡增加新的适应证,改变给药途径和改变新剂型的,亦属新药管理范围。"

"新生物制品系指我国未生产过的制品和未经批准生产的制品。已批准生产的制品,凡有重大的生产工艺改革或改换用于制备活疫苗、活菌苗的毒种或菌种亦属本办法管理范围。"

对医院来说,凡本院未使用过的药品也应属新药管理范围。

2. 药品生产的有效批准文号

识别药品有效的批准文号,其目的是为了识别假冒药品,保证安全有效用药。中、西新药分为五类,其中四类改变剂型但不改变给药途径的中成药与改变剂型或改变给药途径的西药和增加适应证的五类中、西新药。新的生物制品分为四类进行管理。凡未取得批准文号一律视为假药,医院不准购入。

3. 申请购入新药的程序

（1）欲推出新药的生产厂家或经营公司须先在药学部（科）填写《推出新药登记表》，按表列项目详细填写，并提供批准该药上市的法律文件，如进口药品注册证号、国产药品批准文号、生产企业或经营企业的许可证和经营执照等，以及详细的新药药效学、毒理、生物利用度、临床研究、法定说明书等有关资料。

（2）欲提出新药申请的临床科室，从药学部（科）领取填写《新药申请表》，须由主治医师以上人员提出申请，经全科讨论同意，科主任签字后送药学部（科）。

（3）药学部（科）要对该药从生产厂家或经营公司的信誉度，提供资料是否齐全及其可靠性，有关法律文件及批准文号的有效性，药物的安全性、有效性、经济性与同类药物相比的特点等因素作出全面的分析评价。

（4）药事管理委员会审评批准。审评程序：先由申请人代表科室介绍新药的处方、规格、药效学、药动学、生物利用度、药物安全性、药物疗效等，与同类药物或老药相比有何特点和优点或补充现有药物哪些不足以及价格等资料，若申请人不到会介绍有关资料，则申请按自动放弃处理；专家提问，然后新药申请科室人员退场；药学部（科）主任介绍对此药的全面评价；专家评议；作出是否同意进药的决定。

（5）审评时，与申请该新药有关的药事管理委员会委员应回避。

4. 申请购入新药的有关管理要求

（1）新药申请：凡西药由西医有关临床科，中药由中医有关临床科提出申请；凡专科用药由有关中、西医相应科室提出申请。

（2）除特殊情况外，一般在申请增加新药的同时，要提出减去一个同类药品品种，以防药品品种过度增加。

（3）临床各科申请新药要抱着对病人、医院负责的态度严格把关，排除各种干扰，把真正疗效确切，不良反应小，质优价格合理的药品引进医院。

（4）同一品种不同厂家生产的药品，在保证药品质量和价格合理的前提下，由药学部（科）根据采购药品原则组织进货。临床各科不准干扰药品正常采购工作，不得指定进药厂家或医药公司。

（5）在特殊情况下，如急救急需某种新药或医院从未进过的药品时，临床科室主任可填写临时购药申请单，经医务处（科）签署意见后，由药学部（科）主任审核同意，可一次性少量购买。但是，临床科室不准自行购入药品或开处方让病人去市场自购后带回医院使用。

（6）新购入的新药一般宜先在申请的临床科室使用，并要及时向药学部（科）反馈新药质量、疗效、不良反应、是否需继续使用等情况。确有意义值得推广者，经药事管理委员会同意，逐步扩大应用科室。

(7) 新药申请只对临床科室，不对个人。购入新药要在 6 个月内用完，造成积压浪费，申请科室应负责原价赔偿。

二、药品调剂业务管理

调剂工作是医院的医疗行为，是一项专业技术性和服务性很强的工作。医院药学是药学工作的第一线，而调剂工作又是医院工作的前沿，它既是医院也是药学部（科）的窗口，是医院药学部（科）中心工作之一。它直接为病人提供药学服务，其工作和服务质量的好坏直接影响医疗质量，也关系到医院的信誉。

调剂工作约占药学部（科）整个业务工作的 60%～70%，在药学部（科）占有十分重要的地位。调剂工作按性质，可分为西药调剂和中药调剂，每种调剂按服务对象又可分设门诊调剂室和病房调剂室（中心药房）。西药门诊根据医院的特点和规模调剂室又可分设急诊、外宾、儿科、传染等药房调剂室，以方便病人取药。

研究调剂管理的目的：树立依法管药、依法用药的观念，树立药品质量第一、社会效益第一的观念；严防假药、劣药流入医院，确保为病人提供的药品安全、有效、经济、合理、准确无误；提高药学服务质量，事事处处要为病人利益着想，真正做到全心全意为病人服务。

（一）调剂科（室）的任务

(1) 调剂科（室）的主要任务是紧密配合临床各科做好门诊和病房处方以及领药单等的调配发放工作，要确保药品和制剂的质量，做到品种全，使医师有选用药品的余地。

(2) 21 世纪的调剂工作必须是技术知识信息型和医药结合型，药学技术人员要掌握药物的理化性质，在体内吸收、分布、代谢、排泄等动态过程，了解各类药物的性质特点和药物相互作用。药师要参与临床工作，协助医师选药和合理用药。

(3) 收集、整理药物安全性资料，并及时上报卫生行政部门。

(4) 评价新老药物。协助医院对新药进行临床观察研究。

(5) 建立药历，调查分析病历或研究医师处方的用药情况，发现不合格处方，提出不合理用药的根据，协助医师提高用药水平和医疗质量。

(6) 监督并协助病房做好药品请领管理和正确使用药品，以保证药品的安全有效。

(7) 为医师、护士和病人提供药物信息咨询服务，介绍药物知识，推荐新药或代用品。

(8) 配合临床，积极参与抢救危重和中毒病人的药物治疗。

(9) 全静脉营养液、肿瘤化疗药物等输液临床使用前配制。

（10）根据有关规定严格管好麻醉药、医用毒药、精神药、贵重药和效期药品。做好药品统计报表工作。

（二）调剂科（室）对处方药和非处方药的管理

1. 处方药和非处方药概念

（1）处方药：处方药（Rx）是为保证用药安全，由执业医师或其他有处方权的医疗专业的医生开写处方，在医师、护士、药师或其他医疗专业人员监督或指导下，方可购买使用的药品。具有以下情形之一的药品，应列为处方药：药品易致药物依赖性，如麻醉药品；药品因毒副作用大或使用时需要医疗专业人员参与用药的，如注射剂、造影药、毒药、非肠道给药制剂、血清、疫苗、血液制品；口服及注射用抗生素；有关法规规定，使用时需凭医师或医疗专业人员开具处方的药品；可能引起严重不良反应或医疗事故的药品，如：医治法定传染病、需申报传染病、结核病、精神病、青光眼、恶性肿瘤病症治疗用药。

（2）非处方药：非处方药（OTC）是指为方便病人自我用药，且安全有效，不需医生或其他医疗技术人员开写处方，可自我判断，可按药品包装标签及说明书就可自我选择使用的药品。非处方药具有以下4个特点。

1）应用安全：根据现有资料和临床使用经验证实安全性大的药品；药物潜在毒性低，不易引起蓄积中毒；在正常用法与正常剂量用药时，不产生不良反应或虽有一般的不良反应，但用药人可自行觉察，可忍受，且为一过性，停药后可迅速自行消退；用药前后不需特殊试验或检查；不易引起依赖性，无"特殊"毒性；药品的适应证为预防或治疗轻微病症，或有利于增进健康。

2）质量稳定：质量易控制；物理化学性质稳定，一般贮存条件下较长时间不致变质；有明确标出贮存条件、生产日期及使用的最终期限。

3）疗效确切：药物作用针对性强，适应证明确，易为使用者掌握，用药者能清楚感到自觉症状的好转，治疗期间不需经常调整剂量，更不需特殊监测；经常、普遍地应用不会引起疗效降低，不会导致耐药性或抗药性。

4）应用方便：以口服、外用、吸入等便于群众自行应用的剂型为主；说明书应按非处方药的要求书写。说明书、标签、包装、分剂量应清晰、通俗、易懂，便于携带、使用和贮存；儿科用药与成人用药必须分别制备和包装。

2. 医院药学部（科）的调剂科（室）处方药和非处方药的管理

（1）处方药管理。凭医师处方调配发放药品，按照卫生行政部门颁布的处方管理制度有关规定执行。

（2）非处方药管理。非处方药在医院药房的用量将会减少，而社会药店的销售量将会有较大增加。医院药房对非处方药的销售应开放，采用灵活的销售办法,可有医师处方,也可有病人自选购用;要运用医院药房技术力量强,信息灵通等优势,积极开展药品的咨询服务,为病人当好参谋,提供各种方便,提高药学服务质量;要严把费用关。非处方药一般是自费,给病人的发票应是自费的发票;在门诊调剂室应单设非处方药药房,实行单独经营和核算。

(三) 处方管理制度

1. 处方内容

(1) 应有医院全称、科别、门诊或住院号,处方编号,病人姓名、性别、年龄,婴儿或儿童应有体重。

(2) 药品名称、剂型、规格、剂量、数量。

(3) 每种药品的用法和用量。

(4) 医师签字,配方人签字,检查发药人的签字。

(5) 开方日期,药价。

2. 处方规则

(1) 医师的处方权可由科主任提出,经院长或医务处批准后奏效,其本人签字式样或印章卡送药学部(科)备查,并且不得更改签字式样,如需更改,应重新办理手续后方属有效。药学部(科)凭此式样接受处方,配发药品。调离医院时应到药学部(科)办理手续撤销签字卡。

(2) 新分配来的医师在未转正前无处方权。实习医师、已改做行政工作者,不在临床的科研人员和护士、药学人员等均无处方权。放射诊断科、放射治疗科、核医学科、超声科、物理康复科(或称理疗科)等医师只准开具与本科有关的药品。

(3) 医师开具处方必须本人亲自签字,不准别人代签。有处方权的医师,不准事先在空白处方上签字后交无处方权者代开处方。

(4) 有关麻醉药、医用毒药和精神药处方,要严格按麻、毒、精神药品管理办法的有关规定执行。

(5) 处方一般当日有效,超过两日者须经医师更改日期,重新签字方可配发。

(6) 医师开出处方后,各项目均不得涂改,修改处须重新签字,否则调剂科(室)可拒绝调配。

(7) 药学技术人员不得擅自修改处方,如处方有错误或缺药,建议其他药物代替,需经医师同意,修改处重新签字后方属有效。

(8) 医师不得为本人或其亲属开写处方。

(9) 药学人员配发处方,应双签字以示负责。

(10) 药学部(科)应建立差错登记制度,凡处方书写不正规、书写不清楚,药名或用法错误、配伍禁忌、超剂量、开大处方等问题进行登记,定期向院长报告。药师有权监督医师科学合理用药。

（11）急诊处方用药量一般不超过3日量，一般处方3～7日量，对慢性或某些特殊情况，可适当延长。但不准开大处方。

（12）一般处方保存一年，医用毒药和精神药品处方保存两年，麻醉药处方保存3年备查。到期后经药学部（科）主任或院长批准后销毁。

（13）医院一般处方要与中医、传染、儿科、急诊、麻醉药等处方在颜色上应有区别，急诊处方应在右上角印有"急"字。

3. 处方书写规则

（1）处方需用钢笔或圆珠笔书写，字迹要清楚，不得涂改。

（2）药品及制剂名称一般以《中国药典》或卫生部、省市颁发的药品标准规定的中文名或英文名书写。非法定药物的中文名采用药典委员会编的《中国药品通用名》中的名称；英文则采用国际非专利药名（INN）。

（3）药品剂量、数量用公制和阿拉伯数字书写。药品一日剂量或一次剂量，均以药典规定用量为准，若因治疗需超过极量时，要在用量旁重加签字，以示负责。

（4）用量表示单位：固体或半固体以克（g）为单位；液体药物以毫升（ml）为单位；片剂、丸剂、胶囊剂应注明含量，以片、丸、粒为单位；冲剂以最小剂量袋为单位；口服液、眼药、注射剂等以支或瓶为单位，并要注明含量。

（四）病房调剂室（中心药房）的发药管理

药学部（科）中心药房在现代医院中的地位越来越重要，它是住院病人治疗用药的中心，是药剂科开展临床药学的重要基地，是贵重、紧缺药品的主要管理发放处，它占药学部（科）每月用药量（金额）的1/2～2/3。中心药房与门诊调剂室工作方式有所不同，门诊是直接面对病人的处方，而中心药房是面对各病房的护士，按医嘱把药调配好后发至病房，通过护士给住院病人服用。中心药房对住院病人用药如何领取发放，这不但对方便医护人员、提高经济效益有密切关系，更为重要的是它与保证药品质量，保证病人合理安全有效用药，提高医疗水平有着直接的关系。它也反映了医院的管理水平，故各医院都十分重视此项工作。中心药房发药方式的选择应考虑下列因素：有利于确保发出药品的质量，防止差错事故的发生；有利于经济效益的提高和加强对药品的管理，制止大处方和积压浪费现象，防止药品流失；有利于病人药费的准确核算和防止药费的流失；有利于工作效益的提高，并方便病人和临床。

1. 医院病房领用和药学部（科）中心药房发放药品的办法

据对大医院调查资料显示，我国病房药房发药主要有4种方式，其中：处方领药制约占44.29%，小药柜制约占8.56%，护士摆药制约占21.43%，药学人员摆药制约占 21.43%。

(1) 按照医师处方领发药品。医师按医嘱给每位住院病人分别开出处方,药疗护士凭处方到中心药房领取药品,中心药房按处方逐一配发,护士领来的药品就交于病人保管服用,按处方给病人结账。优点是病人或家属对自己使用的药品和数量心中有数,若有纠纷易于查对。缺点是工作模式已落后,过于繁琐,增加医师和中心药房工作量,并且病人服用药品护士缺乏控制,易出现服药差错。可用于毒、麻、精神等特殊药品和贵重药品的领发。

(2) 病房小药柜制。这是 20 世纪 50 年代以来普遍采用的办法之一。病房将需要的药品统一领去,然后病房护士按医嘱将药品分发给病人服用,按医嘱结账。这种小药柜制有很多弊病:①中心药房对病房领去的药品失去了质量和数量上的控制,有的药品领去过多,置于病房时间过久而过期失效或变质,不但造成浪费,而且不能保证病人服用药品的质量;②领去的药品是否全部用于病人身上中心药房心中无数,病人若提出用药质疑不易查对;③大量药品存于病房小药柜增加了药品的库存量和总金额,不利于成本核算;④不符合药学技术人员要对药品从购入到病人使用的全过程负责的原则。病房小药柜制的领发药品方式已不适应现代医院的管理模式,宜淘汰。

(3) 护士摆药制。有两种方式:①护理部派出几名护士到中心药房专门为各病房病人按医嘱摆发药品,每日摆发一次;②各病区每日由药疗护士到中心药房摆药。第一种摆药方式优于第二种,因固定了人员,故对摆药程序、药品性能和摆放位置等较了解或清楚,发生摆药差错明显比第二种方式少得多,较易保证药品质量;摆药秩序也较第二种摆药方式好得多。第二种摆药方式往往因各病房药疗护士同时拥入中心药房摆药,必然很乱,不利于药品保管,且药疗护士常轮换,故摆药效率低,易出差错。

护士摆药制是目前我国医院较普遍实行的办法之一,它的优点是领用药品量有较大减少,病房药品管理状况有一定改善,尤其是固定护士专门摆药,工作责任感加强了,差错也减少了。但是,护士对药学和药品知识较差,不符合《药品管理法》"非药学技术人员不得从事药剂技术工作"的规定,调配摆发药品是医院药学技术人员的法律责任,若因药品发放错误而发生医疗纠纷,医院和药学部(科)恐怕无法推卸法律责任;今后我国实行执业药师制度后,也不允许由护士摆药。

(4) 药学人员摆药制。此方式优点甚多,是国外普遍采用的办法,也已引起我国医院药学专家们的广泛重视,近几年来药学技术人员摆药制发展很快,是病房药房(调剂室)发展方向之一。

2. 药学人员摆药的程序

一般把病房领用药品分成六大类,即普通口服药、普通针剂、贵重药品、毒药及麻醉药品、大输液和病房公用药品。医师或药疗护士根据医嘱分别用计算机网络系统或用手工填写病房医嘱领药单或请领单,转交中心药房摆药。

(1) 普通口服药:主要是片剂、胶囊剂等。摆药程序如下:医师开写医嘱—医师或病房护士根据医嘱用网络系统或手工填写"病房医嘱领药单"—将摆药本和医嘱领药单传交中心药房—药学人员初检摆药单摆药—护士核药—护士按时发给病人服用。

用病房医嘱单摆药的口服药属长期医嘱,此类药品种类多,价格低,住院病人服用此类药品的较多,故数量也大,是中心药房摆药中的主要任务之一。可分设若干个摆药组,每人负责一组,每人摆发若干个病房的药品,每天摆一次,每次摆一天用量(星期六摆两天量)。每组配备一套常用口服药品,每套装置瓶记有不同颜色的标记,便于各组归回药瓶定点位置。

根据病房医嘱单每周更换摆药单并结账一次。病人出院应及时停药,由中心药房转住院处结账。出院带药由门诊药房发给。

(2) 普通针剂和大输液。与普通口服药摆药程序相同,但一次摆发 1~2 日量。

(3) 贵重药品。其程序也与普通口服药基本相同,用贵重药品摆药单,一次摆发 1~2 日量。都设有卡片账,但只记用药数量,不记金额。由两人校查负责。

(4) 毒药及麻醉药品。严格按有关管理办法规定执行。麻醉药品各病房留有少量基数,一般都先用基数,第二天开处方领药补上,领取时还必须送回已用过的空瓶。

(5) 病房用的公用药品,如乙醇、碘酊、外用消毒液、肥皂水等。每周发放两次,计价后收取临床科室内部支票结账,以防浪费。各病房都留有少量抢救药品及根据不同专业科室特点的急用药品作为基数药品,使用后第二天按有关领用办法补上。

对新入医院或因病情需要某些药品时,可填写"临时医嘱领药单"领取,但一般只发给 1~1.5 天用药量。

凡因病愈出院或死亡等原因,药未用完者,应填写"退药单",按有关规定将药退回中心药房,中心药房通知住院处给病人退回药费。

病人用药结账可转交摆药单,但最好的办法是用计算机软件和网络系统随时计算结转病人用药款项。

3. 药学人员摆药制的优点

药学人员摆药,是医院药学人员的法律责任,符合《药品管理法》关于"非药学技术人员不得直接从事药剂技术工作"规定。固定药学人员摆药,技术熟识,差错会明显减少,有利于提高工作质量和效率,有利于保证病人用药安全有效,有利于加强药学人员的主动性和责任感,使护士有更多时间做好病人的护理工作,药疗护士有更多时间管好病房的基数药品,做好治疗工作。同时也提高了中心药房的管理水平和经济效益。

(五)调剂科(室)管理制度

(1)调剂室技术人员必须树立以病人为中心的服务思想,以良好的医德、医风,对工作认真负责,把好领药验收和调配发药中每个环节的药品质量关,确保病人用药安全、有效、经济、合理。

(2)收方后首先应按"处方制度"的有关规定进行详细的核查。对西药处方要核对药品名称、用法用量、药物配伍、合理用药;对中药处方,尤应注意有否相反、相畏、妊娠禁忌等。审查无误才能调配,如处方内容不妥或错误时,应与处方医师联系更正并签字后,方可调配。

(3)配方时必须集中精力,细心谨慎,迅速准确,严格遵守技术操作常规,称量要准,不得估计取药。中药饮片一般误差不得超过±5%,毒药不得超过±0.5%。调配西药处方,禁止用手直接接触药物;调配中药方剂,药材要按顺序摆放,以便查对。

(4)调配处方时必须使用合格的药品,符合药典规定的药品,遇有发生变质现象或标签模糊时,需询问清楚或检验合格后方可调配。严禁使用发霉、变质、虫蛀的药品。

中药方剂有先煎、后下、包煎、烊化、单煎、冲服等特殊用法的药材,必须单包并注明用法,包煎药应附纱布袋。

(5)处方调配好后,要经过有经验药师校对核查,以确保发出药品正确无误。主要核查调配的药品用法、用量是否与所开处方相一致;也要核查开写的处方是否正确,特别是注意儿童、老年人和孕妇的用量;要审查处方中药物在体内外的配伍变化。

(6)认真执行核对制度,配方、发药及核对人员均应在处方上签字,以示负责。

(7)投药瓶容量要准,瓶及瓶塞要洗净并消毒灭菌,包装要好,标签要清洁美观,并详细写明品名、规格、用法用量和注意事项等。经核对无误后方可发给病人。发药时要核对病人姓名,详细交代服用方法和注意事项。

(8)发出的药品,一般不予退回,如特殊情况确需退药时,只限有效期内的注射剂,和原包装未拆封的片、丸剂。经医师开写退药处方,复写两联,一联交药房,一联交收款处,办理退款手续。

(9)调剂室自行分装的片剂,要两人核对,分装药袋上要注明药名、规格、数量、有效期、分装日期和分装人等项目。分装人员还必须在分装记录本上详细记录分装药品名称、规格、生产批号、批准文号、生产厂家、有效期、分装规格、数量、分装日期及分装人和核对人等,以备核查。

(10) 麻、毒、精神药品的处方调配发放,要严格按此类药物管理的有关规定执行。负责此类药品主管或值班人员要认真交接盘点清楚,发现差错要及时查明原因,必要时向科、室领导汇报处理。

(11) 调剂室内部应保持清洁整齐,药品及调配用具要定位放置,用后放回原处。贮药瓶签,应按规定用中、英文书写清楚,注明规格、常用量和极量。补充药品时,必须经另一个人核对方可装瓶。

(12) 凡有效期的药品,要定期检查其有效期,有效期在6个月时,必须及时与临床科室联系使用,防止过期失效。

(13) 调剂室的所有衡器、量具要按照计量规定,定期进行检查,确保计量准确可靠。

(14) 调剂室工作人员要衣帽整洁,注意个人卫生,工作时间要保持肃静,不得大声喧哗,严格遵守劳动纪律,坚守工作岗位,工作时不能擅自脱岗,建立交接班制度,下班时有未完成的工作应向接班人员交代清楚。

(15) 调剂室的药品应按实际用量进行统计,实耗实销,严格管理。

三、制剂业务管理

医院制剂必须坚持为医疗、教学服务的方向,以本院自用为原则,根据临床和教学需要,配制市场无供应或供应不足或不能满足病人需要的药物制剂。

(一) 制剂科(室)的任务

医院不同于生产企业,有其特殊性和局限性。我国医院制剂在历史上曾发挥积极的作用,为我国医疗卫生事业,为人民的身体健康做出过贡献,但随着医药学的发展,医院制剂将逐步被企业化生产所取代,将会逐渐减少、萎缩。现阶段医院制剂科(室)的主要任务如下。

(1) 配制临床需要的部或省、自治区、直辖市颁布的标准制剂。
(2) 配制临床常用、疗效确切的协定处方制剂。
(3) 配制临床临时需要的零星调配性质的处方制剂。
(4) 根据祖国医学特点,配制中医临床需要的处方制剂。
(5) 开发新制剂、新剂型的研究。

(二) 医院制剂的特点

(1) 适应性强,能及时满足临床需要。
(2) 医院制剂品种多、规格多、批量小。

(3) 中药制剂,皮肤、眼、口腔、耳鼻喉科处方制剂多。
(4) 医院制剂基本尚属于手工或半自动化生产,制剂质量有时有波动。
(5) 医院制剂包装比较简单,使用期限短。
(6) 医院制剂投入大,基本无经济效益。
(7) 医院制剂的开发研究是新药的重要来源之一。

(三) 配制制剂的条件与要求

根据《药品管理法》的规定:"医疗单位配制制剂必须经所在省、自治区、直辖市卫生行政部门批准,并发给《制剂许可证》。""医疗单位配制的制剂,必须根据临床需要并按照规定进行质量检验,合格的凭医生处方使用。"所以,医院自配制剂必须符合《药品管理法》有关规定。

1. 硬件要求

(1) 制剂室的周围环境应较安静,周围空地应辅种草坪绿化,以减少尘土飞扬。制剂室远离厕所、厨房、煤场等污染源,其周围的道路,应铺设不起灰沙的路面,要保持清洁卫生。

(2) 建筑布局要合理。新建或改造时不宜求大,而要小而精,追求布局结构的合理性。如要设一次和二次更衣室;要将生产区和生活区严格分开;淋浴室应与灭菌室分开,否则因潮湿易长霉菌,而污染制剂室;灭菌制剂室的人流与物流要分开,要有洁净系统,要严格区分污染区、缓冲区、洁净区;制剂室各工作间布局和设计要充分考虑生产工艺流程的合理性,应符合核发《制剂许可证》验收标准有关规定的要求,但也不能脱离中国的国情。

(3) 各生产工作间地面应平整无缝隙;墙壁要平整光滑,不掉灰土;墙壁与天棚连接处应砌成弧形;各种管道、电线、照明灯具均应是嵌入式,地漏要有密封盖。

(4) 应设有原料库、包装材料库和成品库。原料和包装材料搬入制剂室前都应拆去外包装,用水或乙醇擦内包装。

(5) 为保证制剂质量,在建筑上应设有相应的药检室和卫生学检验室。必要时设动物实验室。

(6) 根据制剂品种和数量,要配备相应的制药设备和质控仪器。

2. 软件要求

在硬件和软件建设上,要强调各医院制剂科(室)必须具备与医院制剂规模相适应的药学技术人员、建筑面积、制药设备和质控仪器,更为重要的是要重视软件建设,强化《药品管理法》的教育,严肃认真地加强制剂人员全面素质的提高,严格药学人员基本理论、基础知识、基本操作的"三基"培训,认真重视对药学人员责任性和事业性的建设。具体要求如下。

(1) 要有制剂室工作管理制度,岗位责任制和各项技术操作规程,每次制备后要认真做好制药设备和房间的清场工作。

(2) 强化制剂室全体工作人员,树立质量第一的意识和认真负责的工作作风,要严格按照医院制剂质量管理规范的要求进行工作。灭菌制剂、普通制剂和中药制剂不能在同一操作间进行。

(3) 制剂用原料、辅料必须符合药用标准;注射剂用原料应符合注射用规格标准。无药用原料药、辅料、添加剂、溶剂的不得配制制剂。

(4) 制剂室的计量工具要经常检查校正,以保证称量准确,自配制剂要有配制人和核对人,并共同签字。灭菌制剂须进行消毒灭菌、检查,做卫生学检验(含眼药),中药、普通制剂做抽查。发药时凭调剂科(室)一式三份的请领单。

(5) 室内空气定期消毒,洁净区特别是精滤灌封室要经常做空气微粒检查。每天操作前要先用紫外线灯照射,用清水和75%乙醇抹擦消毒桌凳,用5%煤酚皂(来苏儿)或0.5%碘伏擦地面。

(6) 配制人员必须按规定穿戴的工作衣帽、口罩和鞋,头发不准露在帽外。要严格卫生制度,不准留长发和指甲,要经常洗澡、洗头和更换内衣裤。不准穿消毒衣帽进入卫生间。制剂人员进入工作室后一般不准外出,外出后重新进入操作室前必须重新用肥皂刷手和75%乙醇或碘伏消毒。

(7) 要定期按中国药典规定检查蒸馏水和注射用水。

(8) 自配制剂要按《药品管理法》报当地药品监督管理部门批准,取得自配制剂批准文号后才能生产。

(四) 申请配制制剂的程序与管理

1. 申请《制剂规范》内的制剂程序

申请部或省、自治区、直辖市颁布的《制剂规范》内的制剂,以及医院长期使用的协定处方制剂,可向当地药品监督管理部门备案,取得制剂文号即可配备。

2. 申请配制新制剂程序

(1) 申请配制新制剂,须提供有关临床小结材料和处方组成的理论依据。申请中药新制剂前,要在经验处方基础上可先用汤剂观察疗效,并提出30例以上汤剂临床观察报告,证明确实有效时方可申请。

(2) 主治医师以上人员提出申请,按表格要求详细填写新制剂申请单,并向当地药品监督管理部门提供申报的处方组成、毒理、药理和临床试验等初步研究资料。经全科讨论同意,科主任签字后,报送医务处(科)。

(3) 医务处(科)应根据临床需要情况签署意见。

(4) 药学部(科)根据处方组成、剂量、生产工艺和所选剂型的合理性等方面,从药剂学和药理学的角度进行审核评价。

（5）药事管理委员会审评同意。审评程序：先由申请人代表科室详细介绍处方组成分析，初步基础研究及临床观察，与医院已生产的同类制剂相比有何特点或缺点，申请理由，并提供有关书面资料。若申请人不到会介绍有关资料，则申请按自动放弃处理；专家提问，然后申请人退场；药学部（科）主任从药剂学和药理学的角度作评价介绍；专家评议，并提出是否向药品监督管理部门申请制备的决定。

（6）凡药事管理委员会同意提出申请的新制剂，由药学部（科）按当地药品监督管理部门对医疗单位新制剂审批规定，呈报有关的实验和临床观察和生产工艺、质检等资料。经批准并取得注册文号后，由药学部（科）负责，并组织生产。

（7）审评时，与申请该新制剂有关的药事管理委员会委员应回避。

3. 申请配制新制剂的管理

（1）医院制剂均应报当地药品监督管理部门批准和注册，由药学部（科）自配。医院制剂科（室）不准为外单位加工生产或合作生产药品（制剂）。

（2）医院开办的专家或专科门诊所使用的制剂，亦须按规定办理审报手续，未经批准注册的制剂，不应以任何借口在临床使用。

（3）医院制剂只应在本院临床使用，不能外销。

（4）配制的新制剂在一年内宜只供应申请的临床科室使用，并要及时向药学部（科）反馈新制剂质量、疗效、不良反应、剂型、制剂工艺、是否需继续使用等情况。确有意义值得推广，经药事管理委员同意，逐步推广使用。

（5）新制剂申请应只对临床科室，不对个人。配制的新制剂应在6个月内用完，造成积压、浪费由申请科室负责。

四、临床药学业务管理

（一）临床药学概念与目的

临床药学是医院药学的一个组成部门，是一个专业，其研究的核心是面向临床，研究合理用药，实施个体化给药，使药物发挥最大疗效，避免或减轻不良反应，确保病人用药安全、有效、经济、合理。

临床药学是在物理学、化学、药物化学、生物化学、生物药剂学、临床药理学、临床医学、生物医学和治疗学等学科相互渗透中不断发展起来的，参与治疗的各个环节。它运用药理学、药剂学和生物科学理论和临床药学的基本原理，制备优质、疗效好的医院制剂；运用生物化学和药代动力学的理论，监测血药、尿药浓度，协助医师拟订最佳个体给药方案；应用药物化学、临床药理学、药代动力学和治疗学的理论与实践，研究和解决药物的质量和药物在体内的动态过程；临床药师到临床参与药物治疗，研究、协助医师合理用药；收集分析药物安全性资料，开展药物信息咨询,提高药物治疗水平。

(二)临床药学的形成与发展

我国古代传统医学和药学一直是融通的,国外也早在18世纪就开始药师参与临床工作,如当时在法国药师与医师一起巡视病人。20世纪60年代国外提出临床药学概念,并对此进行了学术研讨和交流,西方一些国家还进行了实践。1970年美国医院药师协会和美国医院协会联合举行临床药学研讨会,并提出关于临床药学与医院关系的报告,要求各医院鼓励和支持临床药学在医院开展工作,强调临床药学工作对控制药品质量和合理用药的意义,要求医院和临床医师对医药院校的临床药学教学和实习工作要给予支持。随着新理论、新知识、新技术,如生物药剂学、药动学的迅速发展,对药物的评价从体外的稳定性向体内的有效性和安全性转移。由于新制剂(药品)和新剂型不断涌现,据报道1951~1976年国外上市的新原料药就有3 400多种,随着药物安全性问题的发生,如相互作用和不良反应等的药源性疾病不断增加,越来越多的病人要求安全、有效、合理用药,临床医师也感到难以掌握正确选药和合理用药。实践证明,只有医师和药师共同参与治疗方案的拟订,才能更好地实现合理用药,提高治疗水平,同时也出现了参与临床药物治疗的药师,即临床药师,它必须具有同医师、护士进行临床讨论交流的共同语言,要有基础医学、生物学、诊断学和治疗学的知识,医药结合的发展也引起了药学教育——学制和课程设置上的改革,1967年肯塔基大学的临床药学毕业实习方案获得认可,并在全国推行,开始培养临床药师。

1974年美国药学教育委员会规定,临床药师学位须按临床药学大纲规定,并需1 500小时的临床实习训练。

1997年1月,美国药学院协会资料称,全美药学院校中已有57所设置了临床药学专业6年制临床药师,58所学校在药学本科毕业后,设置了再继续学习临床和实践课后而授予临床药师的教育制度。在美国的带动下,西方各国也相继设置了临床药学专业,以培养临床药师。

我国在20世纪70年代末,临床药学逐步被确认为医院药学的一项重要内容,并相继举办了临床药学学习班,1991年制定的医院分级管理中临床药学被列为评审项目,华西医科大学药学院设置了临床药学专业,上海医科大学药学院建立了临床药学培训中心,并创办了《中国临床药学》杂志。我国绝大多数医院不同程度地开展了临床药学工作。由于教育制度关系,我国尚无真正意义上的临床药师。

(三)临床药学的任务与工作内容

临床药学由3个方面内容组成:临床药师、实验室工作、药物安全性与药物信息系统。但是,以往我国临床药学较侧重于实验室的工作,而忽视临床药师工作和药物安全性、药物信息系统的实践，以致我国虽开展临床药学 20 多年，发展状况仍不能使人满意，还有很多医院仍未认真开展临床药学工作。临床药师只有少数几所医院做得较好，多数医院尚属刚刚开始起步，真正能起到临床药师作用的为数很少。临床药学的主要任务如下：

（1）建立病人药历档案，为合理用药打基础。药历是病人病历中有关药物治疗部分的记录，是研究、评价药物治疗水平、药物安全性和合理用药的重要资料。病人的药物治疗记录是开展临床药学工作的原始素材，建立药历档案主要包括：既往病史、用药史，入院病人主要症状和诊断，化验检查和 X 线、超声等检查所见，药物过敏史和药物安全性，现用药状况，对药物应用分析、评价、问题提出意见，以提高药物治疗水平。

（2）参加临床工作，与临床医师共同讨论药物治疗实践，进行合理用药的探讨。药师在临床上直接了解病人用药情况、药物疗效、药物安全性等第一手资料；参加查房，与医师讨论有关用药方面的疑难问题，提出建议，共同研究老、幼、孕妇、哺乳期妇女及特殊病人的正确选药、合理用药问题。

（3）参加急症和中毒病人的抢救，协助医师处理药物中毒急救工作。药师在这项工作中的主要任务是，提供有关资料和信息，帮助医师设计给药方案，合理选用药品，防止二次中毒。

（4）开展治疗药物浓度监测（TDM），为病人制定个体化给药方案。开展 TDM 是手段，病人的安全合理用药是目的。但需要做 TDM 的药物是极少数，故不应把 TDM 视为医院药学工作的核心或中心职能。

（5）开展药物安全性监察工作。药品是防病治病、提高健康水平的重要武器之一，但药品都具有两重性，既有治疗疾病有效性的一面，又有可能引起不良反应的不安全性的一面。随着科学技术的进步和发展，不断有新药用于临床，然而在新药的开发与研究过程中，由于临床试验有一定的局限性，不可能全面预知药品的有效性和安全性，故当药品使用于临床以后对其临床药效学和药物不良反应进行再评价是很有必要的。

药物不良反应与医疗差错或事故无任何联系，这是两个完全不同的概念，不同性质的问题。

联合用药和配伍的研究。联合用药是一个十分复杂的问题，它可能表现为药理作用增强，但也可能是作用减弱；可能减少或减轻不良反应，但也可能增加或加重不良反应。研究药物相互作用应注意两个问题：①药动学、生物利用度的改变；②相互干扰，发生物理和化学反应。所以加强配伍方面的实验研究，对临床合理用药具有十分重要的意义。

（6）建立药物信息资料室，为临床医护人员和病人提供药物信息和用药及有关药物咨询服务。信息资料是临床药学的基础,其内容主要包括:了解掌握国内外医院药学和药物治疗学等的最新研究成果和发展动态;及时收集国内、外新药的生产和临床研究报告,掌握新药动态;了解国内外新剂型、新制剂的研究、发展动态和成果应用情况;收集药物安全性信息和对新老药物评价的资料;收集新理论、新知识、新技术、新方法及电子计算机在医院药学中的应用信息;收集药学技术情报、新书、临床药讯等资料,建立文献卡片;收集中毒急救有关信息资料,建立中毒物及药物治疗数据库或软件;建立有关药物技术软件及信息咨询软件。

(7)对某类药物或某一个药物的评价和新药临床试验,了解总结其疗效、安全性等信息,经常对各类药物作出评价,淘汰劣药,推广效果好、安全性大的药物。

新药临床研究是关系到我国药学发展、医疗水平提高和病人安全用药的重要环节,药学人员应与临床医护人员合作在卫生行政部门领导下积极做好此项有意义的工作。

(吴永佩 颜 青)

参考文献

[1] 李洪珍主编.医院药事管理学.哈尔滨:黑龙江科学技术出版社,1996
[2] 吴蓬主编.药事管理学.第2版.北京:人民卫生出版社,2001
[3] 张静宇,王玉祥主编.实用药事管理学.北京:人民军医出版社,1988
[4] 杨世民主编.药事管理学.北京:中国医药科技出版社,2008

第十四章

医院财务管理

第一节 医院财务管理的基本理论

现代医院财务管理是医院经济活动的一个信息系统和管理工具,也是经营管理的重要内容在受调控的医疗市场逐步开放的情况下,医院要对与医疗经济利益直接相关的经营活动承担责任。要对投入的人、财、物、技术等生产要素和医疗服务、质量、规模效率与效果进行经济分析,这些形成了医院财务管理的基本内容,也是研究医院财务管理的基本要求。

一、财务管理的指导思想

医院财务管理应确立服务优质与高效、医疗成本低廉、价格合理、收益最大化的理财思想。要以资本为纽带,产权制度清晰,法人治理结构完整,运用现代计算机网络技术,建立健全医院财务运行模式,严格遵守医院会计制度和财务制度,规范医院的财务行为,确保医院经济运行正常进行。

二、财务管理的目标

医院财务管理是经营管理的一部分,是对资金的取得和使用的管理。在市场经济条件下,医院在遵守政府相关卫生政策前提下,根据医疗服务的需求,提供医疗服务,同时得到合理的经济补偿。因此,医院财务管理就是要充分利用医疗技术、设备、资金等卫生资源,向社会提供优质高效服务,从而满足市场需求,获得最大经济效益。医院财务管理的目标如下。

1. 结余最大化

收支的结余表明了医院新创造的财富,结余越多说明医院的经济效益良好,经济运行质量较高。否则,没有结余,甚至入不敷出,一个经常亏损的医院是很难去讲社会效益和公益性的。

2. 资产要保值增值

公立医院的最大"股东"是国家。作为投资主体,国家开办医院的目的是要求医院为社会提供公平、价廉、优质的服务。因此,只有树立资产保值增值的观念,长期保持获利能力,不断增加盈余,医院才能生存和发展。

3. 事业基金积累越多越好

医院的事业基金是一种积累,是医院自主支配的资金。事业基金的多少,反映出一个医院的发展潜力。因此,事业基金积累越多,可以用来改造就医环境、增添设备、规模扩张、进行投资。医院发展了,又能提供更多更好的医疗服务,并能获得更多的结余。所以,事业基金是医院发展的原动力,是经济实力的体现。

三、医院财务管理的原则

医院财务管理的原则是医院组织财务活动,处理财务关系的准则。它体现了理财活动规律性的行为规范,是对财务管理提出的基本要求。在长期实践中,财务管理建立了以下一些原则。

1. 资金合理配置原则

医院财务管理主要是对医院资金的管理。所谓合理配置,就是要通过对资金的运用,调拨和组织各类资产具有最优化的结构比例关系。

2. 收支平衡原则

在医院财务管理活动中,为了使医疗服务有序开展,就要根据现有财力来安排各项开支,要做到以收定支,收支平衡,略有结余。防止出现经费赤字。

3. 成本效益原则

医疗服务首先要讲经济效益,没有效益的医疗项目,肯定会影响医院的发展。在市场经济条件下,医院的医疗成本、费用开支要进行合理的收集和配比,要进行认真分析比较,从而作为医疗项目合理定价的依据,得到合理的补偿。

4. 收益与风险均衡原则

医院在经营管理过程中,不可避免地要遇到风险。财务活动中的风险是指获得预期财务成果的不确定性。低风险只能得到低收益,高风险往往能得到高收益,不同的经营者对风险的看法也有所不同,因此,在经济决策中管理者必须理智地、全面分析和权衡,尽可能规避风险,提高决策的科学性。

四、财务管理的基本环节

医院经济管理的特点是以医疗服务为重点,由此,围绕医疗服务的主体所形成的财务管理环节,主要有积极组织医院收入,科学编制收支预算,规范医疗项目收费,合理控制成本费用,加强固定资产管理,做好会计报表决算,开展经济活动分析,进行财务监督检查。这些管理环节互相配合,紧密联系,形成周而复始的财务管理循环过程,构成了完整的医院财务管理工作体系。

第二节 财务管理的基本内容

医院财务管理主要对资金的筹集、运用和与之相关的各类资产的价值管理。财务管理的对象是货币资金的循环和流转。财务管理的主要职能是决策、计划和控制。

一、财务管理的对象

医院的初始投入,必须解决两个问题:①制定规划,明确床位数;②筹集一定数量的资金。医院财务管理从起点到终点都是资金,其他资产都是资金在流转中的转化形式。因此,财务管理的对象主要是资金管理。

从财务的观点来看,收入和结余是资金的来源,支出和费用是资金的耗费。在医疗服务过程中,货币资产变化为非货币资产,非货币资产又变为货币资产。这种周而复始的流转过程称为资金流转。一般情况下,在一年以内的资金周转称为短期循环。短期循环中的资产是流动资产,包括应收账款、现金、各种存款、药品、卫生材料和短期投资等。所需时间在一年以上的流转称为长期循环,包括固定资产、长期投资、递延资产等。

二、财务管理的基本内容

医院经营的目标是社会效益和经济效益最大化。要实现这一目标,除了注重医疗质量、病种治疗、病人权益外,从财务管理要求上看,就是要提高服务项目的报酬率,降低财务风险,控制医疗成本上涨,按政策合理调整收费,不断完善医疗补偿机制,自求收支平衡,略有结余的财务报告体系。因此,为了实现这一目标,财务管理的主要内容是:积极筹集经费、认真编制预算、参与投资、加强资产管理、做好财务决算、进行财务报表分析等。

（一）医院资金筹集

医院的资金筹集是指通过医疗业务的价值运动从各种来源、渠道获取的事业经费，其中包括财政拨款、医疗业务收入、院办三产上缴利润、投资收益和药品收入等。此外，也可以通过股份制改造或参股、重组上市等资本运作方法筹资。从资金来源的性质可以看出，一般财务资源运作的政策法规较严，界线清楚，透明度高。因此，资金筹集是财务活动的起点。

（二）医院预算编制

预算是医院年度资金运用的计划，也是年度业务的货币反映。医院预算包括全年的业务收支规模、收支结构和营运能力，是医院财务活动的基本依据。

1. 编制预算的原则

医院预算编制必须遵循一定原则，根据医院业务特点，编制预算原则，主要有以下5点。

(1) 政策性原则：收支预算必须正确体现政府的方针、政策，符合财政法规的要求。

(2) 可靠性原则：编制预算要坚持以收定支、量入为出、收支平衡、略有结余，一般不搞赤字预算。以经济效益为主线，科学、合理、真实。

(3) 合理性原则：预算编制时，收入要有依据，支出要考虑周全。尤其是二类支出，必须优先予以保证。一是人员经费、水、电、燃料费用；二是公务费和设备维修费用，这些费用是医院支出的重点。在预算编制时就要保证重点，兼顾一般，合理安排。

(4) 完整性原则：医院的各项收入均纳入单位预算管理。各项支出也应完整反映在预算中。其目的是为了便于经营管理者全面掌握医院的经济活动情况，报告工作，进行决策。

(5) 统一性原则：为了便于考核检查各类医院的财务状况，国家统一设置了预算表格和计算口径、程序和计算依据。医院财务人员必须按照要求编制，便于管理部门审批。

2. 医院预算的具体内容

医院预算由收入预算和支出预算两部分组成。支出预算是在收入预算的基础上编制的，两者是统一的整体。

收入预算，包括财政补助收入、上级补助收入、医疗收入、药品收入和其他收入等。

支出预算，包括医疗支出、药品支出、财政专项支出、上缴上级支出、自筹基建支出等。

从收支项目的预算安排可以看出，医院的财务管理仍然属于非营利单位性质,仍然属于事业单位,医院的经营管理还要不断地向企业化转变。

须注意的是医院的收入和支出没有配比关系。唯独收入和支出是有配比关系的。其他各项收入和支出都有标准和定额,要参考上年实际情况测算编制,最后要进行预算的试算平衡。

年度的预算编制完成后,须经上级主管部门批准后才能执行。医院预算一旦实施,要严格执行,轻易不能改变。一旦需要调整,必须另报主管部门重新审批,才能对预算进行调整。因此,可靠的预算是医院经营管理的基石。

(三)投资决策

市场经济体制的建立,促使医院的经营管理进行改革。不讲经济效益,远离市场是难以发展的。为了适应医疗市场的需求,扩大医疗服务范围,争取两个效益的最大化,医院常常会进行医疗项目投资、高科技设备引进、对外医疗项目合作、资金融通等。这类投资风险大、资金投入多、情况复杂。因此,投资决策是财务管理的重要内容。医院投资决策需要注意以下4个问题。

1. 投资项目要论证

医院投资项目一般情况下投入的资金数量较大,专业性强,如门诊扩建、病房改造、医疗设备购置等。因此,这类投资项目必须经过论证才能实施。

2. 决策数据要真实、可靠、有价值

财务管理部门积累了医院大量有用的经济信息,而这些信息是投资决策过程中不可缺少的论证依据,一旦数据有误,就容易造成经济损失,甚至会拖累整个医院的经营业绩。

3. 树立投资决策的价值观念

医院投资主要分为两类:一类是对外的权益性投资,另一类是对内医疗经营性投资。无论是属于何种性质的投资项目,都要考虑资金的时间价值和投资的风险价值。

4. 资产不能流失、医疗服务不受影响

医院开展的对外投资合作项目是提高卫生资源利用效率的举措。但是,医院无论是实物资产对外投资还是无形资产对外投资,都要按财务制度的有关规定进行资产评估,并按评估后的资产价值作为对外投资的依据。

医院投资占用的货币资产、固定资产和无形资产等,应当以不损害本单位的利益为前提,更不能影响正常的医疗服务运行。

非经营性资产转为经营性资产后,其资产性质不变,并确保增值。

(四)资产管理

资产是医院开展经营活动的必备条件,是医院拥有的以货币表现的经济资源,具有货币价值的财务或权利,如现金、药品、房屋、设备、应收账款和有价证券等。

从财务管理的观点来看,一项资产必须能给医院获取经济效益和社会效益,正是资产的这个特征,增强了对资产管理的必要性。例如:①新建造的病房、新购置的医疗设备和仪器等,这类资产通过医疗服务可以得到预期的收入;②应收在院病人欠费、应收医疗款等应收款项,它代表的是一种债权,于约定日期内可向债务人收取现金;③药品、卫生材料通过医疗服务活动也可以变为现金和货币权利。

因此,加强资产管理,防止资产损失和流失,健全各项资产管理制度是财务管理的一项重要任务。

(五)做好财务决算、进行财务报表分析

财务决算是会计循环的最后一道程序。因此,做好年末财务决算并对医院经营管理具有重要的意义。

医院的财务决算包括全年的医疗业务收支结转、冲账和编制会计报表两项。医院的会计报表是根据会计记录,经过汇总整理之后,对医院经营成果与财务状况进行综合反映的一种书面文件。

1. 收支结余的结转

结余是医院在一定时期内的经营成果,也是考核经营管理绩效的重要经济指标。医院的收支结余包括3个部分:①医疗服务收支结余;②财政专项补助净结余;③长期投资收益。

2. 结余的计算与分配

医院财务部门在年末决算时,按照配比原则,把会计年度内发生的各项经营费用进行合理分摊后分别计算各项收支结余。具体计算如下:

业务收支结余＝上级补助收入＋医疗收入＋药品收入＋其他收入
　　　　　　－医疗支出－药品支出－其他支出
医疗收支结余＝医疗收入－医疗支出
药品收支结余＝药品收入－药品支出
其他收支结余＝其他收入－其他支出
财政补助净结余＝财政补助收入－财政专项支出
本年结余＝医疗业务收支结余＋财政补助收入＋投资净收益
可供分配结余＝本年结余－药品超收上缴款－未完财政专项结余

说明:未完专项结余是指当年拨款项目未完成,第二年继续使用。

如果本年结余为负数,一方面要用以前年度事业基金来弥补,另一方面说明医院在经营中出现了困难。

医院的结余在作出上述一些项目扣除后,才能按规定比例提取职工福利基金,剩余部分作为事业基金积累,用于医院发展。

3. 进行财务报表分析

一个会计期间终了时,在进行了结余分配后,就要编制会计报表,根据报表反映的财务数据,具体说明经营成果,并进行财务状况分析,向医院经营管理者提供更为详细的会计信息,以满足经营管理方面的需要。

进行财务活动分析,首先可以让经营管理者全面了解医院在年度内的收支情况和经营责任,提高经营管理水平。其次可以帮助经营管理者合理进行经营决策。财务报告反映了医院的资金结构状况,理性的经营决策者都会对医院的资产保值增值情况、结余能力、资产的流动性、坏账情况、偿债能力和现金流转情况了解掌握,降低风险,提高效益。再次有助于上级主管部门对医院经营情况的评价和同行业之间的经营情况比较,有利于医院改善经营管理。

三、股份制财务

股份制医院是一种新的组织形式,也是近几年医疗制度改革的产物。由于其产权制度清晰,法人治理结构完善,运作规范,筹资能力强,因此具有较强的生命力。

1. 股份制医院的资本结构情况

由于投资的主体不同,股份制医院的财务运行方式和非股份制医院有很大的不同。

股份制医院的资本金来自于等额股份,股东以其所持股份为限对医院承担责任。股份制医院的最高决策机构为股东大会,最高权力机构为董事会,实行董事会领导下的院长负责制,权责明确。

股份制医院的资本结构图示见图 14-1。

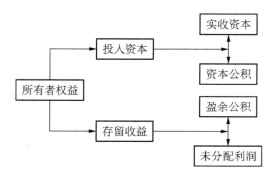

图 14-1 股份制医院的资本结构

在资产负债表中,所有者权益列示为:

股东权益:	
股本	××××
资本公积	××××
盈余公积	××××
其中:公益金	×××
未分配利润	××××
股东权益合计	××××

2. 股票发行的财务处理

利用股票发行进行集资一般有两种方式,即现金发行和非现金发行。

医院进行股份制改造,首先必须提出申请,制定公司章程。公司章程通常列明经营目的、股本总额、股数以及每股金额等。发起人应即分认股份,缴付所认的股款。

医院作为发起人之一,除了用现金认购外,同时以非现金资产抵缴股款,但是应进行评估,否则有损于公平。

例如:某医院股份有限责任公司创立时,发起人以5台医疗设备出资,评估为2 500 000元,公司发行面值10元的普通股500 000。股票的现金发行价为每股13元,5台医疗设备抵缴股款入账。会计记账为:

借:固定资产——设备	2 500 000
贷:普通股股本	2 000 000
资本公积——股票溢价	500 000

当非现金发行股票时,可能会出现"灌水"或"秘密准备"的现象。如果上述设备高估,那么股票价格也随之虚列,称为"灌水";反之,如果低估,账面的股东权益会比实际价值低,产生"秘密准备"。

3. 股利分配

追求最大限度的盈利是股份制医院的经营原则。股份制医院的盈利用于两个方面:①以股利形式回报给股东,所以医院的盈利能力最为股东以及未来投资者所特别关注,而把利润额看作是医院提供的最重要的财务信息;②把盈利的另一部分为医院保留,是医院扩大经营资金的一个主要来源。

4. 利润分配顺序

(1) 医院利润来源于以前期间和本期实现的净利润两部分。按我国现行《公司法》规定,先提取法定公积金和法定公益金。法定公积金按税后利润10%的比例提取。当法定公积金累计额为注册资本的50%以上时,可以不再提取法定公积金。法定公益金按照税后的5%~10%的比例提取。

如果医院上年度发生亏损,应当先用当年利润弥补亏损。

(2) 提取任意公积金。医院在提取法定公积金和法定公益金后,经股东大会决议,可以提取任意公积金。

(3) 向股东分配股利。

利润分配的顺序可以简单概况为图 14-2。

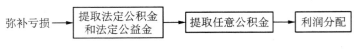

图 14-2　利润分配顺序

四、长期资金的筹集

医院在其经营过程中,特别是在扩张或大规模更新改造时,往往需要筹措巨额、时间较长的资金。这些资金举借目前主要有两种:①银行信贷;②发行债券。

1. 银行信贷

银行信贷是一项严格信用交易,医院首先要提出贷款申请,说明贷款用途,寻找担保单位,提出借款金额和还款计划。商业银行在收到贷款申请书以后,要对贷款医院进行资格审查,对贷款项目进行论证,对担保单位资信能力了解,对还款计划可行性进行分析。在完成了前面的这些工作程序后,最后确定贷款利率,给医院办理贷款手续。

医院向银行贷款的建设项目,一般要收到银行的监督跟踪检查,贷款资金不能挪作他用。

2. 发行债券

医院发行债券,实际上是向社会举债。从实质上说债券是一种应付票据。债券持有人为医院的债权人,能定期地从医院取得规定的利息,并能到期收回本金。

如果债券可以流动,可以转让债券利率略高于银行利率,就可以发行成功。债券按其特点有各种不同类别。

(1) 债券可分为分批偿还债券、定期债券。分批偿还债券是债券的偿还分批到期,并且每批到期的间隔期相等。定期债券是指按规定的到期日一次性偿还的债券。

(2) 债券也可以分为记名债券与附息票债券。记名债券是指发行时医院登记债券所有人的姓名和地址,并将债券利息按时划转给所有者的一种债券。附息票债券,该券上附有印备的息票,不载明持有者的姓名。还本附息时以债券及息票为凭据。故附息票债券又称不记名债券。

(3) 债券还可分为通知偿还债券与可转换债券。通知偿还债券是指发行时按照规定发行条件,于到期以前通知偿还的一种债券。多数债券在发行时附有兑回条款。可转换债券是指持券人按照债券契约规定的权利转换成公司证券的一种债券。此种债券有利于投资人,因医院的项目回报很高,盈余增加时可以获得这种转换权的好处。

3. 债券面值发行及其利息支付

我国目前医院发行债券筹集长期借款资金的做法较少,原因是人们还不清楚发行程序。

医院发行债券事先要经医院领导班子讨论正式批准,并经向人民银行申请批准,再委托某商业银行或证券代理机构操作。

债券的票面利率一般要根据银行同期存贷利率参考确定。债券应付利息的年利率规定在债券契约中,即人们常称为"名义利率"。

债券发行筹集借款资金数额大、时间长,因此要单独设账户核算,以免和其他长期负债相混。另外,在财务决算时,还要在财务报告说明中予以披露。

第三节 资金的时间价值和投资的风险价值

一、资金的时间价值

资金的时间价值是指资金经历了一定时间的投资和再投资所增加的价值。资金投入医院经营活动过程后,随着时间的推移而不断地增长,是一种客观现象。资金的循环和周转以及因此而实现的资金增值,需要一定的时间。每完成一次循环资金就增加一定数额,周转次数越多,增值额也越大,因此随着时间的延续,资金总是在循环和周转中不断增长,使资金具有时间价值。

从量的规定性来看,资金的时间价值是没有风险和没有通货膨胀条件下的社会平均资金利润率。由于竞争,使得参与市场经济各部门投资的利润趋于平均化。因此,资金的时间价值成为评价投资方案的基本标准。

财务管理中对时间价值的研究,主要是对资金的筹集、投放、使用和收回等从量上进行分析,以便找出适用于分析方案的数学模型,提高投资决策的质量。

二、资金时间价值的计算

（一）单利的计算

单利是计算利息的一种方法。按照这种方法,只要本金在贷款期限中获得利息,不管时间多长,所生利息均不加入本金重复计算利息。

在单利计算中经常使用以下符号:

P:本金,又称起初金额或现值;

i:利率,通常指每年利息与本金之比;

I:利息;

S:本金与利息之和,又称本利和(或)终值;

t:时间,通常以年为单位;

单利利息的计算公式为:$I = P \times i \times t$

【例1】 某医院有一张带息大面额存单,面额为100万元,票面利率为4‰,出票日期6月15日,8月14日到期(共计60天),则到期利息为:

$$I = 100 \times 4\% \times 60/365 = 6\,575(元)$$

1. 单利终值计算

单利终值计算公式为:

$$S = P + P \times i \times t = P \times (1 + i \times t)$$

假设上例带息期票到期,出票人应付的本利合计票据终值为:

$$S = 100 \times (1 + 4\% \times 60/365) = 1\,006\,575(元)$$

2. 单利现值计算

在现实经济生活中,有时需要根据终值来确定其现在的价值,既现值。

例如:在使用未到期的存单,向银行融通资金时,银行按一定利率从存单的到期值中扣除自借款日至存单到期日的应计利息,将余额付给持票人,该存单则转归银行所有。这种融通资金的方法称为"贴息取现"。贴现时使用的利率称为贴息率,计算出来的利息称贴现息,扣除贴现息后的余额称为现值。

单利现值的计算公式为:

$$\begin{aligned} P &= S - I \\ &= S - S \times i \times t \\ &= S \times (1 - i \times t) \end{aligned}$$

假设例1中的医院因急需用款,凭该期票于6月27日到银行办理贴现,银行规定的贴现率为6‰,因该期票8月14日到期贴现期为48天,银行付给该医院的金额为:

$$\begin{aligned} P &= 100 \times (1 - 6\% \times 48/365) \\ &= 100 \times 0.992 \\ &= 99.2(万元) \end{aligned}$$

（二）复利的计算

复利是计算利息的另一种方法。按照这种方法，每经过一个计息期，要将所生利息加入本金再计算利息，逐期滚算，俗称"利滚利"。

1. 复利终值计算

【例2】 医院将10 000万元投资一个项目，年报酬率为6%，经过1年时间的期终金额为：

$$\begin{aligned} S &= P + P \times i \\ &= P \times (1+i) \\ &= 10\,000 \times (1+6\%) \\ &= 10\,600(万元) \end{aligned}$$

第 n 年期终金额为：

$$S = P \times (1+i)^n$$

2. 复利现值计算

复利现值是复利终值的对称概念，系指未来一定时间的特定资金按复利计算的现在价值，或者说是为取得将来一定本利和现在所需要的本金。

复利现值计算是指已知 S, i, n 时求 P。

$$\begin{aligned} P &= S/(1+i)^n \\ &= S \times (1+i)^{-n} \end{aligned}$$

上式中的 $(1+i)^{-n}$ 是把终值折算为现值的系数，称复利现值系数，或称1元的复利现值。

【例3】 医院拟在5年后获得本利和100万元，假设投资报酬率为10%，现在应该投入多少元？

$$\begin{aligned} P &= S \times (1+i)^{-n} \\ &= 100 \times (1+0.1)^{-5} \\ &= 100 \times 0.621 \\ &= 62.1(万元) \end{aligned}$$

（三）年金的计算

年金是指筹额、定期的系列收支。分期付款赊购、分期偿还贷款、发放养老金、分期支付设备额等，都属于年金收付形式。

普通年金又称后付年金，是指各期期末收付的年金。

（1）普通年金终值计算：普通年金终值是指其最后一次支付的本利和，它是每次支付的复利终值之和。每年存款1元，年利率为10%，经过5年，年金终值可如

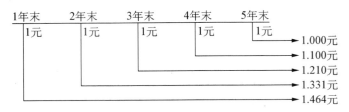

图 14-3 年金终值

图 14-3 所示,为 6.105 元。

1 元年金 5 年的终值 = 6.105 元,因此,年金终值的一般计算公式为:

$$V_n = A \sum_{t=1}^{n} (1+i)^{t-1}$$

式中 V_n 为年金终值;A 为每次付款项的金额;i 为利率;t 为每笔受付款期数;n 为全部年金的计息期数。

(2) 普通年金现值计算:普通年金现值通常为每年投资收益的现值总和,它是一定时期内每期期末收付款项的复利现值之和,每年取得收益 1 元,年利率为 10%,为期 5 年,年金现值可如图 14-4 所示。1 元年金 5 年的现值为 3.790 元。

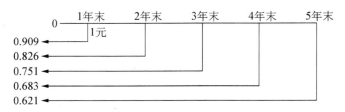

图 14-4 年金现值

【例 4】 某医生出国 3 年,请你代付房租,每年租金 1 000 元,假设银行存款利率 10%,他应当现在给你在银行存入多少钱?

根据前面介绍,可以表述为 $i = 10\%$,$n = 3$,$A = 1000$ 元,3 年终付款的现在等效值是多少?

$$\begin{aligned}
P &= 1\,000 \times (1+10\%)^{-1} + 1\,000 \times (1+10\%)^{-2} + 1\,000 \times (1+10\%)^{-3} \\
&= 1\,000 \times 0.909\,1 + 1\,000 \times 0.826\,4 + 1\,000 \times 0.751\,3 \\
&= 1\,000 \times (0.909\,1 + 0.826\,4 + 0.751\,3) \\
&= 1\,000 \times 2.486\,8 \\
&= 2\,486.8 (元)
\end{aligned}$$

因此,年金现值的一般计算公式为:

$$V_o = A \sum_{t=1}^{n} \frac{1}{(1+i)^t}$$

以上公式中,$\sum_{t=1}^{n}(1+i)^{t-1}$ 和 $\sum_{t=1}^{n}\frac{1}{(1+i)^t}$ 分别称为年金终值系数和年金现值系数,其简略表示形式分别为 FVIFA 和 PVIFAi.n。其数值可以查阅年金终值表和年金现值表。

三、投资风险价值

资金时间价值是在没有风险和通货膨胀下的投资收益率,但是在投资决策中风险是客观存在的,所以还必须研究当有风险投资下,医院能否获得额外收益的问题。

(一) 投资风险价值的概念

投资风险价值是指投资者由于冒着风险进行投资而获得的超过资金时间价值的额外收益,又称投资风险收益或投资风险报酬。在医院经营管理活动中,进行投资决策所遇到的各种因素,可能是已知确定的,又可能是未知和不确定的。因此投资决策可分为3种类型。

1. 确定性投资决策

未来情况确定不变或已知的投资决策。如购买企业债券,事先规定了债券利息率到期时肯定可以实现,就属于确定性投资。

2. 风险性投资决策

未来情况不能完全确定,但各种情况发生的可能性——概率为已知的投资决策。如购买新研制的医疗仪器、开发新药等。这种投资就属于风险性投资。

3. 不确定性投资决策

未来情况不仅不能完全确定,而且各种情况发生的可能性也不清楚的投资决策。如医院的搬迁、区域规划、医疗投资等。获利与亏损的可能性有多少事先很难预料,这种投资属于不确定性投资。

医院理财时,必须研究风险、计量风险并设法控制风险。一般情况下,各种长期投资决策方案通常都有一些不能确定的因素,完全确定性投资方案是很少见的。在不考虑物价变动的情况下,投资收益率包括两部分:一部分是资金时间价值;另一部分是风险价值。其关系式为:

投资收益率=无风险投资收益率+风险投资收益率

（二）投资风险价值的计算

风险收益具有不易计量的特性。要计算在一定风险条件下的投资收益，必须利用概率论的方法，按未来年度预期收益的平均偏离程度来进行估量。根据标准离差计算投资风险收益。一般按以下方法进行：①计算投资项目的预期收益；②计算投资项目的收益标准离差；③计算投资项目的收益标准离差率；④计算投资方案应得风险收益率；⑤计算投资方案的预测投资收益率。权衡投资方案是否可取。

应当指出，风险价值计算的结果具有一定的假定性，并不十分精确。研究投资风险价值原理，关键是要在进行投资决策时，树立风险价值观念，认真权衡风险与收益的关系。选择有可能避免风险、分散风险，并获得较多收益的投资方案，以求实现最佳的经济效益。

第四节　医院资产管理、负债与净资产管理

一、资产管理

资产是指医院拥有或者控制的能以货币计量并能为医院未来带来一定经济效益的经济资源。医院资产分为流动资产、对外投资、固定资产、无形资产、递延资产和其他资产。资产不仅包括各种有形的财产，如存货、固定资产，还包括医院拥有的债权和其他权力，如各种应收账款和无形资产等。在会计实务中，医院资产一般均按流动资产和非流动资产来划分。对资产作出如此的划分是为了可以用流动资产来说明医院的短期偿债能力，为管理者进行财务分析提供方便。

（一）流动资产管理

流动资产是指可以在一年内变现的资产，医院的流动资产包括现金、各种存款、应收账款、存货。存货包括药品、库存物资、在加工材料等。

流动资产一般具有以下3个特点：①使用周期短；②变现能力强；③形态多样化。

1. 货币资金管理

货币资金是流动资产中最重要的一部分。具有通用性和价值大的特点。它包括现金及各种存款。货币资金管理重点要注意以下5个方面：①按制度规定开立资金账户，防止多头开户，资金分散影响调拨；②确保资金的安全，建立严格的

内部控制制度;③保证医疗服务的资金供应和使用;④对闲置的资金要充分利用,合理机动,争取最大的利息收入;⑤所有的收付款资金业务的原始凭证要完整保存、便于检查。

2. 应收及预付款项的管理

应收及预付款项是医院应收未收的医疗款、病人欠费和暂借或预付给有关单位及个人而形成的一种停留在结算过程中的资金,它体现为一种债权。由于这种债权具有一定的风险,医院可能会无法收回账款,因此要预先计提"坏账准备",列入支出,计入成本。

应收款项发生后,财务部门应及时地催款。由于应收款项发生的时间有长有短,一般讲拖欠的时间越长,款项收回的可能性越小,形成坏账的可能性就越大,如应收医疗款。因此,除了要建立健全规章制度外,还应争取按期收回款项。对于单位短期资金的出借,首先要对借款单位资信严格审查。其次,要对解困论证、严格手续并签订借款合同。最后要有担保单位,并一律要通过银行办理转账。

3. 存货管理

存货是指医院在开展医疗服务工作中为耗用而储存的资产,包括卫生材料、燃料、药品、包装物和低值易耗品等。医院的存货处于经常性的不断耗用或重置之中,具有明显的流动性特点。存货管理是医院财务管理的重要内容,而存货控制是影响医院盈利的重要因素。过多的存货往往会影响医院的资金周转,产生浪费、增加费用。

医院在经营活动中必须加强对存货的管理,主要包括:①在存货的会计核算和管理上,应对不同类别的存货采取不同的方式。②要建立健全存货的购买、验收进出库、保管和领用等管理制度,明确责任、严格管理。③药品管理要按照"定额管理、合理使用、加速周转、保证供应"的原则。要确定合理的药品储备定额,统一按零售价核算,并实行"核定收入、超收上缴"的管理办法。④要建立定期和不定期的存货清查盘点制度。

(二) 固定资产管理

医院固定资产是指一般设备单位价值500元以上,专用设备单位价值800元以上,使用年限在一年以上,并在使用过程中基本保持原有物质形态的资产。

固定资产的使用期限比较长,在使用过程中随着磨损和新产品替代,其价值逐渐下降而转作费用,在会计上称作折旧。医院应该采用提折旧的方法,这样可以真实反映医疗成本,目前采用的提取修购基金办法只是一个过渡办法。

医院的固定资产按照其性质分为5大类。

(1) 房屋及建筑物:凡产权属于医院的一切房屋、建筑物以及与房屋及其附属设施,如门诊用房、病房、检验用房、变电室、职工宿舍等。

(2) 专业设备:如核磁共振、CT、直线加速器、B超等。

(3) 一般设备:不直接用于临床服务的各种通用设备,如打印机、电子计算机、复印机等。

(4) 图书:各种专业图书和重要专业杂志。

(5) 其他固定资产:不直接用于临床治疗服务的各种其他固定资产,包括家具、交通工具等。

医院的固定资产是开展业务及其他活动的重要物质条件,其种类繁多、规格不一,所以必须对固定资产进行正确核算,加强内部管理,防止固定资产流失,并对大型精密贵重医疗设备、仪器等按规定提取修购基金,用于固定资产更新。对于固定资产报废、报损处理都应经主管领导批准后才能执行。

(三) 无形资产管理

无形资产是指可长期使用而不具备实物形态,但能为使用者提供某种权利的资产,包括专利权、专营权、非专利技术、商誉、著作权、土地使用权等。医院的无形资产主要有专利权、非专利技术、著作权和土地使用权等。

无形资产是医院资产的重要组成部分,如果积极利用,可以为医院带来经济效益,因此重视无形资产保护和使用,已成为一个不可忽视的经济要素,越来越受到人们的重视。

1. 无形资产的特点

无形资产既具有固定资产相近的一面,即可以多次参加经营活动,在一定生产或服务周期内发挥作用,同时又可以通过分期摊销的方式使价值得以转移和补偿。

无形资产具有非流动性,有效期较长。无形资产是与本单位结合在一起的,它固定地属于某一单位,只有当将其出售、合资、联营合并时,才能成为新单位的无形资产。

无形资产没有物质实体,是凭借各种技术优势、特殊专业优势、人才、地理位置、环境优势等形成的超越同行业的收益能力资本化价值而有偿取得的资产。

2. 无形资产的计价与摊销

无形资产的取得有两种形式,即外购和自创。对于购入的无形资产,按实际成本计价;接受投资取得的无形资产,按评估确定或合同约定价格计价;自行开发的无形资产按开发过程中的实际发生的支出数和评估价格计价。这些是无形资产计价的基本原则。

医院的无形资产一旦形成后,应在规定的使用期限内进行摊销。无形资产从开始之日起按规定分期限摊销,没有规定期限的,按不少于 10 年的期限摊销。

无形资产摊销一般采用直线法摊销,其摊销公式为:

$$无形资产年摊销额 = \frac{无形资产价值}{无形资产摊销期年限}$$

在市场经济条件下,无形资产是单位一笔重要的资产和财富,一定要重视和保护、防止流失。要让其真正发挥无形资产巨大的潜在价值,为医院取得更大的投资回报服务。

二、医院的负债管理

医院负债是指医院所承担的能以货币计量,需要以资产或劳务偿还的债务。在医院资产总额中属于债权人的那部分权益或利益,是医院对其债权人应承担的经济责任,负债是医院筹措资金的一种方式。

医院的负债主要包括:各类应付账款、医疗预收款、预提费用、应付工资、应提职工福利费、应付社会保障费、短期借款、长期借款等。

(一) 负债的特点

(1) 负债是指已经发生,并在未来的一定时期内必须偿付的经济义务。
(2) 负债是可以计量的,有确切的或预计的金额。
(3) 负债应有确切的债权人和偿付期限。
(4) 负债只有在偿付或债权人放弃债权或情况发生变化以后才能消失。

(二) 流动负债

医院的流动负债包括:短期借款、应付账款、医疗预收款、预提费用、应付工资、应提职工福利费、应付社会保障费等。

流动负债是指在一年或一个营业周期内偿还的债务,一般具有数额小、偿还期限短的特点。但是,它是属于债务资金,需要控制一定的规模和不断的清理,到时应及时偿付。

(三) 长期负债

医院的长期负债是指一年以上的时间偿还的债务,主要包括一年以上的借款、长期应付款等。长期负债具有以下特点:①债务偿还的期限较长;②债务的金额较大;③债务可分期偿还。

医院因为扩大经营规模或购置医疗设备,在缺少自有资金的情况下有时会通过长期借款来筹集资金,由此形成了长期负债。由于长期负债是属于偿还性质的资金,因此在资金筹集时,除了科学论证外,还要树立风险意识,控制数量和负债比例,防止债务过大而影响偿付,从而影响到医院业务的发展。

(四)加强医院负债管理的必要性

医院是社会公益性事业单位,非营利性医院虽然不以盈利为目的,但也不能不讲经济效益。医院的这一性质和特点在负债管理上要注意以下一些要求。

(1) 要严格控制负债规模,注意偿债能力的分析,防止过度负债而影响医院的医疗服务工作。

(2) 要加强医院预交金管理。实行预付金制度对减少占用医院业务资金具有一定的积极作用。但是要合理确定预交金额度,以病种的正常治疗费为标准,不能增加病人的经济负担,同时要完备预交金交退手续,杜绝漏洞。

(3) 要对负债进行及时清理、及时结算。负债款项都是有具体内容,时间性又强,清理不及时,容易给债权人带来损失和坏账,应引起足够的重视。

三、医院的净资产管理

医院净资产是指全部资产减去全部负债后的余额,包括事业基金、固定基金、专用基金、财政专项补助结余和待分配结余等。

医院净资产来源于财政投入、医院经营结余和其他不需要偿还的资金。净资产的大小反映了医院的资金实力和规模大小。

(一)事业基金管理

医院事业基金主要用于事业发展平衡收支,年终结余按规定提取职工福利基金后全部转入事业基金,出现亏损则用事业基金来弥补。

医院事业基金的主要来源有:结余分配转入的资金、财政专项资金净结余转入资金、专用基金结余转入和资产评估增值等。

(二)固定基金管理

固定基金是固定资产占用的资金,反映固定资产的原始价值,相互有着对应关系,一般情况下是相等的。

固定基金的主要来源有:国家投入的资金、专用基金购置形成、融资租入形成、捐赠的固定资产、评估增值等。

(三)专用基金管理

专用基金是指医院按照规定提取的或设置的有专门用途的资金,包括修购基金、职工福利基金和设立的其他基金。

1. 修购基金

修购基金是医院按固定资产原始价值的 3‰~5‰ 提取的,主要用于固定资产更新和大型修缮的资金。由于医院的固定资产不实行折旧制度，因此修购基金的使用要有计划，在更新或添置新的医疗设备时要充分论证，要把效益放在首位。

2. 职工福利基金

职工福利基金是医院按规定提取的和结余分配形成的，用于职工福利的资金。如单位职工的集体福利设施建设、集体福利待遇等，职工福利基金每年要向职工代表大会汇报使用情况，接受监督检查。

3. 其他专用基金

其他专用基金是医院根据有关规定提取或设置的住房基金、留本基金等。留本基金是资金提供者给医院设置的专门用途的基金，并限定只能动用其本金所带来的收益使用，而本金不得动用，除非提供者放弃本金全部归医院使用支配。

4. 财政专项补助结余

财政专项补助结余是指财政专项补助收入在年末时结转专项支出后出现的结余。项目未完成时需转入下一年继续使用，因此只能作为净资产专项管理，只有当该项目完成后的结余才能转入事业基金使用。

从医院净资产组成可以看出以下特点：①净资产并非都可以用来弥补事业亏损或用于医院发展，其中只有事业基金才是医院可以支配动用的自有资金；②由于医院会计制度没有规定固定资产折旧，所以固定基金数额大小并不能反映医院的设备、房屋的新旧程度和经营能力；③专用基金中的一部分是属于代保管性质的资金。上述这些特点是财务管理人员在净资产管理中应该引起注意的。

四、医院的药品管理

药品管理是医院财务管理的重要部分，是医院开展医疗业务的重要物质基础，在医院的存货中占有很大的比例，其进销差价是医院收入的一个组成部分。由于药品储备要占用很大一笔资金，因此加强药品管理，保证药品合理库存，减少损失浪费，加速资金周转，提高使用效益具有重要意义。

（一）医院药品的分类

（1）西药：各种针剂、片剂、水剂、麻醉剂、化学试剂以及其他药品。

（2）中成药：能直接服用或外敷的冲剂、膏、丹、丸、散等成药。

（3）中草药：饮片、草药等。

（二）药品管理方法

1. 药品管理应严格遵守《药品管理法》、药品价格管理和医疗保险制度的有关规定。应遵循"计划采购、定额管理、优化结构、加强周转、确保供应"的办法，在会计核算上使用计算机进行管理，做到"金额管理、数量统计、实耗实销"不能采取以领代报、以存定销的办法。药品的出入库均应有原始凭证为依据。

医院自制药品应实行成本核算,按规定计价入库。

2. 药品销售成本计算

根据医院药品销售特点,统一实行按零售价进行核算,以售价记账,金额控制,并设置进销差价账户,以实际购进价与零售价的差额为进销差价,月末则将本月全部药品销售额和药品综合加成率或综合差价率计算药品销售成本。

(1) 按药品综合加成率计算药品成本。药品综合加成率是指药品进销差价与药品成本价的比例,计算公式为:

药品综合加成率=药品进销差价金额/(药品金额-药品进销差价额)×100%

药品金额=上月余额+核销前借方发生额-核销前贷方发生额

药品进销差价金额=上月金额+核销前贷方发生额-核销前借方发生额

本月实际销售药品成本=本月药品实际销售额/(1+药品综合成本率)

(2) 按药品综合差价率计算药品成本。药品综合差价率是指药品进销差价和药品零售价的比例,计算公式为:

药品综合差价率=药品进销差价金额/药品销售金额×100%

本月实际销售药品成本=本月药品实际销售额×(1-药品综合差价率)

医院药品营销中还常会遇到调价问题,药品调价时应对实存药品进行盘点,并根据执行日期编制"药品调价表",经领导审核后执行。

(三) 药品管理效果的考核评价

1. 建立药品库房管理责任制

药品销售的特点是处方份数多、药品繁多、数量零星、单价差别大,以要求准确计价,合理收费,为了防止差错,药品流失,保证医院财产安全,按药房岗位建立实物责任制;建立健全以经济责任制为中心的各个环节的手续制度和岗位责任制,由医院制定药品加成率、药品损耗率、药品周转率等经济指标。

2. 库存误差率指标

$$库存误差率 = \frac{实存金额 - 账面金额}{账面金额} \times 100\%$$

出现误差的因素有许多,例如药品盘点表不正确、错计金额、处方划价计算有误、发药差错、药品损耗等,规定一定的误差范围,利于考核评价。

3. 药品损耗率指标

$$药品损耗率 = \frac{药品损耗金额}{药品销售金额} \times 100\%$$

药品由于搬运、过期、破损等原因而经常有一定的损耗,规定一个合理的损耗率,有利于药品管理。

4. 药品资金平均占用额及其资金周转速度

$$年度药品资金平均占用额 = \frac{月度占用额之和}{12}$$

$$药品资金周转次数(年) = \frac{全年药品销售成本}{年度药品资金平均占用额}$$

$$药品周转天数 = \frac{本期天数}{本期周转天数}$$

一般来讲,药品资金平均占用额越小,药品资金在一定时期内周转次数越多,周转天数越短,说明药品管理效果越好、流动资金的周转速度越快。因此,加强药品进、销、存全过程的管理是医院经济管理的重点。

第五节 医院财务活动分析

医院经济活动的科学决策依赖于全面、及时和准确的会计信息。在市场经济条件下,与医院有经济关系的各方,都迫切地需要获取医院的财务信息,以便作出科学的决策。医院财务报表是反映财务信息的文件资料,因此,财务报表的内容就是医院各方面的财务信息。

医院的财务分析可以从不同角度来进行。从财务信息的组成内容来看,可以分为两个方面:①医院经营成果,包括医院各项收入的实现情况、医疗成本和费用的控制情况、收支结余实现多少等;②医院财务状况的好坏,包括资金供应是否充足、偿债能力充分与否、医院发展的潜力等。

一、财务分析的主要内容

医院财务分析是运用财务报表数据及其他相关资料,对医院过去的财务状况和经营成果进行分析和评价,既可以总结过去一年的经营情况,又可以为以后的财务决策、计划和控制提供广泛的帮助。医院财务分析的主要内容如下。

(一)资金结构分析

医院经营过程中周转使用的资金,是从不同的来源渠道取得的,又以不同的形态分配和使用。资金结构的健全和合理与否,直接关系到医院经济实力的充实和经济的发展,分析资金结构,无论对医院的经营者、主管部门或债权人,都具有十分重要的意义。

（二）医疗业务开展情况和医疗服务数量与质量变动情况分析

医院的主营业务是医疗服务，医疗项目种类繁多，服务数量和质量直接影响医疗收入，通过门诊和住院两部分进行综合分析，可以提高管理水平，降低成本，增加收入。

（三）偿还能力分析

医院在经营过程中，为了医疗事业发展需要，有时会通过举债来筹措一部分资金，但是举债是以能偿还为前提。因此，通过财务报表分析，正确估算医院的偿债能力，有利于作出正确的筹资和投资决策。

（四）结余能力分析

医院经营结余能力是反映组织收入能力。医疗成本控制等综合的财务指标，也可反映医院管理的成败和未来前景的好坏，因此也是分析的重点。

（五）奖金运用效率分析

医院组织收入的目的是为了使用。如果资金得到充分有效的使用，才能为医院创造更多的收入。如果不是充分有效的使用，不仅不能给医院带来效益，而且还会给医院带来资金周转困难。因此，资金使用效率的高低是管理者较为关心的一项重要内容。

（六）医疗成本、费用分析

医疗服务的价格是政府制定的，但是医疗成本支出是由市场决定的，医院要获得较多的结余就要努力降低成本，减少费用开支，从而就能增加结余，为医院发展积累更多的净资产和自有资金。

二、财务分析的主要指标

医院财务分析的指标一般包括：资产负债率、流动比率、速动比率、资产管理比率、人员经费占总费用比例、人均门诊人员、人均住院床日、人均业务收入、平均每门诊人次收费水平、平均每床日收费水平、病床使用率和周转次数、出院病人平均住院日、流动资金周转次数、平均每张开放病床年业务收入、百元固定资产业务收入、百元医疗收入卫生材料消耗、百元业务收入人员经费支出、药品资金周转次数、检查诊断设备利用率、治疗设备使用率、资金收益率等。

三、财务分析的方法

医院财务分析的方法有很多，通常使用的方法有趋势分析、比较分析、比率分析、因素分析等几种。

（一）趋势分析法

趋势分析法是通过观察连续数期的财务报表，比较各期的有关项目金额，分析某些指标的增减变动情况，在此基础上判断其发展趋势，从而对未来可能出现的结果作出预测的一种分析方法。

趋势分析通常采用编制历年财务报表的方法，即将连续多年的报表，至少2～3年甚至5年、10年的财务报表并列在一起加以分析，能了解到更多的情况和信息，并有利于分析变化的趋势。

例如：某医院业务收入情况分析，如表14-1所示。

表14-1　某医院1994～1998年业务收入情况分析　　　　（单位：万元）

项目	1994年	1995年	1996年	1997年	1998年
医疗收入	5 511	6 539	8 328	9 645	11 283
药品收入	2 834	3 444	4 821	5 873	6 753
制剂收入	34	290	677	1 167	1 397
其他收入	93	128	363	587	865
合　计	8 472	10 401	14 189	17 272	20 298

根据表中数字资料，我们可以进一步计算各项目的趋势百分比。趋势百分比有两种，即定基比和环比。

趋势分析应注意以下3个问题。

(1) 掌握分析的重点。医院的财务数据较多，其重要程度也不完全一样。为了揭示医院财务状况和经营成果的变化趋势和提高财务分析工作效率，应对重要项目进行重点分析，避免流于形式，失去意义。

(2) 分析时既可以用绝对数比较，也可以利用相对数比较，趋势分析法是用来分析医院财务状况和经营变化趋势的，为了实现这一目的，往往要把这两种指标结合起来运用。

(3) 分析时既可以采用定基比较的方法，又可以采用环比比较的方法。定基比较和环比比较是趋势分析法的两种具体方法，它们在揭示事物变化趋势方面没有本质的区别，都可以采用。

（二）比较分析法

比较分析法是指将某项财务指标与性质相同的指标标准进行对比，揭示医院财务状况和经营成果的一种分析方法。选择相关指标的评价标准,是比较分析的重要条件。在比较分析中通常采用的指标评价标准如下。

1. 绝对标准

绝对标准是普遍接受和公认的标准,无论哪个医院都是适用的。典型的绝对标准有 2∶1 的流动比率和 1∶1 的速动比率。这些标准应用得很普遍,因为利用这些标准能揭示医院财务活动与财务风险的一般状况。

2. 行业标准

行业标准是以医院的特定指标数值作为财务分析对比的标准,如:出院病人平均住院日,人均门诊人次等。实际工作中的具体做法有多种:①本医院的财务指标与同行业公认的标准指标对比;②与同行业的先进水平指标对比;③与同行业的平均水平指标对比。通过行业标准指标比较,有利于揭示本医院与同行业的差距。

3. 目标标准

目标标准即财务管理的目标,它是在分析影响财务指标的主、客观因素的基础上制定的。如果医院的实际财务指标达不到目标而产生差异,应进一步查明原因,以便改进财务管理工作。

4. 历史标准

在财务分析工作中,历史标准的具体运用方式有 3 种:①期末与期初对比,即本期期末的财务指标的实际数与上期末相同指标的实际数进行比较;②与历史同期对比,即本期财务指标的实际数与历史上相同时期的指标进行比较;③与历史最高水平对比,即本期财务指标与该指标历史上曾达到过的最高水平进行比较。财务分析采用历史标准有利于揭示医院财务状况和经营成果的变化及存在的差距。

采用比较分析法进行财务分析,应注意实际财务指标与标准指标的计算口径保持一致,时间宽容度必须保持一致,计算方法必须保持一致。

(三)比率分析法

比率分析法是指利用财务报表中两项相关数值的比率揭示企业财务状况和经营成果的一种分析方法。在财务分析中,比率分析法应用得比较广泛。例如:甲、乙两个医院,年末结余均为 100 万元。甲医院的业务收入为 1 000 万元,乙医院的业务收入为 5 000 万元。如从结余数看,两个医院经营成果相同,但如从相对指标来看,实际甲医院业务收入结余率为 10%,乙医院只有 2%。两个医院的经营成果是不一样的。财务比率有相关比率、结构比率和动态比率。

相关比率是指同一时期财务报表中两项相关数值的比率。这一类比率包括:①反映偿债能力的比率,如资产负债率等;②反映营运能力的比率,如存货周转率等;③反映盈利能力的比率,如资金收益率等。

结构比率是指财务报表中个别项目数值与全部项目总和的比率。这类比率揭示了部分与整体的关系,通过不同时期结构的比率的比较还可以揭示其变化趋势,如存货与流动资产的比率、流动资产与全部资产的比率等。

动态比率是财务报表中某个项目不同时期的两项数值的比率。这类比率又分为定基比率和环比比率,分别以不同时期的数值为基础揭示某项财务指标的变化趋势和发展速度。

(四)因素分析法

因素分析法是通过分析影响财务指标的各项因素及其对指标的影响程度,说明本期实际与计划或基期相比发生变动的主要原因以及各变动因素对财务指标变动的影响程度的一种分析方法。

一些综合性的财务指标的变动,往往是多因素综合影响的结果,这些因素总是相互联系并按照同一方向或相反方向对财务指标的变动发生影响。例如,医院的住院床费收入指标由病床使用日数和每床日收费构成,即:住院床费收入=病床日数×每床日收费。

例如,某医院1996年住院床费收入有关资料整理如表14-2。

表14-2 住院床费收入计划与实际资料

项目	病床日数	每床日收费(元)	住院床费收入总额(元)
计划	64 000	12.50	800 000
实际	65 000	12.55	815 750
差异	1 000	0.05	15 750

从表中可以看出,该医院1996年实际住院床费收入为815 750元,较计划的800 000元增加了15 750元。由于该项指标由病床日数和每床日收费两项具体指标构成,需要用因素分析法具体分析各个因素变化对住院床费收入这个总指标的影响程度。

分析对象:

实际住院床费收入-计划住院床费收入=差异

815 750-800 000=15 750(元)

(1)计划指标:64 000×12.5=800 000(元)

(2)第一次替换:65 000×12.5=812 500(元)

(3)第二次替换:65 000×12.55=815 750(元)

(2)-(1):812 500-800 000=12 500(元)

(3)-(2):815 750-812 500=3 250(元)

合计:12 500+3 250=15 750(元)

计算结果说明该医院1996年住院实际收入总额较计划收入数增加了15 750元,增加的原因是由于病床日数实际较计划增加了1 000床日,使住院床费收入增加了12 500元;由于每床日收费实际较计划增加了0.05元,使住院床费收入实际较计划增加了3 250元,两种因素共同影响住院费收入实际比计划增加了15 750元,超额完成了计划。

以上几种分析方法,在实际财务报表分析时,往往是结合在一起使用的。只有各种分析方法互相结合、互相补充、互相印证,才能使我们从财务报表分析中,对医院的财务状况、经营和管理情况、经营成果以及未来发展的可能情况,获得较为全面和深入的了解,为作出各种经济决策提供可靠的依据。

(杨云卯)

第十五章

医院建筑管理

第一节 医院建筑管理概述

医院建筑是指适合于医院医疗活动有关的房屋设备。医疗技术自身的飞速发展对医疗设施的构成与内涵提出了更高的要求,一要符合经济效益原则,二要与先进的医院管理模式和先进的医疗技术相匹配,这些要求决定了现代化医院建筑是一门应用性很强、研究范围十分广泛的综合学科,它涉及建筑学、医学、经济学、美学、心理学、管理学、信息工程学等学科,是科学性和艺术性的有机统一,这也凸现了医院建筑在医院管理中的重要性。

一、医院建筑管理的研究对象和任务

现代医院建筑是民用建筑中功能要求最复杂的一种,目前已形成一门独立的学科"医院建筑学"。医院建筑学是建筑工程学和医学科学、医院管理学相结合而发展起来的。医院建筑管理研究的对象主要是:研究医院建筑功能及卫生学方面的合理性,即医院建筑的特点和原则,建筑的合理设计(计划)、合理布局、合理使用,充分发挥医院建筑的效能,使之有利于医疗活动、有利于病人、有利于科学管理,以提高工作效率,提高医疗服务质量,为医院现代化发展创造条件。

1. 医院建筑管理的任务

对新建医院,根据医院的任务、特点和医疗技术发展的需要,提出合理的计划和设计要求;对已建成的医院进行合理的使用,对旧有的医院建筑的改造和扩建进行合理的规划和组织实施。

2. 医院建筑管理的意义

医院建筑管理是医院科学管理的基本条件:医院建筑的合理与否,直接影响

医院管理，特别是布局、交通路线、出入口、污染与清洁分区等在建筑上都有严格要求。医院建筑之所以不同于一般民用建筑，就是由于有它独特的功能要求和卫生学要求，如有不合理之处，则可以直接影响医疗质量和工作效率，甚至给病人和社会人群带来危害。

随着医疗卫生体制改革的逐步深入。新建和扩建医院的任务日益增多，才能适应人民生活的需要。2008年底，全国医疗机构床位达396.8万张，全国每千人口医院卫生院床位数由2007年2.63张增加到2008年2.75张，而国外一般每千人是8~10张，目前大型综合性医院床位扩展非常迅速，新建和扩建医院非常普遍。建筑设计是否符合卫生要求及使用要求，应该由管理人员与设计人员紧密结合，才能设计合乎要求的医院。

改建、扩建旧医院需要管理人员全面规划，进行合理的管理。新中国成立前的旧医院以及新中国成立后建的大批医院，从目前来看，很多医院是合理建筑而不合理使用(如，虽有儿科、预检室和隔离室，单独的出入口，但都不使用。有的把入院处理建筑取消，而改作他用。有的医院有很好的避免交叉感染的交通线，却被堵塞不用等)。但是，有的医院建筑本身就不合理，直接影响着医疗质量，给医院管理带来很大困难，需要进行改造。

随着医学科学现代化，各种新的检查方法及仪器不断出现，逐年增多，医院为了提高医疗质量，必然要添置新仪器和新设备，建立新专业。所以，改建、扩建医院是经常的、必然的。一个医院刚建成的当时可能是合理的适用的，但经过几年就不适用了，这些都是医学科学发展的必然结果。所以，一个医院的建筑，变是绝对的，不变是相对的。国外医院有许多也是旧有的，有的甚至是几十年或一百年前建造的，但现在仍然使用，关键问题是要布局合理化。管理人员要按照医院建筑与管理的要求有计划、有步骤地把自己所管的旧医院改建、扩建成为现代化的医院。

二、医院建筑的特点和原则

1. 医院建筑要与防止交叉感染的要求相适应

医院，顾名思义它是病人集中的地方，特别是综合医院，有传染病人，有非传染病人，有尚未肯定诊断的病人，有老年、有孕妇、有婴幼儿、重危病人等。传染病人多数首先要通过内科或儿科就诊，确诊后才能转到传染病房或传染病院。内科或儿科发热的病人，可能多数为传染性疾病，由于各种原因，一次就诊常不能确诊。在未确诊前，他已在医院内接触了不少其他病人，而且大部分传染病在初期发热时传染性最强，这就更增加了传播的机会。因此，医院建筑首先要考虑减少交叉感染的机会。

从流行病学角度来看，传染病构成流行传播要有三个环节，即传染源、传播途径、人群易感性。在医院中的传染病人就是一个传染源。由于医院人群非常密集，如建筑及管理不符合卫生要求，可增加相互传染的机会，因此就构成了传播途径。医院中的病人不管是传染病或其他病，由于得了病，机体抵抗力降低，易感染疾病，这又成了易感人群。所以，医院内具备了传染病流行的3个环节。

近年来一些医院交叉感染严重，除了管理不当外，很多是与建筑不合理有着直接关系。医院建筑不合理，设计不完善，使病人通过各种渠道（空气、医疗设备、交通路线、卫生设施、污水及污物处理等方面的问题）接触病菌、病毒，从而发生交叉感染，医院就会成为社会上的传染源。医院建筑必须合乎卫生学要求，这是医院管理中重要环节之一，也是医院建筑首要的原则。

2. 医院建筑要与综合性多学科的机构相适应

临床各科及医技各科，这些科室都有它的独立性，但又密切地联系着，特别从近代科学技术发展来看更是如此。医院建筑既要依据各个科室特点设计成相应独立的科室，又要把各独立科室有机连接起来，形成一个整体。如，外科各专业（骨科、普外、胸外）及手术科室（眼、耳、妇等科）应该集中，方便联系。如果把手术室放在一层，而各外科病房在五层，则使用十分不便。内科门诊病人需要做各种化验，因而要把门诊化验室建在内科门诊附近。儿科和产科要求专用出入口，最好交通方便，但又要求隔离。这些都需要在设计中认真研究考虑，见图15-1。

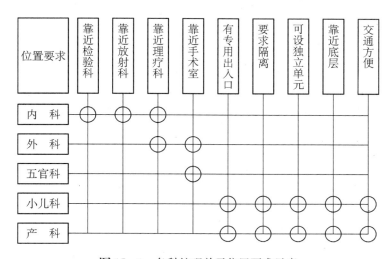

图15-1　各科护理单元位置要求示意

如医院为混合或集中式建筑，则要考虑放射科、供应室、理疗科等门诊、病房共同使用的科室，应放在两者接近的地方。但是，又要考虑尽可能减少病人之间，病房病人与门诊病人之间相互交叉。

近几年来随着医学科学的快速发展,医学领域出现了一些新的边缘学科,使用新科技成果的诊疗技术日益增加,如计算机辅助诊断及管理技术、药品和病案自动传动、新的诊断仪器设备、直线加速器治疗、PET-CT 等,建筑上都必须考虑合理安排。一般区、县医院也要根据发展相应考虑使用新技术和新仪器的安置与布局。

3. 医院建筑要与病人需要的休养环境相适应

从生理学上来讲,经过研究证明新的环境可以影响条件反射活动。住院病人不论成人或小孩,由于他们变更了生活环境和接触的人,又由于各种内在外在刺激,很容易形成新的条件反射,常常有不安、害怕、寂寞、想家等心理,这对疾病的治疗是不利的。

清洁优美的环境,本身就是一种良性刺激,能提高人们的情绪和食欲,而病人更需要清洁而优美的环境。病人的机体由于是病态,多处于功能失调,需要"安静",这是一种生理的保护机能。健康人可以忍受的不良环境因素,对病人来说就成为重大负担,甚至可加重病情,会对治疗的成功与失败起作用。因此,医院建筑地址选择十分重要。要考虑安静的环境,要远离工厂、体育场、火车站、污水处理厂等,并须注意当地的主风向,要避免煤烟灰尘、有害气体、噪声、嗅味等影响,最好接近树丛或公园绿地。医院内部还要有一定绿化面积,做到园林化,便于病人活动。一般规定新建医院绿化面积要占 60% 以上。

国外医院很注意病人的心理状态,如日内瓦老人医院考虑到老年人怕孤寂的特点,在设计上要求病室家庭化,病房内的窗台与病床一样高,病人在床上也可以看到窗外景色,室内灯光设计接近自然光,天花板淡棕色以减少病人单调感。有的儿童医院走廊布满儿童图画,便于儿童游戏。

我国医院病房建筑也要考虑病人的心理需要,使病人感到像在家里一样,做到舒适、家庭化。

4. 医院建筑要与医院功能相适应

医院除医疗任务外,还要承担教学科研任务,这也是医院建筑的功能要求。现在一些医院的研究室、教室、示教室、学生宿舍等与门诊部、住院部混杂,给医院管理增加很多问题。由于学生多,噪声大,病人不能得到安静休息,病人哭闹也干扰学生上课和科研的进行。新建医院或改建医院,应当注意解决这类问题,教室、示教室要与门诊部和病房分开,可减少干扰,但两者也要便于联系。在建筑设计方面,还要充分考虑教学和科研用房面积和特殊要求。

5. 医院建筑要与医院工作日夜不间断的特点相适应

医院要日夜不间断地治疗或抢救病人,工作有连续性。医院各个部门使用蒸汽的时间和数量不同,因此在可能条件下,根据使用情况分系统供气,尽量避免整个医院合用一个供气系统,以免在不需要用气时,设备管道内也充满了气,造成燃料浪费。在建筑时就要考虑下述不同供气系统。

(1) 8小时工作的洗衣房、门诊部、理疗等部门。

(2) 间断工作系统病人及职工厨房,可上午5～7时,中午9～11时,下午3～5时供气。病房的消毒及供应开水或热水多在早5时半到6时半,中午10时半～12时,晚上5～7时,中心供应部的消毒,一般上午10时到下午4时左右。

(3) 连续工作的急诊室、入院处、手术室、产房、婴儿室等部门需24小时供气。如某个医院在建筑设计时,医院管理人员提出要求,设计院给设计了双线供气,但建造时,由于建筑行政人员不懂这些知识,而参与设计的业务人员当时又不在现场,故在建造时取消。医院建成后给医院管理增加了很大困难。由于管道和气沟都已定型,再改建很困难,又需投入更多资金,反而更加浪费。

要有24小时连续供电。医院手术、抢救不能中断,可采取双线供电,一侧停电,另一侧仍有电,或医院自己设备用发电机。

6. 医院建筑要与医院设备设施相适应

医院建筑必须考虑新设备设施不断增加的需要,要有发展的余地。

综合以上几个特点,我们可以看出医院建筑学是一个独立的学科,设计和建造一个医院,设计过程必须有专业人员和了解医院特点的医院管理人员参加,才能使设计合理。

由于以上几个特点,医院建筑必须遵循以下4个原则:①要合乎卫生学管理的要求;②尽量满足医院功能要求,提高工作效率;③要有利于病人诊治的安静舒适的环境;④要适应业务技术发展的需要。

第二节 医院建筑总体设计

医院的基地选择、总平面设计和建筑组合,是医院建筑设计中影响全局的重要环节。保护医院内外环境不受污染以及医院建筑与使用的合理性、经济性等方面都起着重要的作用,因此做好医院建筑的规划是建好一个医院的首要任务。

一、医院基地选择

医院选址必须考虑以下7个问题。

1. 医疗卫生总体发展规划

网点布局应根据当地人口密度、人群患病率、服务半径、城乡发展趋势、医院本身的任务与规模等因素,研究与确定医院的院址。

2. 地理位置

应充分考虑医院与服务人群之间保持适当的距离。若距离太近不符合规划要求,容易造成卫生资源拥挤;若太远则不利于医疗服务提供。应做到80%的病人能在1小时内到达医院。

3. 交通条件

医院是为病人服务的,必须交通方便,以利于病人就诊。在不影响城市车流、人流交通的情况下,尽量使医院门急诊面临城市干道。

4. 公共设施系统的利用

尽量利用城市已有的公用事业设施系统,如道路、供电、煤气、电话和上下水道等,以减少医院建筑投资。

5. 卫生条件

地势要高,水位低;空气洁净,附近无尘埃及有毒有害气体污染。日照时间长,光线充足。

6. 环境

在一般情况下,综合医院允许设在居民区内,但应远离托儿所、幼儿园、中小学等儿童密集地区,以免感染儿童。传染病院应设在居民区的边缘地带。综合医院如设有传染病区,则要注意卫生隔离和污水、粪便、污物处理等。还要有合乎卫生要求的环境。

7. 用地面积

医院建设应贯彻节约用地的原则,不占或少占良田。医院用地要满足日照和通风。须保证满足卫生隔离、交通等要求,还须提供必要的绿地面积,同时要根据医院的发展计划预留必要的扩建余地。我国虽规定一般综合医院用地面积为每床80~130平方米,但因医院的规模大小及所在地区担负的任务不同,以及各城市具体条件等,各医院用地面积变化幅度较大。

医院建筑用地是牵涉面较广的问题,特别是城市用地紧张,投资巨大,近年来医院建设的实践经验表明,在城市建造医院,要满足建筑要求,又要节约用地,就必须提高医院建筑组合的集中程度,这是节约用地的有效措施之一。

二、医院建筑功能

1. 建筑功能组成

从医疗和管理的角度来看,综合医院至少包括3个基本部分:医疗部分(门诊部、医技科室、住院部)、服务供应部分和生活部分。这3个基本部分一定要保证分区明确,否则容易造成交叉感染和管理上的不便。

2. 各部分的内外联系

现代医院在医疗过程中,需要各有关部门密切配合。首先医疗部分的门诊部、医技科室、住院部要有方便的内、外交通和联系路线。

门诊部是医院对外联系最频繁的部门,一般门诊部每天要有数百名到数千名病人,因此门诊部应有直接的对外交通路线,与医技科室和住院部也要联系方便。住院部是病人在医院进行较长时间诊疗的场所,它的对外联系主要是病人出入院,并在规定时间里接待探视者。

服务供应部为整个医院服务,与医疗部关系尤为密切。

医院的教学、科研用房必须根据医院的任务及规模大小统筹安排,教学与科研是现代医院功能重要组成部分,与医疗有联系又要有区别。

医院各部分的密切联系,要求建筑组合紧凑,尽量缩短彼此的空间距离;各部分的相对位置符合医疗程序和医院内部工作流程的要求,成为使用方便的,高效能的有机体。

3. 总平面设计要求

医院建筑区域划分,也就是总平面设计是一项十分重要的工作,医院建筑的设计质量,不仅取决于单体设计而且取决于总平面设计,医院内单体建筑设计成功并不是整个医院建筑设计成功,如医院总平面紊乱则意味着医院建筑设计存在着根本缺点,造成多方面的不良后果,并能导致医院以后的扩建困难,发展受限制,长期使用管理上的不合理,还会使投资设备使用浪费。因此,无论新建、改建、扩建医院均须重视总平面布置。

4. 区域划分

(1) 医疗区:门诊部、住院病房及其附属建筑和医技部门。医疗区又可分为传染楼与非传染楼两个地区。行政办公室可单独设一个区,如门诊部、病房与行政办公等均在一个建筑物内,则必须从建筑上分成两部分,使到医院联系工作的人和门诊病人不能来到病房,以保证病房安静及进行正常的治疗。在门诊与病房之间只建一个通道,以便有专人管理。

(2) 后勤区:厨房、洗衣房、锅炉房、仓库、车库等,这些房间最好设在医院一侧或主要建筑的后侧面,但要临街,并有单独出入口。设在后面较好,因木工、汽车等响动会影响病人休息。

(3) 职工生活区:工作人员单身宿舍也可在医院地区内,但必须与医院保持一定距离,宜位于上风向,用绿化地隔开。家属宿舍不允许建在医院内,要有一定距离,并要有单独出入口,否则会产生交叉感染,而且增加管理上的紊乱。区域划分首先要考虑卫生要求及便于管理。

5. 建筑物的出入口

医院的建筑物最好能连接两条道路，这是由于医院出入口多所决定。

出入口：100床以下的医院，一般至少应有两个出入口，一个供病人用，一个供工作人员或通往后勤建筑区用。100张床以上的医院，须按其具体情况增加出入口。如住院部设有产科、传染科、儿科都必须有单独专用的出入口。门诊部如有感染科、产科、儿科、急诊等，应备有出入口，特别是儿科要有预检室及隔离室的出入口。

综合医院出入口的数量与医院规模有关，出入口的设置应结合外部道路进行综合考虑。

6. 交通流线及道路

医院内各建筑物之间和医院内外部之间存在着复杂和密切的联系。门诊（急诊）病人进入医院接受门诊或住院治疗，探视者入院看望病人，食物和医药品从外部运入医院，垃圾和尸体从医院运出，医院内各部分的联系，医院工作人员和培训人员在院内的活动等，都按一定的规律与程序进行，形成医院中的各种交通流线。

交通流线的合理组织，由总平面设计和单体建筑的功能分区、室内外通路和出入口的设置等多方面因素所定。

医院内交通流线和道路网的基本要求如下。

（1）交通要便捷、明确、安全：在保证必要的卫生隔离的前提下，医院中彼此密切联系的各部分之间的交通线要尽量短，例如，从医院的门诊入口到门诊部和急诊部；从门诊（急诊）部和病房到辅助医疗部；从营养厨房到病房之间的路线均要有便捷的交通。病人使用的道路和出入口，更要醒目易找。

（2）内外、洁污、隔离与非隔离等不同流线要分清：医院的对内和对外部分各自要有相对独立性，既要联系又分隔，不要将门诊或急诊病人和救护车等引入病房区、总务区和职工生活区，不要将职工家属引入医院。医院中传染病区须有单独的道路系统，除非必需，一般人不进入该区。运送清洁物（如食物、药品、干净被服、已消毒的器械包和敷料包等）的道路最好与运送污物（如垃圾、尸体、污染被服、污染敷料等）的道路分开。

住院病人自病房到医技科室诊断治疗时，如与门诊病人有共用部分，必须在设计时认真考虑，充分利用空间、时间，以减少交叉感染的机会。医院由于卫生要求严格，洁、污路线要分开，一般可采取垂直交通（如电梯、吊箱、楼梯等）与平面交通相结合，目前集中式建筑广泛采用电梯。

（3）在安排交通流线道路时，要尽可能保留完整的绿地，使绿地尽可能不被分割。

7. 日照和通风

日照和自然通风是有关医院微小气候的基本因素,直接影响到医院的医疗卫生条件,因此建筑物的朝向是很重要的。我国大多数地区,病人和医护人员都希望冬季室内有阳光照射,房间朝南已成为惯例。

各种建筑物之间的距离:为了有充分日照及便于通风,还为了避免各部门之间的相互干扰及防火要求,各建筑物之间应有一定的距离。前后两幢房屋之间应遵守间距为高度1.5倍的卫生要求。

8. 医院的改建与扩建

旧医院,或已建成的医院往往随着城市发展,周围环境、交通条件、服务范围、任务等的改变,以及医疗水平和医疗设备的飞速发展,原有的医院建筑常常必须改建或扩建。

改建或扩建医院必须结合城市总体规划,根据医疗网的布局,从现有基础及实际情况出发,重新规划医院发展的总体设计,有主有次,逐步实施。制定规划时应对医院的最终发展规划、装备水平和技术及经济条件全面分析,尽可能预见到发展所需要解决的问题,争取做到统一规划,一次设计,分期实现。为应付某些捉摸不定的情况,规划还应留有回旋余地,便于根据情况变化,再灵活修改。

改建、扩建应尽量利用原有建筑,合理设计布局,并进行一些必要的翻改,必须使新老建筑形成统一协调的有机整体。

在平面组合上,应从全局着眼,处理好各部分及其相互间的功能关系,解决好扩建中出现的新问题。改建、扩建必须利用原有建筑合理设计,全面布局,既节约资金,又要使布局合理化。

改建和扩建要尽量减少对医疗业务的影响。改建、扩建范围应尽量集中,先建后拆。国外有很多旧医院,有的是100多年以前的老建筑,但内部布局合理,设备现代化。

三、医院建筑形式

1. 分散式

住院部、门诊部及医技科室各布局于单独的建筑物内。这种形式在卫生及流行病学上是有优点的。各科可很好地隔离,能远离街道,免噪声。但是,缺点也很多,如用地多、建筑费用高、设备重复、管理复杂、管线长。所以,普通医院特别是城市医院用地紧张,一般多不采用。传染病院和结核病院仍可采用。

2. 集中式

医院所有各科室都配置在一个高层建筑物内,欧洲和美国许多国家都采用集中式。除了医疗部门外,病理解剖室、洗衣房、车库等地均在同一个建筑物内。这种建筑方式容易违反基本的卫生要求。特别是感染科、儿科、产科不好处理,与其他科在一起,容易引起交叉感染。这种形式对建筑物要求特别高,设计者必须熟悉医院的使用功能和卫生防护要求,才有可能处理好。

3. 混合式

医疗各科及医技科室集中在一个建筑物内,感染科、洗衣房、营养室等在另一个建筑物内,我国大多数医院多采用混合式建筑。

第三节 医院建筑设备

现代化医院,除了必须具备现代化的医疗设备,掌握最新的医学技术,以及运用先进的管理方法外,还必须有完善的建筑设备。建筑设备(包括采暖、通风、空调、卫生设备等)是建筑工程中一个重要的组成部分。完善的建筑设备,可以改善房间的卫生状况,对提高工作效率,提高医疗质量创造有利条件,并且有利于病人健康的恢复。

一、采暖

由于病人的新陈代谢能力较弱,对气候的转变不易适应,有的病人在诊断治疗过程中需要脱衣,有的病人(如烧伤病人)患处不能遮盖,因此要求室内温度波动不宜过大,各房间的室内温度比一般建筑要高。

医院采暖范围应因地制宜。根据国家规定,在气候寒冷的地方,整个医院都可采暖,在华南、华东、华中和西南地区可根据情况全年不采暖或部分采暖。

对于医院来说,以热水采暖为宜,因为从卫生学角度要求医院一昼夜室温波动不得超过 $2\sim3℃$,这样室内各部分温度均匀,使人感到温和舒适。

综合医院里的某些部门要求连续供暖,有的要求采暖时间开始得早,停止得晚。这些部门最好采用单独的采暖系统。

二、医院蒸汽供应

医院中使用的蒸汽压力一般为 $4\sim5 \text{ kg/cm}^2$。在医院里,蒸汽的用途主要用于煮沸消毒器、蒸饭、蒸馏水、干式消毒器等。

在医院中多用高压蒸汽设备进行医疗器械、敷料、培养基灭菌和衣物消毒之用。大型的还可以作为病床和担架等灭菌消毒用。

三、吸引与供氧设备

负压吸引设备：吸引设备是供病房、急救室、手术室中吸痰液、脓液及血液之用，其优点是使室内安静，管理方便。目前有的医院全院采用集中负压吸引系统，有的部分病房采用集中负压吸引设备。

供氧设备：氧气供应系统是抢救垂危及呼吸困难病人的重要设备。目前城市医院大都采用局部供氧设备，即从氧气厂运来的氧气瓶连用橡皮管和吸入器接通后供病人使用。

集中供氧是将数个氧气瓶连成一排，放在一个单独的供氧站内，由干管接若干支管到各病房的氧气嘴上，有的医院自备制氧器由干管通往各病房。

四、给水、排水

(1) 水质：医院中的冷、热水供应是很重要的，水质应符合国家规定的《生活饮用水卫生规程》的要求。在城市中一般均能满足水质要求；在自备水源的地区必须有经常的水质检验和监督。

(2) 用水量：一般医院每床每日用水量为 1 吨。国外有的医院每床每日高于 1 吨。

(3) 排水：排除医院的污水。对其他如蒸馏器和空调机的冷却水，最好对排出的水加以利用。如蒸馏器冷却水管径一般为 25～32 mm，耗水量一般约 3 吨。有的医院设有空调设备，如空气调节设备中冷却水管径 20～40 mm，因季节不同其耗水量 1～8 吨。对这样大量的冷却水应回收循环使用，或将这部分用过的水引至洗衣房作洗衣用水。又如营养室排水设备，因厨房蒸馏废水和淘米池的排水容易堵塞管道，故须特殊处理。一般在排水沟接入排水管之前，做一个沉淀池。沉淀池应经常清除。厨房内的排水管道比其他地方管道要粗些。

五、电梯

由于医院多采用集中式建筑，交通路线要求严格，故多用垂直交通（电梯、楼梯）以解决洁污交叉问题。

医院建筑在三层以上时，除楼梯以外，应设置电梯。

医院中，按用途常可分为病房电梯和杂用电梯。通常医院为了防止交叉感染，病人到手术室有手术室专用电梯，血库有送血专用小电梯。

六、防火

医院必须配备按国家建筑消防规定的安全防火设备，并有安全出口标志。

第四节　医院建筑的总体布局

门诊部是综合医院中的一个重要组成部分,大多数病人都是在门诊部得到诊断和治疗。门诊部要早期发现和防止各种传染病的蔓延和传播,担任紧急治疗和急救工作;进行医疗教学、科研等工作。门诊部每天接纳各种病人,流量大,病种复杂,所以在设计时应从多方面考虑各种因素。

一、门诊位置与平面布局要求

1. 位置

要方便就诊病人,因此应与城市规划交通相配合,门诊部最好与城市道路间有 25～30 m 的绿化带,以减少灰尘及噪声,保持环境安静和清洁。医技科室设在门诊与病房之间,为两者服务。

2. 门诊部的布局

从方便病人的角度出发,合理组织人流,使病人从挂号、候诊、诊断、检查、治疗、取药等路线尽量缩短,力求各部分用房布局紧凑,合理。

门诊病人中,内科占比例最大。最好放在靠近门口或其他出入口处,尽量不使病人的流线往返重复,如在门厅挂号,楼下化验,楼下取药,或远端取药,有的药房,先划价,对面交费,又回来取药,这样一来一往增加流量。如门诊为 3 500 人次,病人多往返一次则可成为 7 000 人次,造成医院拥挤、混乱,也增加交叉感染的机会。

从教学需要出发,门诊还要考虑学生使用的房间和示教室。

挂号及取药可设在两端。按门诊病人就诊顺序将人流集中的挂号、取药分开,置于各科室的两端。此种组合方式的特点是病人流程短,避免了往返交错。

挂号和取药相近,设于门诊入口处。将人流集中的挂号、取药相近设置于门厅,使门诊部集中一个出入口。这种组合方式的特点是门诊部明确易找,集中设置,易于管理。

从病人流程来分析,人流主要集中在挂号、候诊与取药处。但是,人流集中时间高峰不同。一般靠近农村的医院因服务对象比较分散,服务半径较大,每日高峰往往要从上午 9 时到下午 4 时左右。而城市因居民较集中,服务半径小,市内交通方便,门诊早晨 6～8 时为挂号高峰,10～12 时为取药高峰,下午人流略分散,所以城乡医院高峰不同,设计时应注意其特点。

3. 出入口

(1) 一般病人出入口（主要出入口）：主要有内科、妇科、中医科、五官科等科室病人出入口。门诊的主要出入口，占出入人数 2/3 以上。

(2) 急诊出入口：方便救护车直接开到急诊入口处。

(3) 儿科出入口：儿童对疾病抵抗能力较成人弱。门诊时如不予以严格隔离，往往容易感染其他疾病，因此门诊部必须设儿科专用出入口，使病儿与成年病人分道而行以达到隔离的目的。取药化验、X线等也不应与成人相遇。

(4) 产科出入口：因产妇除有合并症者以外，不属于病人，与其他病人混在一起会增加感染机会。在可能条件下可设单独的出入口。

(5) 传染科出入口：一般设专用出入口，以防止交叉感染。

二、门诊规模与门诊各部门组成

（一）门诊规模

一般门诊规模要根据服务地区的人数、居民平均就诊数、服务地址特点、医院技术力量等因素来决定。

门诊部规模：每日门诊人次＝服务地区居民数×每千居民每日门诊人次

（二）各部门组成

1. 各科室

内科、外科、妇产科、儿科、中医科、五官科、保健科、急诊室以及其他专门科室。有的医院根据分工及任务不同也可增设神经科、胸科等。

2. 医技科室

药房、检验科、放射科、理疗科、功能检查科等，这些科室可根据医院的规模大小，可供门诊、病房共用，也可在门诊部增设一般常规化验室及放射科的透视室。

3. 门厅、候诊室、走廊、厕所等

(1) 门厅：门厅是门诊病人最集中的地方，也是病人进出的交通要道。由于病人集中，人员流动大，门厅的通风、采光必须按卫生要求进行设计。门厅面积按每天挂号人数的 15% 左右，每人占面积 $0.5 \sim 1.0 \text{ m}^2$ 计算。

门厅的设计可有一厅式，即挂号、取药、化验、候诊等均集中在入口门厅内。这种布置是利用挂号、取药人流高峰不同的特点，充分发挥门厅的作用；另一种为分厅式，在门诊部中分设两个以上的门厅，以减少入口门厅的负担，挂号与取药分设在两个厅内。

(2) 候诊室：一般候诊室的安排可有以下 3 种形式。

1) 集中候诊：利用门厅或大过厅兼做候诊室。这种形式节约面积，但有不可克服的缺点,如交叉感染严重,混乱,拥挤,使用不便,互相干扰,不符合卫生要求,一般不应采用。

2）廊式候诊:把走廊加宽,安排候诊椅候诊。此种形式等候叫号比较方便,但是同样具有集中式候诊的缺点,虽然走道很宽,但有些病人来回串动,有些不能行走的病人躺在担架上又使整个走道十分拥挤和混乱,空气较为污浊,对防止交叉感染是不利的。

3）分科候诊:按科分别在各科室单独设候诊室。有些就诊人次较少,相互传染情况又不严重的科室,也可几个科室合并使用一个候诊室。分科候诊优点较多,候诊室与诊室密切相连,病人就诊方便;能避免不同科室病人相互穿行和干扰以减少交叉感染;把病人分散于各科诊室内,减少病人活动,还能保持门诊部的安静环境。近年来门诊量逐年增加,在分科候诊的基础上,也有厅廊结合的候诊(如北医一院新建门诊楼内科、外科、妇科、儿科等科),即护士把候诊病人安排在该科候诊厅,然后根据各诊室医生的信号再按次序叫病人到几号诊室门口的廊内等候。

（3）厕所:由于门诊人流集中,流量大,必须设计足够用的厕所。但是,由于病人多,不易管理,极易造成全门诊空气污浊,最好把厕所设计放在门诊外部,只有少数必要的专用厕所设在门诊内,在寒冷地区的厕所与门诊部的建筑物外侧用走廊相连。

4. 各科诊室

（1）各科诊位数:门诊各科诊位数,可根据门诊各科分科比例及平均每位医师诊察的人次来计算。在教学医院或附属医院诊室位数及诊室的大小,都应根据教学任务适当增加。

（2）内科诊室:内科诊室在门诊病人中所占比重最大,同时内科病人病种复杂,往往还有一部分传染病病人在内。最好内科设在底层尽端靠近出入口的地方,以防交叉感染。又由于内科病人在确诊前治疗后常需化验,内科门诊最好靠近化验室,以减少病人往返。

由于综合性医院内科又分为血液病、心血管病、内分泌病、呼吸系统病等许多专业,各专业又有许多特殊检查,如心血管病专业要附设心电图检查及各种心功能检查仪器等,在设计时都应当充分考虑。

（3）外科诊室:外科病人多行走不便,有的还要进行换药及小手术,故除专用诊室外还要有换药室及门诊手术室。大型医院除普通外科外,还设有各种专业,如胸外科、泌尿外科、骨科、烧伤外科等。除一般共用的换药室、治疗室、消毒室外还应有敷料准备室、石膏室、泌尿科检查室或膀胱镜室等。

（4）妇产科诊室:产科门诊主要是对产妇进行产前、产后检查,计划生育手术、小手术等就诊者,她们多数并非病人。妇科病人诊察后还需治疗,因而妇科、产科以分室设置为宜。中小型医院的门诊部一般均设妇产合科,但要分室或分诊床。大型医院可将妇产分科设置,产科另设出入口,尽量减少与病人接触的机会。

妇产科也宜设在底层的尽端。除设诊室外,并有检查、治疗、计划生育、专用化验、厕所等用房。

(5) 儿科诊室:必须设置儿科初检和隔离室。儿科病人必须有单独取药窗口和专用化验室。

儿科若仅单设出入口、预检室、隔离室,而挂号取药、注射、化验、放射等各项仍与一般门诊使用,则还会造成小儿与成年患者相互感染的机会。若这些用房均单独设立,又会浪费大量人力和设备,只有大型医院才有条件考虑。有的医院只设儿内科,门诊内、儿两科合并设置,在检查过程中,如发现有传染病患者应立即采取消毒隔离措施,避免传染病扩散。设置预检室(鉴别诊断室),分别组织传染与非传染的隔离就诊路线是完全必要的。儿科预检室可分设几个隔离室,如发现传染病即在此室诊察处理。患者离开后,立即封闭消毒,另开放第二室作为预检室。此法不需要另设隔离室。

大型医院儿科患者入口即进行预检,发现可疑传染病即分别进呼吸或消化系统传染病的隔离室。这些隔离室另有出口,不与一般病儿相遇。

(6) 五官科诊室:五官科包括耳鼻喉科、眼科、口腔科。小型医院虽只设一科,但各科都有本专业的特殊检查设备,如耳科测听室、内镜室、手术室,眼科的暗室和视力检查等室。

(7) 急诊室(科):医院急诊室(科)是医院抢救急症病人的重要部门。一般医院的急诊室(科)设在门诊部或与门诊部相连。急诊室(科)要有明显标志,急诊病人病情严重,危急的较多。常有外伤、出血、昏迷等现象,常用担架、推车或救护车送来,陪伴人也多,有的病人需要紧急抢救或转院抢救,所以急诊室(科)人流比较混杂,必须有单独出入口。急诊入口处要有停车场,急诊室(科)的抢救室最好有直接通往外面的入口,急诊病人下车后,可以即刻进行抢救。

一般大中型医院的急诊室(科)常自成一独立单位。由于急诊病人需住院的情况很多,故急诊室(科)应接近住院部。

规模不同的医院,急诊室(科)各房间设置不同。有的仅设一间急诊诊室。大型医院急诊诊室可分为内科、外科、妇科、儿科等科诊室,有抢救室、治疗室、手术室、观察室等。

观察床位数应视医院规模、特点、交通等条件而定。目前国内除个别医院外一般都有观察室,观察床位差别极大,少则2~3张床位,多则40~50张床位。对一些重危的急诊观察病人通常留在急诊ICU进行观察治疗。

三、住院部各部门组成

医院住院部是为门诊或急诊病人不能确诊及治疗,需住院确诊或治疗而设。这类病人一般病情都比较复杂或危重。如何保证这些病人进一步诊断和治疗,为他们创造舒适安静的环境,防止交叉感染,提高工作效率等,在医院建筑上都要加以考虑。

1. 入院部与出院部

医院收容患者或患者出院时,必须对患者进行卫生处理。这种卫生处理的用房和设备在医院建筑时就要设计。一般集中在入院部进行。入院部有登记室、诊疗室、厕所、理发、淋浴和盆浴、更衣消毒等用房和设备。

患者出院要到出院部。患者出院卫生处理,一般都在各科分散进行,但办理出院手续应集中在出院部。当前有些医院出院病人与入院病人同在一起办手续,这不符合卫生要求。应当将办公室设于入院与出院之间,同时为入院与出院病人服务。

2. 病房

病房是医院的重要组成部分,是住院病人得到诊断、治疗、护理及生活服务的场所。病房设计得完善与否,直接关系到医疗效果,所以在病房设计时对病房安静、清洁、日照和通风条件、室内装修和色调等都应认真考虑;其次要使医护人员工作方便,使护士走最少的路而病人得到最多的照顾;同时避免交叉感染。病房与服务性用房,如营养厨房、洗衣房、供应室等要有简捷而方便的交通联系,要分清楚洁污路线。

3. 病房护理单元

护理单元是病房的基本单位,每个单元的病床数因单元的性质不同而有所不同。随着医学科学日新月异的发展,病房的分科也日趋专科化,所以护理单元的变化较大。一个大科包括几个护理单元,几个小科也可以共同组成一个护理单元。

护理单元的大小主要根据病种,并要便于护理工作,考虑人力和设备条件。我国目前有的单元有 60 床,一般在 30～40 床为宜。如收容慢性病人的单元为 40～50 床,传染科、小儿科和烧伤科等以 30 床左右为一单元。

为了方便病人,有利于提高医疗护理的工作效率,减少交叉感染,对每一护理单元位置安排及组合,必须考虑到各自的不同特点。一般情况下,为了儿童安全和避免感染,儿科和妇产科单元设在同一建筑物内。传染病房独立设置。有手术的科室以接近手术室为宜。同时,还要考虑到科与科之间的关系,特别是和医技科室之间的关系。各主要单元的位置既要联系方便,又要避免穿行。为了方便病人,内科单元应接近检验科、功能诊断和理疗科。

普通护理单元包括病室、辅助医疗和服务用房,如护士站、医生办公室、治疗室、值班室、贮藏室、污衣污物投放室、配餐室、进餐室、浴室、厕所等用房,以及公共交通部分,如走廊、楼梯、电梯等。同时,根据各科特点设专用房间,如外科换药室、眼科暗室等。在教学医院还应设供学生做化验用的小化验室、示教室等。

护理单元组合形式,在我国主要是中间走廊式。这种形式优点为病室朝向好,医疗用房和辅助用房通风采光好,但交通线长,护理病人不方便。另外,还有一侧走廊式,优点为病室朝向好,通风采光好,但面积大,安排床位少。

其他还有双廊式、三角式、田字式、圆形式等,这些都是从缩短护士交通线,更好护理病人来考虑的。国外多采用放射式的护理单元,护士站设于中心点,使护士到各病室皆为等距离的交通线,护士可直接观察病人。

4. 病室

目前,在我国有单人、双人、3人、4人、6人、8人病室不等。有的旧建筑还有更大的多人病室,这种病室相互干扰太大,多已不采用。在同一单元内,应有大小不同的病室,以安置不同病情和性别的病人。

我国目前设计医院多采用3床、6床一病室,也有人主张4或8人一病室。每个护理单元必须设有2~3间重病单人病室,这点很重要,因为病人临危前的治疗抢救以及死亡都会影响其他病人。很多医院设单人病室,但在同一楼道内或在大病室的对面,对其他病人的影响还是较大。

国外新建医院的病室多趋向于单人病室和两人病室。他们认为单人病室不仅能使病人不受干扰和感到舒适,而且能最大限度地提高护理效率。同时,单人病室还可作为隔离病室,使疾病传染受到限制,也可以减少因每天要经常倒换床位而易发生的送药错误。

单床病室的使用面积一般为 $10\sim12\ m^2$;2床病室每床约为 $7\ m^2$;6床病室每床为 $6\ m^2$。国家规定6床病室为 $6\ m\times6\ m$,3床病室为 $3.6\ m\times6\ m$。

目前,有不少医院病室内均配备卫生间。每张病床应有床头柜、呼叫器等设备。呼叫器放在每一病床床头边。有的医院设计安装了晶体管床位号码器,使用更为方便,只要病人一按电钮,设在护士站外的号码器就立即显示出房间的号码和床号。同时,病室与护士站还配备对讲机,护士与病人可以直接对话,大大减少护士劳动强度。

每一病室应有电插座,以便治疗抢救时接电源。室内的墙角最好做成圆角以避免积尘。

为了保护病人隐私,在进行诊察和处置时,床间要用幕帘隔开。病床有轮子以便于移动。为了安放食品和衣物,设置壁橱和床头柜。在病床背部的墙壁上安装电灯和能收放在墙壁内的电话、收音机以及与护士对话系统、遥控电视、氧气、吸引器、血压表等。

5. 走廊及辅助服务性房间

护理单元走廊不宜过狭,这是由于担架车、送货车、配膳车及医疗查房等流动量大,一般要在2.4m以上。教学附属医院由于有学生来往,应当更宽些。

(1) 护士站:护士站的位置应设在护理单元的适中位置,让病人和护理人员都比较方便,减少跑路时间。我国一般设在北侧。护士站有敞开式、半敞开式和封闭式3种,目前采用敞开式较多,有利于护理人员观察各病室病人活动和与各病室联系,同时采光通风均较好,但冬季较冷,影响医护人员工作。

(2) 治疗室:为每一护理单元所必备,做穿刺、导尿或其他治疗用。治疗室与护士站有门相通,治疗准备室可不向走廊开门。

(3) 卫生间及其设备:由于这些房间噪声大、气味重,处理不好会影响整个单元的清洁卫生。最常见的位置是在护理单元中间地位,有的在单元尽端或单元的突出部位。从使用来看,卫生间在单元中间的突出部位比较理想,对单元的卫生和管理都有利。

6. ICU、CCU、术后复苏病室

目前以内科、心血管病最多。每一ICU单元以6~8床比较合适。ICU病室可以有多床病室与单床病室。多床病室与护士站连成一体,便于直接观察和抢救。多床病室应当在必要时用幕帘将各病床之间相互隔开,以避免各种干扰。每一床头壁上应有电插头。护士站位于可以观察、监视病人的地位。采用电子监护系统,在24小时内不断地监察并记录病人心率、血压、呼吸、心电图等情况。

ICU收治的病人体力衰弱,要避免感染,比其他护理单元卫生管理要求高。应将ICU设于手术室的平层,以便联系。

四、手术室

手术室是医院中对清洁和安静要求较高的部分,应位于病人不常去的部位,通常设在单独一侧,或专用一层(最好设顶层)。手术室还应有方便的出入口和垂直及水平交通,以便与病房、门诊、急诊联系。

手术室的设置要满足不同性质手术的要求。一般外科手术分以下3种。

(1) 无菌手术:如甲状腺切除术、脾切除术、疝修补、非开放性骨折等,这种手术的全过程均在无菌状态下进行,通称无菌手术,也叫一级切口手术。

(2) 污染手术:肺、胃肠和阑尾部位的手术,在手术过程中的某个阶段,有被污染的可能。此种手术也叫二级切口手术。

(3) 感染手术:脓肿切开引流及开放性骨折的手术。手术部位已有感染形成,此种手术也叫有菌手术。

所以,手术室要分有菌、无菌两种。污染手术可与无菌手术混用,但术后要彻底消毒。感染手术不应放在无菌手术区内,应另设置。进入无菌手术室,必须通过卫生处理,即通过卫生通过室进行处理。出入路线和内部布置都要分清洁及污染区域。

1. 手术室的规模

手术室的规模与医院的性质和类型有很大关系。根据国内外的统计,一个医院所需手术间数与其病床总数之比为 1:50～60,其与外科床位之比则为 1:20～25。

正确估算新建医院手术室的间数是比较困难的,因为影响手术间数的因素很多,而且医院的情况也各异。

2. 手术室房间组成

(1) 卫生通过室:进入手术室的医生、护士或参观者换鞋、更衣、淋浴的部位,应设于手术室入口处。

(2) 手术部分:包括手术室和直接为它服务的辅助用房,如洗手室、无菌贮存室、临时消毒室等。

(3) 供应部分:手术室的器械、敷料可由中心消毒器材供应室负责供应。也可以在手术室设供应组,自行清洗消毒所用的器械和敷料。

(4) 其他部分:医护办公室、值班室、麻醉室、石膏室、内镜检查室、污物存放处、推车存放处等。

(5) 手术室教学用房:过去建筑多采用手术看台,为医学生教学用,目前可采用闭路电视教学,效果比手术看台好而且较为经济。

3. 手术室的分区

手术室分区一是为了控制无菌的范围和无菌的程度;二是为了减少各区之间干扰,应将手术室划分为若干区域。分区的方法,是通过设置一定的隔断来实现的。

手术室可划分为手术准备区、手术区和供应区,就无菌程度又划分为有菌区及无菌区,前者包括更衣部、石膏室。供应区内部也可划分为已消毒区和未消毒区。准备区也可划分为接收区、办公区和贮藏区等。但是,整个手术室应首先分为两大区,一是清洁区,二是污染区。清洁区,包括敷料室、器械室、办公室等,以及无菌区和无菌净化区(包括手术室和洗手间)。其他各区则因其性质而决定归属。在平面布置时应将灭菌净化区放在最里面,其次无菌区,清洁区在无菌区外面,污染区在最外面。

要做手术的病人在手术前一天,应做好清洁准备工作。手术当天由病房担架车送病人至手术室入口处,换上手术室担架车,再进手术室。手术室入口处做成一个窗口,病房来的担架车停在窗口处,手术室的担架车停在窗口内,病人躺在担架车上的一个带轮床上,将床滑过窗口,滑在手术室担架车上。

4. 手术间内部设计

根据手术的大小设有不等的手术间,单床小手术间的使用面积为 3.7 m×5.7 m,单床中手术室的使用面积为 5 m×5.7 m,单床大手术室使用面积为 7.3 m×5.7 m。规模大的手术室最好有一间使用面积为 42 m^2 以上的手术间,以进行需要体外循环的心脏手术等大型手术。

手术室内温度冬季不低于 23℃,夏季不应高于 26℃,相对湿度为 55%~60%。在选择手术室的采暖与空调方式时采用专线采暖。

手术室地面和墙面要采用可冲洗的材料,油漆到顶。墙面及屋顶的交接处应做成圆角,不易积尘土以便清洁。

手术室要设有两套供电系统,最好有自用发电设备。墙壁上应设足够的电源插座,每个插座上分设有自动短路装置,以免一处发生短路,而影响整个供电系统。

5. 手术室的空气净化

为了提高手术质量,手术室除保持恒温、恒湿外,还要求严格控制室内尘埃和微生物,以减少手术过程中病人感染。目前采用的净化措施,是在通风设施中使用高效能特种过滤器,此种过滤器将空气过滤并合理分布空气,尽可能把手术室中活动的悬浮物清除。根据国外资料报道,经过高效过滤器的超净空气,其洁净度可达 99.98%。

五、医技科室

医技科室是为住院和门诊病人进行诊断、治疗、配发药,供应消毒器械和敷料等的部门,包括放射科、理疗科、检验科、血库、药房、中心供应室等。这些部门的具体内容和医疗设施与医院的规模和技术力量有关。

医技科室可分两部分:①属于对住院病人、门诊病人进行诊断和治疗的部分,如检验科、理疗科和手术室等;②属于医院内部工作的,如中心供应室、药剂的制剂和制药等,这些部门病人不能进入。

中心消毒器材供应室(简称中心供应室)为全院各科室所用的医疗器械和敷料等集中进行洗涤、制作、消毒、贮存、分发的部门。它对全院医疗工作质量影响较大,如很多输液反应都是因供应室存在问题而发生的。若器械敷料供应没有及时、洗涤制作消毒不符合要求、治疗包的内容有差错等,则将影响全院医疗抢救工作,甚至造成医疗事故。建筑设计要为其提高工作效率、工作质量创造条件。

供应室要设在全院医疗组成部分的适中部位,最好接近手术室、外科、产房和门诊,可设在住院部和门诊部中间。环境要能形成一个相对独立的区域,以便组成内部工作流水线,避免外人干扰。为了避免发生已消毒的物品器材受到污染,路线应采取强制通过方式,不准逆行,即从一端进入未消毒的器材,另一端发出已消毒的器材。

供应室要靠近锅炉房,以便高压蒸汽供应方便。又要采光通风良好,还要能避免烟尘污染。

完备的中心供应室,应包括接收、洗涤、敷料、制作、已消毒无菌贮藏室与发放室和工作人员更衣休息室。床位少的医院,上述用房可适当合并,但要保证必要的条件,即不准逆行。

六、放射科

在综合医院中放射科有 X 线诊断和治疗部分,因放射科门诊工作量远远超过住院工作量,位置应放在门诊或病房与门诊之间。大医院可在门诊部另设胸透室,以减少放射科人流。放射科最好放在一层(最好设在一尽端),以避免交通干扰和便于布置,减少病人交叉感染,利于保持科内安静和机器设备的保管。

放射科的建筑设计,要考虑适应扩建的需要。特别是规模较大的医院,一次建成就十分完备是不大可能的,新的设备不断出现,所以扩建的可能性大。设计时必须考虑,留出一定空地,这样扩建以后仍与原有部分保持良好联系,形成一个整体。

放射科建筑设计还要考虑两个问题:①射线防护问题,放射诊断治疗要求根据所用电源电压大小以及放射量来安排及设计房间大小及防护墙厚度。房间要大,以预防二次射线,办公室要远离这些地方。楼上如有房舍还要考虑对楼上的射线影响问题。②干扰其他用电仪器的使用问题,放射科所用电量较大,所用电压一般为几十千伏,高的为 200 千伏以上,如深部治疗机,透视也要 60~80 千伏的电压,可能对周围用电发生干扰。对灵敏度大而用电量小的精密仪器,使用大电量的 X 线机时就会干扰这些仪器的使用。

七、同位素室(核医学科)建筑设计

应用同位素诊断和治疗,越来越广泛。同位素室的位置最好建立在人迹较少的地段,并在病房和生活区的建筑物的下风向。高活性同位素室周围防护地带不能小于 12 m。

如采用混合式建筑形式,最好将同位素室设在底层,以便于排水而减少污染机会,也方便运输。

一般医院常将同位素诊断、治疗和实验集中在一处布置,但要严格按"三区制"划分。

(1) 污染区:高活性放化室、低活性放化室、病房、洗涤室、病人浴室和厕所等。

(2) 中间区:功能测定室、扫描室、卫生通过室、计量室。

(3) 清洁区:病人候诊登记、接诊、工作人员办公室、药品、仪器修理等。

防护设备有通风柜,通风柜污染气体排出口要高出临近建筑屋顶 $3\sim4$ m。高活性区的各室应根据放射源的种类和强度,建立不同要求的防护。如果是外照源,要建 20 cm 厚的钢筋混凝土防护墙。

考虑同位素室建筑时,除有卫生通过室、同位素贮藏室、分源室、洗涤室等以外,还必须有污物贮存室和污水处理室。应根据使用的同位素半衰期的长短和每日用水量建设足够的污水贮存池,进行无害化处理,达到无害后才能排入公共下水系统。

八、营养室

营养室的位置应当靠近病房,如离病房过远增加运送困难,而且不易保证病人得到热饭。因此在条件许可时,可设在主楼地下室中,但必须有良好的卫生设备和排气设备,否则油烟气味和热气等进入病房,并且食品易受污染。这种方式在地面条件极差时采用。一般医院的病人厨房采用独立建筑用走廊与厨房相连。

营养室经常有蔬菜、粮食和燃料等运入,有垃圾输出,因此对院外联系须方便,最好设专用出入口。目前营养室有 3 种形式。

(1) 集中式:统一由一个厨房制作,供应所有住院病人的主副食,直接送给病人,或经病房配膳。如床位多,食物经过加热,病人吃得很不可口。

(2) 分散式:可设几个厨房,分别供应各科室病人主副食,一般在床位多的医院采用,优点是与病房楼距离近,运送饭食方便,不需要再加热,口味好些,缺点是要增加面积、人力和设备。

(3) 混合式:主食由一个厨房统一供应,副食统一由厨房加工,分送到各科或各层楼再烹调。这种形式适用于床位多的医院。可避免一次烹调太多而影响质量,亦可缩短距离,使病人得到热的、可口的饭菜。但须各科或各层有煤气设备,还须解决好通风排气。所需面积、人力及设备亦相应增加。

营养厨房的工作人员要有卫生间,最好为通过卫生处理间。

九、理疗科

理疗的种类很多。常见的有:光疗、电疗、水疗、蜡疗、泥疗及体疗。也有将体疗分开单设体疗室。理疗科的规模,取决于医院的性质和任务。

理疗科同时服务于门诊与住院病人。据统计门诊病人约占85%。因此,考虑理疗科的位置时以方便门诊病人为主,适当考虑住院病人。从防止交叉感染角度考虑,理疗科应在建筑物的尽端。这样可以避免外部交通干扰,也便于管理。

光疗与电疗是使用率最高的,占理疗量的55%~65%,因此在平面布置上应靠近理疗科入口,光疗和电疗用电量大,要考虑用电安全及远离水疗室,最好为木板地。蜡疗室需有准备室,进行蜡加温和制作工作。水疗室需设有更衣室、休息室、淋浴室和盆浴室。水疗分有全身浴、坐浴、蒸浴和直喷浴等。

十、检验科

检验科的任务主要分析检验人体的血液及体液、排泄物和人体组织等标本,为医师临床诊断提供科学依据。

检验科同时为门诊病人和住院病人服务。位置要求介于门诊和病房之间。由于住院病人检验标本在病房内采取,由医护人员送检验科,而门诊病人需病人亲自前往检验科。中小型医院检验科多设在门诊部,并靠近内科。但较大型医院检验科可设于门诊部与住院部之间,也可设在住院部内,在门诊部另增设常规化验室,解决门诊病人的一般化验需要。检验科也要求设在尽端,自成一独立单元,这是防止交叉感染的重要措施。

检验科有标本采取室、临床检验室、生化检验室、血清检验室、细菌检验室、培养基室、洗涤室、消毒室等。这些单位除了根据其本身工作的特点设计外,对污水和标本不能直接流入下水道,必须经过消毒措施后再流入公共下水道。此点在设计中必须认真考虑。

十一、血库

有些医院由检验科负担血库的工作。血库要求无菌,而检验科是有菌的地方,要保证血库不受污染是在设计中要注意的问题。同时,血库与急诊和手术室联系要方便,可采用垂直联系(如设专用电梯或吊箱)。国外有的医院血库还有到手术室的专用电梯。

十二、病理科建筑设计

一般医院都将病理检查室与尸体解剖室分别设置。尸体解剖室设于医院的一角或与太平间设在一个建筑物内。如两者合建在一个建筑物内,必须远离病房。

尸体解剖室的下水必须经过消毒措施后,再流入公共下水道内。要有工作人员的淋浴更衣设备。

十三、药剂科

药剂科是供给门诊和住院病人用药的部门。药剂科房屋设计的是否合理关系到工作效率,甚至影响药品质量及医疗效果。药剂科的规模应该视医院规模、药品来源与医疗技术设备条件、使用单位要求等诸因素综合考虑和全面安排。

西药部的重点是洗涤及消毒。

中药部的中药品种繁多,其中一部分为制药厂制成批发来的成品药外,较大量的为生药。须根据医师处方,称配各味药,煎成药汁服用。另外,还有丸、散、膏、丹的炮制。

中药部要有中药生药库(要有足够的面积和空间,注意防霉及虫蛀、鼠咬)、堆晒场、整理加工室、制作室、成药库、调剂发药室、煎药室等。不少旧医院设计时都未考虑中药部,造成现有中药部的安排大多数在破旧的房室中,房间分散,使用不便。在新建医院必须根据中药部的特点来设计。

十四、行政用房

行政用房主要应考虑对内、对外联系方便,并有单独出入口,以便于管理和避免与病人交叉感染。一般设在门诊部楼上,或在门诊部与病房之间。不能使上下班及来访者通过病房和门诊。

十五、后勤用房

后勤用房的位置应设在病房区一侧或后面,与病区保持一定的距离,以免后勤杂声影响病人,但又要联系方便。

1. 洗衣房

医院里每天都有一定数量的污衣、被单和其他医疗布类等需要进行消毒、洗涤、熨烫和折叠。医院用的衣、被褥有特殊卫生要求。因此,医院均需设有合乎标准的洗衣房。

洗衣房应有下列要求:①生产设备必须达到消毒衣物目的。②保证衣物处理的连续性。避免污衣与洁衣有相遇和接触的可能性。③湿衣与干衣要分开。

洗衣房要有污衣接收室、洗刷室、消毒室等。污衣最有效的消毒是高热煮沸可达消毒效果。

2. 太平间

不论什么医院皆须设有太平间或停尸房。太平间的位置应在较隐蔽的地方,不在病房及职工宿舍的视线之内,同时要考虑死者家属来太平间的路线,避免领尸时哭声影响病人。因此,一般以独立的建筑物为好,周围用绿化地适当隔离,并有单独出入口。

3. 锅炉房

锅炉房是全医院的中心热力供应站,位置应选择全院主要建筑物附近。但还要注意避免对绿化、卫生隔离的影响。同时要在主建筑物的下风向。最好有专门出入口。

一般医院锅炉房的低压蒸汽用来供暖和烹调,高压蒸汽用来消毒及其他特殊需要,并供医疗及生活用热水。

(曹建文)

参考文献

[1] 曹荣桂主编.医院管理学.北京:人民卫生出版社,2003
[2] 郭子恒主编.医院管理学.北京:人民卫生出版社,1989

第十六章

医院设备管理

医疗服务不但依赖医务人员的知识、经验和思维判断,在很大程度上还要靠实验手段和设备条件。随着科学技术的飞速发展,大量现代化的高、精、尖医疗设备如CT、MRI、PET-CT、SPECT、伽玛刀、质子刀等一系列诊断、治疗设备相继应用于临床,医疗仪器设备在医院整个固定资产中的所占的比重日益增加,已经占到举足轻重的地位。医疗设备管理(medical equipment management)也逐渐成为医院管理系统工程中的一个较完整又相对独立的子学科。运用科学管理方法加强医疗设备管理是医院开展医疗、教学、科研、预防的重要基础,也是提高医疗技术水平和促进医院达标上等级的必要条件。

设备管理是围绕设备开展的一系列组织与计划工作的总称,包括规划、计划、论证、选购、建档、安装、调试、验收、使用、维修直至报废的全过程。设备管理有它自身的物质运动和经济运行的演变规律。例如,在设备的寿命周期中,既有其技术性能的"兴旺"时期,又有"衰退"时期;既有效益的"显著"时期,又有"不显著"时期。若能按其自然规律,科学、有效地加强管理,就能最大限度地发挥医疗设备的作用,极大地提高投资效益,为现代化医院建设做出贡献。

第一节 医疗设备概述

一、现代医疗设备的特点

20世纪末,科学技术呈加速度发展,新学科、新技术、新发明似雨后春笋般地涌现。高新技术以医疗设备的形式,进入医疗技术领域,带动着医学科学技术的发展。以高新技术装备的现代化医疗设备,往往是结构复杂、加工精细、技术精度非常高的仪器设备,具有如下特点。

(一)医疗设备技术上的综合化程度提高

科学的高度分化与综合,在医疗设备中也有明显的反映。"专项测定"、"一次性使用"、"无维修设计"等中、小型医疗器械的出现,是科技分化的体现。而光、机、电、计算机、新材料等高新科技成果,多学科综合应用的大型医疗设备,如CT、MRI、PET－CT、伽玛刀、质子刀等,也是科技综合的产物。它们有精密的设计、复杂的结构、智能化的电脑控制、全自动的数据-图像处理系统,使医疗设备具有技术精度高、运转速度快、操作程序化、数据处理自动化、稳定性、重复性好的特点。

(二)医疗设备的技术更新周期缩短

科技的发展使知识更新周期大大缩短,从而使医疗设备的技术寿命也相应缩短。技术知识的更新,带来的是新技术、新型号、新品种的医疗设备不断出现,产品陈旧化的速度加快,以CT为例,从第一台样机临床试用至今,在近30年的时间里不断进行产品的改进,新产品的图像扫描时间已大大缩短,甚至可用于心脏的动态扫描。

(三)医疗设备的结构一体化、操作自动化

随着大规模集成电路成本的下降,医疗设备中大量的电子线路结构已由一体化组件构成,使设备的稳定性、可靠性大大提高,维修简便易行。又由于计算机技术的广泛应用,大量使用了计算机,使医疗设备的智能化程度有所提高,操作实现自动化,如自动生化分析仪,把样品按规定输入,仪器能根据设定的程序,进行自动检测,并把处理好的数据打印在记录纸上。因此,医疗设备操作自动化是当今医疗设备的一个显著特点。

(四)医疗设备的性能、价格比提高

科技进步、市场竞争及大规模的自动化生产,使医疗设备的性能、质量有了较大的提高,而制造成本及使用维护费用却有所降低,使医疗设备总体的性能、价格比有所提高。这不仅对提高医院的医疗技术水平有益,而且也对减轻病人的负担有利。

二、医疗设备的发展趋势

随着科学技术的不断发展,医疗设备的原理、结果和性能,将不断地发生变革,其发展的趋势如下。

(一)医疗设备诊断的精确度逐步提高

医疗设备是医生诊断疾病的重要手段和工具,只有检测的高度精确性,才能

保证诊断的准确性。医疗设备将从一般定性逐步向准确定量和定位的方向发展；从常量分析向微量分析和超微量分析方向发展，而且病人被测的时间将越来越短，承受到伤害程度将大大减少。

（二）医疗设备治疗的方法和手段更加先进

医疗设备作为医生为病人治疗疾病的工具和手段，既要能治好疾病，又要尽量减少病人的创伤和痛苦。新型的治疗设备逐步从大创伤到小创伤、小创伤向无创伤方向发展，治疗的方法与手段更容易被病人接受。例如，无痛分娩、无痛肠镜检测等治疗检测手段的出现，就很好地说明了这种趋势。

（三）医疗设备的使用操作更为简便、直观又快捷

电脑与自动化的使用，使医疗设备具有人工智能化，能实时测试，实现图文并茂的"菜单"化选择方式，感应触摸式指令输入、数字显示、自动数据处理、储存及打印，使操作更为简便与快捷。例如，生化检测所使用的全自动生化分析仪，还有病理检测时使用的全自动显微镜自带激光照相机、打印机及电脑处理软件，可将检测结果在进行电脑自动处理后，直接打印。

（四）医疗设备的体积小型化、功能多样化，环境要求简易化

大型医疗设备的体积逐步向小型化、微型化方向发展，功能多样化、实用化方向发展。遥控式、电话传输式、长时间全方位监控式的设备正在逐步研制，并被投入使用。医生能在病人自然生活状态下，实现监控。先进的医疗设备环境条件的要求也在大大降低，对环境的污染也大为减少。

（五）医疗设备将为预防医学与康复医学的发展提供新设备

随着卫生事业的发展，预防医学及康复医学的地位在日益提高，各种多功能，高效率的预防、康复医学专用医疗设备也层出不穷，这对进一步提高卫生保健及人民的生活质量产生了不可低估的作用。

三、医疗设备的功能分类

（一）诊断设备类

X射线诊断、功能检查、超声诊断、核医学诊断、内镜检查、实验室诊断、五官科检查、病理诊断等。

（二）治疗设备类

病房护理设备、手术设备、放射治疗设备、核医学治疗设备、理疗设备、激光设备、低温冷冻治疗设备、透析治疗设备、急救设备及其他治疗设备。

（三）辅助设备类

高温高压消毒灭菌设备、中心吸引及供氧系统、空气调节设备、制冷系统、血液冷藏储存设备、超声波洗涤装置、制药机械设备、医用数据处理设备、医用摄影录像设备等。

第二节 医院设备管理

一、设备管理的意义和作用

现代医学的飞速发展，在某种意义上依赖于先进医疗仪器设备的诞生和使用，它一方面大大提高了医院诊疗水平；另一方面使医学科学基础研究进入了分子时代，使医学科研成果得到质的变化和进展，从而又促进诊疗水平的提高，所以国外有些人认为医院已进入"仪器设备时代"，可见医院设备管理的重要性。医院的建设和发展既要有高水平的医学人才，又要有先进的医疗仪器设备，只有这样才能不断满足人民群众日益增长的医疗需求。

（一）医疗设备是医疗技术建设的重要支持条件

医院医疗技术建设主要决定于两个方面：①"硬件"建设，即物质条件保障系统；②"软件"建设，即医疗技术人才。两者缺一不可。医疗设备是"硬件"建设中的关键。一流医疗技术的现代化医院一定要装备有反映现代化科学技术水平的医疗设备。

（二）医疗设备是开展医疗技术服务的工具和手段

医疗设备是现代科学技术的物化形式，是开展和实施医疗技术服务的工具及手段。医院是以病人为对象，用医疗技术诊治疾病为目的的场所。现代医疗技术的发展，使人们对人体和疾病的认识，在层次上已从整体、细胞水平深入到分子、亚分子水平。没有先进的医疗设备，就很难达到准确定位、定性、定量地诊治疾病的目的。事实证明，在当今日新月异发展的医疗技术方法、先进医疗设备的配合下，现代医学已打开了人类一个又一个"禁区"，大量疑难杂症得到了正确的诊断和彻底的治疗，这无疑给病人带来了难以置信的福音。

（三）医疗设备是提高医疗技术水平的技术保障

现代科技的发展已经证明，医疗设备对提高医疗技术水平和医学的发展有着十分明显的作用。先进新型医疗设备的问世，加速了医学科学和医疗技术的发展,并使医疗水平提高到一个新的高度。

二、医院设备管理的原则

(一)动态管理原则

动态管理原则是指因地制宜、因人制宜、因事制宜的,不是一成不变的,而是应该根据实际情况灵活应变的,对不同类型、不同科室和不同性能的仪器设备采取不同的管理方法。有时甚至要对不同需要(如临床诊疗需要、研究工作需要或学科建设需要)制定不同的管理办法和政策,对医疗仪器设备管理要有一个导向性,其导向的指导思想就是医疗发展的战略目标需要。

(二)系统管理原则

系统管理原则是指要把对医疗仪器设备的管理作为医院系统下属的子系统来管理,要树立整体观念,克服部门所有的狭隘观念,要从整体功能的发挥和整体效益的大小,而不是局部功能和局部效益来考核仪器设备管理的成效,同时在决定是否要购置装备某仪器设备时也必须从整体资源条件、技术条件、管理条件和市场条件来考虑,并进行优势分析,就是防止仪器设备资源浪费的重要管理原则。

(三)经济管理原则

经济管理原则是指必须按照经济规律办事,按照价值规律办事,做到在医院仪器设备管理中,包括购置、使用、保管、领取、维修、更新过程中,都应进行经济核算,讲究经济效益,发挥资源效果以提高诊疗质量服务。

(四)开放协调原则

开放协调原则是指在仪器设备管理中坚持开放观念,充分提高资源利用率,重视仪器设备利用的信息交流和反馈,要提倡资源共享,而决不采取"闭关自守"的落后政策和封闭措施,尤其要防止和扭转少数科室或人员把购置装备先进仪器设备作为谋取小集团利益或个人利益的工具。

三、医院设备管理的组织

随着医院医疗仪器设备在数量和质量上的发展,设备管理的组织机构不能再隶属于总务科或药械科,必须成立独立的设备管理部门——设备科(处)或者医学工程部。设备科(处)或医学工程部在院长的领导下,在副院长的具体分管下开展工作,是向院长提供决策信息的组织协调部门。同时,为保证医疗仪器设备购置的正确性和管理的有效性,医院要成立以专家为主体的医疗仪器设备管理委员会。其组织建设如图16-1。

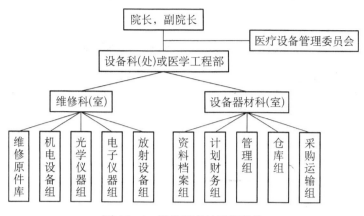

图 16-1　设备管理的组织结构

医院设备科(处)或医学工程部的主要职能如下。

(1) 根据医院发展规划目标和医疗、教学、科研工作需要,制定医院仪器设备的装备规划和分阶段执行计划。

(2) 根据各临床、医技科室请购计划和储备情况,编制年度采购计划,呈报院长批准后执行。

(3) 制定医院仪器设备管理规章制度和具体管理办法、实施细则。

(4) 具体组织实施医院器械设备的装备规划,切实做好器械设备管理过程中的采购、订货、验收入库、安装调试、领发使用、维修保养、调拨转让、更新改造、报损报废、计量检查、统计上报等一系列日常业务工作。

(5) 组织医院仪器设备管理的有关信息资料的收集、整理、综合、分析、保存、检索等工作,为医院领导提供相关决策依据。

(6) 组织和帮助医务人员掌握使用仪器设备的方法和要领,提高医务人员有关医学工程技术的知识。

(7) 协同医务人员合作开展有关仪器设备的技术革新和科学研究工作,推动医院技术开发和新设备的研制工作。

(8) 严格执行规章制度,遵守医院职业道德建设规范,防止仪器设备购置中的不正之风,努力提高经济效果。

四、医院设备管理的主要内容

医院设备管理是对仪器设备物质运动形态和价值运动形态全过程的管理,主要内容包括装备管理、技术管理、经济管理和政策法规管理。

第三节 医院设备装备管理

医院设备的装备管理是指设备从落实资金和预算,查明需要,经过综合平衡,编制计划,再选型订货,直至设备到货为止这个全过程的管理。做好装备管理必须充分地进行调查研究,选取最优的装备方案加以实施,才能合理使用资金,为临床医疗工作提供最恰当的技术装备。

一、装备管理

(一)中长期装备规划

从管理来说,每所医院都应有3年、5年的中长期规划,在这个规划中必须考虑医院规模的扩大、人员的增加、科室的发展、业务的增长及医疗装备的更新、改造和更大的投入等问题。实践表明,医疗装备的投入与医疗质量的提高和业务收入的增加有密切关系。因此,医疗装备的中长期规划是医院决策者不容忽视的重大问题。

(二)年度购置计划

年度购置计划是下一年度医院的装备计划。它是医院领导根据当年度及下一年度医疗、教学、科研的总目标,业务发展计划,各科室的需求及资金情况,从全局出发,综合平衡后确定的计划。年度装备计划有利于既确保重点,又照顾到全局;有利于大型设备的更新、改造和再投入;有利于科室间的平衡;有利于资金的合理安排和利用;有利于领导集中精力抓大事。

(三)平时的临时申购

在年度计划执行过程中,由于形势任务的变化或有新的科研课题产生,必然要对年度计划作必要的修正和适当的补充。这就通过平时的临时申购工作来解决。具体作法是:由使用科室填报仪器设备申购表,写明用途、配套条件、人员培训、收费标准等事项,再由设备管理部门审核提出意见后报医院领导批准后进行购置。

(四)常规设备材料的计划管理

对使用量大、品种规格比较确定的常规医疗材料,如X线胶片、一次性输液器、注射器、敷料、试剂等,可由管理部门的经办人员根据上年度的使用情况,并充分估计到医疗业务的发展后将品种、规格、数量及估计金额等项目制定出月度及年度的购置计划,经设备管理部门审核报医院领导批准后执行。

对不能确定计划的医疗设备材料,在需要补充或增添时,按临时申购的办法,按审批权限报批后执行。

二、医疗设备的装备原则

我国有各种类型、各种规模的医院,各医院的任务、技术状况和条件不同,仪器设备的装备标准也不会完全一致,但一些基本的原则是应共同遵守的。

(一)有证的原则

所选购的医疗仪器设备必须具有医疗器械产品注册证。这些产品应该是经医疗器械行政管理部门审核合格准入市场的产品。对无证产品不能购买。

(二)经济的原则

所谓经济的原则,即按经济规律办事,讲究投资的经济效益和厉行节约,降低成本,减轻病人的经济负担。

1. 确定价位

购买仪器设备时,首先要确定好价位,即出多少钱去完成这项装备工作。在科技发达的今天,同类产品到处可见,国外有,国内也有;大公司有,小公司也有。到底买谁家的产品?首要的一条要考虑你所拥有的资金。

2. 首选国内产品

凡国内产品的性能、质量上能满足要求的就不必引进国外产品,凡只需进口关键主机,其配套附属设备可在国内购买。这样做既达到目的又可节约大量资金。

3. 追求高的性能价格比和低的成本消耗

在选购机型时,机器的性能同价格是一对矛盾,高性能必然要高价格。为了评价各厂商之间产品的优劣,性能价格比是一个重要的指标。我们希望在满足临床使用要求的前提下,使机器的价格尽量压低,即要追求高性价比。

另外,仪器设备投入使用后还有一个维持成本问题,如水、电、汽、人工、材料消耗等。特别要考虑消耗材料的来源与依赖性,引进国外设备,使用国内消耗性材料,是低成本消耗的选购原则。

4. 优惠的付款方式

仪器设备的订购,必然涉及付款方式问题,是分期付款还是一次性付款?是预付定金还是付全额,或是待货到安装、调试、验收合格后付款?各种方式,我们应选择一种付款时间最晚的,使仪器设备投资资金的风险降到最低。

(三)实用原则

1. 技术先进

技术先进是指该产品采用的原理、结构具有科学性、先进性,技术参数在同类产品中比较突出领先。要防止由于信息不灵而引进淘汰产品。

2. 产品成熟

产品成熟是指该产品为非试制品,经过临床大量实践检验、有广大用户基础的。对厂商首次推出的试制品不要轻易采用,也不要轻信厂商的广告宣传。

3. 质量上乘

质量上乘是指产品的可靠性、安全性及耐用性在同类产品中是领先的。

4. 相信名牌

名牌产品是大家公认的优质产品。名牌产品是名牌厂商通过对其产品的性能、品质、工艺、可靠性的不断开发、改进、提高及对生产各环节的严格管理,经过激烈的市场竞争而获得的结果。所以,买名牌就是相信厂家的内在质量。另外,名牌厂商又比较注重售后服务,因此又可以买到"放心"。当然,名牌产品的价格会比普通产品贵一些,这就要根据所定的价位来权衡了。

(四)功能适用的原则

功能适用就是物尽其用,充分利用和发挥仪器设备资源的作用,从临床实际工作出发选择比较实用的功能,过多地选择不常用的功能是不适用的。例如,选购门诊一般检查用的仪器设备就应如此。对用于研究、开发的各类临床实验室的仪器设备,除了选择当前工作需要的功能外,还须考虑到学科发展中所须增加的功能,也要选择比较齐全的功能。总之,根据临床工作的实际需要,实事求是地选择仪器设备的功能是功能适用的选购原则。

三、医疗设备的选择和评价

设备选择是医院设备管理的一个重要程序,无论对新医院的基本建设或者老医院的设备更新都很重要。

在选择设备时,必须充分研究下列因素。

1. 需求评价

购置此项设备是否合理?临床上为什么要购买?其需求的迫切性如何?有无其他可供选择的代替办法?譬如,内部有无潜力?能否将原有的设备修复使用?目前,医院正在逐步推广采用设备购置可行性论证。

2. 可能性

主要指三方面。第一,资金来源,就是经费是否落实。目前,我国医院购置设备的主要资金来源是医院的业务收入,必要时可采取租赁、分期付款等方式取得资金。第二,硬件条件,有足够的房屋空间来供设备使用,包括水、电、煤等。第三,技术条件,即医院目前是否具备使用的技术力量?有无安装好维修的技术力量?若这些条件不具备,即没有足够的可能性,则不应急于选购。

3. 技术评价

该设备是否国内已生产?其质量如何?如须引进,国外哪些国家有生产?罗列国别、厂商、型号以及各型号的价格、性能、成本效益等,进行权衡,选择价廉物美的设备。

对于精度的选择,要从实际需要出发,不能盲目追求高、大、精、尖,应讲求实效。对于引进设备,要注意不能引进国外已经或者将要淘汰的仪器设备。选型时应注意主机和标准附件的完整性。

4. 维修性

主要指两方面。第一,应选择维修性好的设备,即指设备结构合理,零部件组合合理,易于拆卸修理,零部件互换性强。第二,应选择售后服务好的厂商或代理商,即当设备出现问题时,那些能及时上门提供高质量维修服务的厂商或代理商应成为首选。

5. 经济性评价

(1) 最佳寿命周期费用:最佳寿命周期费用又称设备费用效率,是指设备费用效率(或称费用效果)最高时的寿命周期费用。这时寿命周期费用最经济,其计算公式如下:

$$设备费用效率 = \frac{设备综合效率}{寿命周期费用}$$

寿命周期费用由设备的生产费和使用费组成,见图16-2。生产费是指从设备设计、制造、调试、运输直至安装为止所发生的全部费用,实际工作中称设备购置费;使用费包括维护费、能源消耗、环境保护、保险、教育培训、技术资料等所需费用。

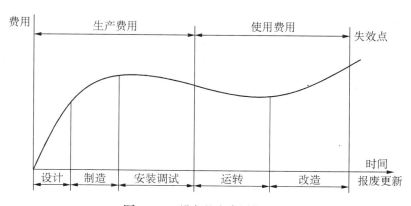

图16-2 设备的寿命周期费用

设备的综合效率,不单纯是生产效益,而且还包括设备的可靠度、维修度、时间可利用率、能源消耗、安全性、人机因素等综合的系统效率。

(2) 投资回收期:投资回收期是医院使用设备获得的收益回收其投资所需的时间。其计算公式如下:

$$设备投资回收期 = \frac{设备投资总额}{每年工作日数 \times 每日工作次数 \times 每次收费数}$$

在其他条件相同的情况下,投资回收期越短越好。

(3) 费用比较法:费用比较法又可分为现值法、年值法和终值法。

1) 现值法:将每年使用费折算成设备购置后投入使用的第一年年初的价值——现值,加上设备投资额。据此进行不同设备寿命周期总费用的比较,从中选优。

2) 年值法:将设备购置时的最初投资换算成相当于使用期间每年支出的费用,再加上每年的平均使用费用,得出不同设备每年应分摊的费用,然后比较。

3) 终值法:将不同设备最初购置费和每年使用费的总和折合成最末一年的价值——终值,然后进行比较。

四、医疗设备的购置

(一)医疗设备购置途径

1. 集中订货

国产医疗设备可通过全国性医院设备订货展销会来解决,一般大部分医疗设备均可落实。进口设备涉及外汇使用的管理和规定,只能在对口的国际医疗器械展览会上,在外贸公司的协助下集中订货。

2. 市场采购及零星订货

随着市场经济的发展,国产医疗设备将逐步走向市场化,由商业部门或生产厂家自行推销。部分进口医疗设备及配件,也将由商业部门以大批量进口零星出售的方式来满足医院的需要。

3. 协作调剂和转让

对于少量急需的医疗设备及配件,一时采购不到,无法满足医疗上的紧急需要,而有的单位暂时不一定使用或积压在库,可以通过协作调剂的中介机构和网络,以内部调剂或转让的方式及时解决。

(二)医疗设备的购置方式

1. 现货交易

这是市场零星采购中常用的一种方式,以商店标价为依据,用现金或支票等结算,当场验收及时提货的直接交易方式。

2. 合同订购

大型医疗设备订购及设备批量购置中,为维护双方的利益,常用签订经济合同的方式订购。订购合同应根据《经济合同法》的有关规定,经双方协商,对各项具体条款在取得一致的意见后,按规定的格式签订具有法律约束力的书面协议。合同应条款齐全,权利义务关系明确,一经法人或代理签字,双方都必须严格履行。

3. 招标

招标采购是国际贸易中常用的先进方式。它能引起厂商的激烈竞争,使用户得到较多的优惠条件。招标适用于大型医疗设备或大批设备的一揽子订购。国际财团、组织或银行的资助项目,一般都要通过公开招标才能认定订购项目。所谓招投标,是指用户(招标人)通过有关机构和媒介事先发出通知,说明购置医疗设备的要求和条件,写好招标文本,邀请厂商按一定程序前来购买招标文件,作好投标准备。投标人根据招标文件中规定的时间和提出的要求、条件填好投标文本,提出具有竞争性的优惠条件,以争取中标达成交易。招标人根据回收的标书,通过公正、合法的专家评标,选择条件最优越的一个投标人,作为购置医疗设备的成交伙伴,这种方式虽然手续麻烦,然而是较先进的、科学的一种购置方式。

第四节 医院设备的使用管理

医院设备的使用管理是指设备从到货起,经过验收入库、出库发放、财产账目、技术档案、使用率调查等一系列程序,直至设备报废为止这一全过程的管理。购置设备的目的是为了使用,仪器设备只有在使用过程中才能发挥其作用。而且,在设备物质运动的全过程中,使用所占时间最长,所以使用管理是一个重要的环节。这个环节的任务,可以概括为两个方面:①保证设备的安全,包括数量上的准确性和质量上的完好性,以便完整地保持其使用价值;②提高设备的使用率,充分发挥设备的医疗效果,追求更多的社会效益和经济效益。

一、医院设备的常规管理

(一)建立规范化的固定资产账务及卡片

医院设备属医院固定资产范围,为便于清产核资及管理,常采用账、卡双重制。设备管理部门的设备账务要与财务部门固定资产总账内的设备账务相符(账账相符)。设备管理部门对医疗设备可自立账务系统,设立总账、分类账和分户账3账。为了便于使用科室对设备的清点和核对,每台设备在建账的同时,又设有内容相同的正副设备卡片两张。正卡保存在设备管理部门,副卡随设备的流动而转移,直至设备自然寿命终止而报废,正副卡片与账务同时注销。每次清产核资,必须做到设备账务、卡片与实物三相符(账、卡、物相符)。

目前,医院设备的账务管理开始利用计算机信息系统,逐步实现计算机数据库代账,只要输入的数据正确,操作无误,设备的清产核资、对账、统计、报表和查询等都能做到实时处理,达到事半功倍的效果。

(二) 做好医疗设备技术档案的归口管理

医疗设备的技术档案是启动设备发挥功能的钥匙以及维修寻找故障的指南。一旦丢失,设备前期管理的文件将消失,使用会发生困难,维修更是无从着手。技术档案资料应包括:请购审批文件、可行性论证报告、谈判计划及记录、购置合同及附件、到货装箱单、技术验收记录、使用说明书及图纸、使用维修记录及其他技术资料等。在设备尚在使用阶段,设备技术档案原则上可由设备管理部门归口管理。设备报废处理后,技术档案按序装订成册,交医院技术档案管理部门收藏管理。

(三) 制定和健全设备管理和各项规章制度

制度是管理的依据,是生产效益的保证。只有不断完善和健全医疗设备管理的各项规章制度,才能实现设备科学管理的目的。

根据上级主管部门对设备管理的有关文件精神,对照医院上等级的具体要求,结合医院的实际情况,可制定设备管理的各项制度和规定。设备管理的规章制度应包括:医疗设备申请及审批的程序;采购、谈判、验收、仓储及供应制度;医疗设备技术档案管理规定;医疗设备使用、维修制度;医疗设备计量管理规定;医疗设备报损、报废及赔偿条例;中心诊疗室(实验室)的管理制度;设备对外协作与服务的管理办法以及设备使用安全环保制度等。

二、技术管理

医疗设备使用的技术管理是使医疗设备完好运行、发挥效能的保障,是提高设备完好率的有力保证。设备的技术管理贯穿于设备的前、中、后 3 期的管理之中,从前期的可行性论证和谈判,中期的使用操作、功能开发和维修,以及后期报损、报废的技术鉴定都离不开技术管理。设备使用阶段的技术管理主要包括技术验收、操作技术培训和维修 3 个方面。

(一) 医疗设备的技术验收

医疗设备直接用于临床医疗服务,时刻关系到病人的安危。对于医疗设备的技术验收须认真负责,一丝不苟。一般的技术验收包括:数量验收与质量验收两个方面。

1. 数量验收

根据合同(发票)及装箱单上所列品名、数量,逐一对照实物,进行清点验收。清点的同时,须仔细检查设备及附件的外观,漆膜有无撞击性损伤和改变。清点中发现数量不足或有损坏之处,应一一记录在案,以便日后进行数量索赔。

2. 质量验收

在认真阅读设备技术资料及使用说明书后,弄懂所有技术指标的含义,测试条件、测试仪器和测试方法,按规定要求安装、调试设备,逐个测量技术参数并记录在案,对照设备出厂技术指标及允许误差范围,分析评估设备的质量状况,作出验收鉴定结论。若达不到原定技术指标的医疗设备,可作质量索赔处理。

大型医疗设备往往由厂商派技术人员来医院实地开箱、安装、调试及测定技术参数。医院必须及时提供安装场地,满足设备运行的环境条件,医技人员共同参加安装、调试及技术参数测定,以达到技术标准作为验收认可的依据。

(二)医疗设备操作的技术培训

医疗设备的使用操作、维护保养及管理应定点由专人负责。实行中心化管理的通用性医疗设备,可根据各科室的工作需要,由科室指定的医技人员自行上机操作。然而,不论是专人操作,还是多人操作,所有能上机操作的医技人员,都必须严格遵守事先一定要经过上机操作培训和考核的规定,未经上机培训和考核合格者,一律不准操作。

设备操作的技术培训应包括:了解医疗设备的基本原理、结构及主要功能;使用操作的规程和方法;正常运行状态与非正常运行状态的鉴别和处理以及测试结果的正确分析等内容。考核合格者,可发给自行上机操作许可证。

(三)医疗设备的日常维护保养与修理

医疗设备的正确使用和坚持日常维护保养与修理,是延长设备自然寿命及提高设备完好率的关键。设备的日常维护保养与修理,都必须在设备维修记录本上作详细的记录,以备日后查考分析。

1. 医疗设备的维护保养

设备的维护保养是指在日常运行过程中,必须经常(或定期)对影响设备功能和精度的某些不正常技术状态,如脏、松、漏、卡、堵的情况,进行擦洗、上油、疏通及调整等技术处理,使其恢复功能和精度的日常例行工作。一般性的技术维护保养工作应列入操作规程,由使用操作者自行解决。

2. 医疗设备的维修

医疗设备与其他仪器设备一样，使用中会出现各种各样的故障。因此，必须立即进行修理，修理有以下两种形式。

(1) 康复性修理：故障发生后，才考虑到要排除故障。这是一种消极的事后性被动式修理方式，它的特点是故障波及范围大，零件损坏多，修复时间长，花费也大。

(2) 预防性维护：在设备损坏之前，除使用操作者的日常维护保养以外，定期由工程技术人员对医疗设备进行不同程度的例行技术检查，及时更换即将损坏的零部件，调整和修复小的故障。预防性修理不仅可及时了解设备运行的技术状态，而且可以避免突然性的大故障发生，是一种科学的超前性修理方式。

(四) 医疗设备的更新改造

设备的磨损与设备的寿命原理是设备更新、改造的重要依据。

设备的磨损有两类：一是有形磨损(也称物质磨损)，其中主要是使用磨损与自然磨损。有形磨损造成设备的物质劣化。二是无形磨损，一般在两种情况下产生：①仪器设备的技术结构、性能没有变化，但由于设备制造厂劳动生产率的提高，因而使新设备的再生产费用下降了，随着新设备的推广使用，使原有同种设备发生贬值；②由于新的具有更高诊治能力和经济效益的设备出现与推广，使原有设备的经济效能相对降低，同样使原有设备发生贬值。无形磨损造成设备的经济劣化。这时必须对原有设备进行改造或更新(图 16-3)。

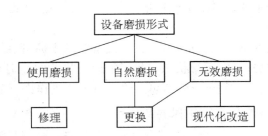

图 16-3 设备磨损形式及其补偿方式的相互关系

设备存在着 3 种寿命：①设备的物质寿命。这是由于物质磨损的原因决定了使用寿命，即设备从开始使用，由于物质磨损使设备老化、坏损，直到报废为止所经历的时间。一般来说，设备的物质寿命较长，延长设备物质寿命的措施是修理。②设备的经济寿命。这是指设备的物质寿命后期，由于设备老化，借助高额的使用费用来维持设备的寿命。这种由设备的使用费用决定的设备使用寿命，叫作设备的经济寿命。超过了经济寿命而勉强继续使用在经济上往往是不合理的。

③设备的技术寿命。由于科学技术的迅速发展,在设备使用过程中出现了技术上更先进、经济上更合理的新型设备,从而使现有设备在物质寿命尚未结束时被逐步淘汰。设备从开始使用直至因技术落后而被淘汰为止所经历的时间,叫作设备的技术寿命。

第五节 设备的经济管理和效益评价

医疗设备使用的经济管理是一个产生效益的重要阶段,自始至终都要有经济观点,加强管理,保证设备的使用率和完好率,提高经济性。经济管理包括仪器设备仓库的财产物资管理和仪器设备使用过程中的成本效益核算、分析及设备折旧、报废等有关问题。

一、购置设备所需资金的估算、筹集和投资回收的预测

（一）资金的估算与筹集

正确地估算须购置设备的金额数,有利于领导决策及财务部门合理安排、计划和调度资金。仪器设备按其规模大小、复杂、精密程度,投资估算的方法是不同的。一般中、小型仪器设备配套设施简单,甚至没有,因此仪器设备投资的数额主要决定于主机的价格。大型设备,则配套设施多,要求高,资金占有量可观。例如,要装备一台 MRI,则要配套房屋,要建造磁屏蔽室,要具备空气的冷暖及湿度调节,要保证电力的供应及稳压和不间断供电等。因此,对大型设备的总投资估算,除主机外,还应包括配套设施费、运费、安装费、人员上岗培训费等。

资金的来源主要包括:本医院的大型设备的大修理更新基金、折旧基金及创收利润;政府方面的财政拨款,部分设备的免税指标等;国外及港澳台爱国侨胞的捐赠及国内厂家或有关人士的资助。

（二）投资回收时间的预测

可用下列简单的公式来测算:

$$设备投资回收期(年) = \frac{设备投资总额}{每年工作日数 \times 每日工作次数 \times 每次收费数}$$

其中,设备投资总额主要是设备购置的费用,同时也应考虑使用中的维持费用以及由于采用该设备所带来的提高劳动生产率和节约能源、原材料消耗等的年度开支节约额。当设备使用后产生的经济收益累计值达到自购入以来的投入总

和值时,这段使用时间,称为该设备的投资回收期。回收期的长短直接表示了医院购置医疗设备经济效益的高低。达到投资回收期的医疗设备,很可能正值它的"黄金时期",距设备的更新还有较长的一段时期,这样的医疗设备才是高效益的设备。对中、小型设备而言,一般希望的投资回收期以1～2年为宜,对大型设备最好控制在5年之内。

二、医疗设备的折旧管理

设备在使用过程中不断磨损,价值逐渐减少,这种价值的减少叫做折旧。其损耗必须转移到产品的成本中去,构成产品成本中的一项生产费用,称折旧费。当产品销售后,折旧费转化为货币资金,作为设备磨损的补偿。因此,设备在生产过程中,其实物形态部分的拆余净值不断减少,转化为货币资金的部分不断增加。到设备报废时,其价值全部转化为货币资金。为了保证在设备报废以后,有重新购置设备的资金,必须把所转化的货币资金分期保存积累起,称为设备的基本折旧基金。此外,为了保证设备的正常运行,尚须进行维护保养和大修理。其费用也须计入产品成本中,并在产品销售中得到补偿,其分期提存积累的资金称为大修理基金。

折旧费的数值通常用折旧率的形式来算得。正确的折旧率既反映有形磨损,又反映无形磨损,从而有利于设备更新,促进医院发展。正确制定折旧率是正确计算成本的根据,因此要求尽量符合设备实际磨损情况。如规定得过低,则设备严重陈旧时还未把其价值全部转移到产品成本中去,这就意味着把老本当收入,虚假地扩大利润,使设备得不到及时更新、影响医院的发展。如折旧率规定过高,就人为地缩小利润,影响资金积累,妨碍再生产的进行。因此,正确制定折旧率对更新政策的正确推行、促进新技术的应用及保证医疗服务的正常提供有着重要的意义。

1. 折旧的年限

确定折旧年限的原则是:既要考虑仪器设备使用状况引起的有形损耗,又要考虑技术进步而引起的无形损耗。《工业企业财务制度》规定了各类固定资产的使用年限,并提出了折旧年限的弹性区间。但是,在卫生系统还没有提出统一的折旧规定和折旧年限,各单位正在摸索试行。一般地,医院是按仪器设备原值的10%来提取设备折旧费,即折旧年限为10年。

2. 折旧的方法及计算

折旧方法的分类见图16-4。目前通行的折旧方法有:使用年限法、工作量法、双倍余额递减法及年限总和法4种,其中后两种属于加速折旧法。

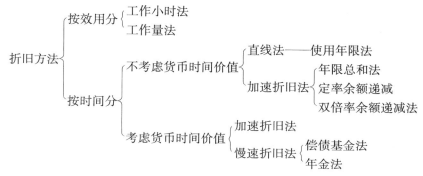

图 16-4 设备折旧方法分类图

（1）使用年限法：按照仪器设备的预计使用年限平均计提仪器设备折旧的一种方法。

公式为：

$$仪器设备年折旧率 = \frac{1-预计净残值率}{折旧年限} \times 100\%$$

$$月折旧率 = 年折旧率/12$$

$$月折旧额 = 仪器设备原值 \times 月折旧率$$

其中：

$$仪器设备预计净残值率 = \frac{预计残值-预计清理费}{仪器设备原值} \times 100\%$$

这种方法最大的优点是简单明了，计算容易，每年计提的折旧额相等，主要适用于有形损耗大，且这种损耗又是逐年发生的仪器设备，如贵重仪器设备及机械类设备。

（2）工作量法：工作量法是按仪器设备完成后的工作时数、工作次数或行驶里程计算折旧的方法。其计算公式为：

$$每次（小时）折旧额 = \frac{仪器设备原值 \times (1-预计净残值率)}{预计工作总次数（或总工作小时数）}$$

$$月折旧额 = 每次（小时）折旧额 \times 当月工作次数（小时数）$$

此法适用于折旧额与工作量的负荷成正比的仪器设备，如纤维内镜、救护车等。

以上两种计算折旧的方法是按照仪器设备的使用年限、使用次数平均求得折旧额，通常称为直线法。它在各个年限和月份上其折旧额都是相等的，基本上反映仪器设备的平均损耗程度。但是，没有充分考虑这些设备的技术过时而引起的无形损耗。对于那些技术含量高的高科技仪器设备用直线折旧则有些不妥，应采用加速折旧法,一般采用双倍余额递减法和年数总和法。以实现在使用早期提取折旧费多一些,使用晚期提取折旧费少一些的目的。

(3) 双倍余额递减法:双倍余额递减法是以使用年限法计算的折旧率的2倍,乘以逐年递减的仪器设备账面净值来计算折旧的方法。其计算公式为:

$$年折旧率 = \frac{2}{预计使用年限} \times 100\%$$

$$月折旧率 = 年折旧率/12$$

$$月折旧率 = \frac{仪器设备账面净值}{年折旧额/12} \times 月折旧率$$

双倍余额递减法的特点是各年折旧额从大到小呈递减趋势,仪器设备最初投入使用时,折旧额很大,而后年限增大,折旧变小,属于加速折旧法,主要用于无形损耗大的仪器设备,特别适用于高科技的电子医疗设备。

(4) 年数总和法:年数总和法是将仪器设备的原值减去预计净残值的净额乘以一个逐年递减的分类,来计算每年的折旧额。这个分数的分子为该项仪器设备尚可使用的年限,分母为全部使用年数的逐年数字之和。例如有某项设备的使用年限为5年,则其分母为$1+2+3+4+5=15$,其分子依序为5、4、3、2、1,各年的折旧率即为5/15、4/15、3/15、2/15、1/15。将此折旧率乘以该项设备应折旧的价值,即得各年的应折旧额。

三、医疗设备的效益评价

随着改革开放的深入,社会主义市场经济体制的建立,医疗服务的价格也在有利于社会主义事业的前提下,正在摆脱过去长期计划经济体制的影响,逐步改变以往价格严重背离成本的扭曲局面,逐渐走上按成本收费的轨道。但是,尽管近年来国家对卫生事业的收费标准作了一些调整,仍然存在着收费标准与成本偏离甚大的现象。因此,无论从控制成本上涨角度出发,还是从单位内部效益分析的目的出发,开展成本核算和效益分析的研究工作是非常重要的。

(一) 成本的分类及结构

1. 固定成本

固定资产的折旧,是指那些不因诊疗例数变化而变化的磨损和消耗,如设备折旧、房屋折旧及其他固定资产折旧。但是,单位固定成本则随着诊疗例数的增加而减小。

2. 变动成本

随着诊疗例数变化而变化的消耗和支出,如材料费、劳务费、水电费、维修费和管理费,还包括某些按工作量法折旧的设备折旧费。但是,单位变动成本则是固定不变的,不随诊疗例数的变化而变化。

3. 直接成本

提供诊疗时直接消耗的部分,是设备直接占用或消耗的成本,如设备(包括主机、辅助设备、共用设备等)折旧、设备主机用房和辅助用房的房屋折旧、其他固定资产折旧、医用材料费、医务人员的劳务费、水电费、设备维修费等。

4. 间接成本

行政、后勤管理部门的固定资产折旧和消耗,也就是间接为病人服务的消耗,如设备和房屋的折旧、劳务费、维持医院运行的费用等。

5. 设备总成本的结构

设备总成本＝固定成本＋变动成本＝直接成本＋间接成本

（二）成本构成的分析

1. 固定成本与变动成本

通过对某些设备固定成本和变动成本比例关系的分析发现,可以把设备划分为两种类型:①以材料消耗为主(变动成本比例较高)的设备,其固定成本、主机折旧占总成本的比重较低;②以磨损为主(固定成本比例较高)的设备,其主机的折旧占总成本的首位。

为了降低成本,对前一类设备必须在增加检查例数和节约材料消耗上进行控制。对后一类设备必须加强维护、保养,在延长使用年限上努力。

2. 直接成本与间接成本

价值越高的设备其直接成本占总成本的比重越大,而且直接成本对总成本具有决定性的影响。材料消耗则是影响直接成本的第二个因素。间接成本中的管理费用是影响间接成本的主要因素。

为了降低成本,对于直接成本高的大型设备,要加强管理和提高设备利用率及材料消耗;控制间接成本的主要目标是降低管理费用,这些管理费用的主要内容是行政管理、后勤人员的工资、全院离退休人员的费用和维持医院运转的公务费等。

3. 标准成本

标准成本是在现有技术条件下,通过企业有效经营应该达到的平均社会成本,它考虑了正常的损耗和不可避免的损失。

标准成本管理是根据事先确定的标准成本,分析实际成本与标准成本之间的差异,其目的是通过对实际成本偏离标准成本的差异进行深入细致的分析,找出发生差异的原因,明确经济责任,为管理决策提供资料,从而实现对成本的有效控制。

在分析仪器设备的实际成本与标准成本的差异时发现,这个差异实质上转换了实际工作量与标准工作量之间的差异,造成固定成本分摊时的差异。所以我们的管理工作要抓住工作量这个要点,即提高设备利用率。

四、设备经济效益的评估方法

(一)小时投资分析法

小时投资分析法是根据设备每运转一个小时所需要的投资额,来作为评价设备的依据。

其计算公式为:

$$设备小时投资额 = \frac{设备投资金(元)}{使用寿命(小时)}$$

(二)年平均费用法

年平均费用法是当设备的寿命周期费用不同时,通过计算和比较各设备的寿命周期内年平均费用的大小,以评价设备的一种方法。

其计算公式为:

$$设备年平均费用 = \frac{设备购置费 + 设备使用期内各年维持费用之和}{设备的寿命(年)}$$

五、提高设备经济效益的方法探索

(一)大型、通用医疗设备的中心化管理制

医疗设备结构精密、价格昂贵、技术管理复杂,不可能分散布局,特别是大型、通用的医疗设备,只有实行中心化管理制,集中装备,统一管理,实行内外开放性服务,才能产生较大的效益。

(二)专用特需设备的专管共用制

医院科研、教学仪器设备,来自专款专用的拨款渠道,仅为其任务而服务,往往利用率不高,经济效益不大,完好率也难以保障。为了提高其效益,在保证科研、教学特定任务的前提下,大力提倡开放服务的专管共用制。

(三)特种医疗设备施行有偿占用制

对于一些医疗上迫切需要,使用率较高,肯定有较大经济效益的特种医疗设备,在购置前就应明确是属于医院直属管理的设备。使用科室应与医院签订有偿占用的协议,把设备使用的额定机时、折旧年限和折旧费、收费标准、成本核算、两个效益及奖罚措施等以量化的形式规定下来。充分调动医技人员的积极性,挖掘

设备使用的潜力,更好地为医疗服务,产生较大的效益。

(四)高效医疗设备可探索社会化租赁合同制

少数能高效率连续使用的医疗设备,只要医院的医疗特色享有一定的声誉和有足够的诊疗人数,由厂商提供最新医疗设备,以中外合作的形式或签订租赁合同的方法,定期从该设备的服务收益中提取一定比例的分成,作为补偿或租赁的费用。使用一定年限后,设备归属医院所有。这类办法对医院风险较小,不需事先投入就能产生一定效益。

(黄葭燕)

参考文献

[1] 郭子恒主编.医院管理学.第3版.北京:人民卫生出版社,1992
[2] 史自强,马永祥,胡浩波等主编.医院管理学.上海:上海远东出版社,1995
[3] 丁涵章,马骏,陈浩主编.现代医院管理全书.浙江:杭州出版社,1999
[4] 滕铸,季敏波,程华主编.现代企业管理学.上海:上海财经大学出版社,1997
[5] 上海工程技术大学管理工程系.现代企业经营管理.上海:上海科学技术出版社,1990

第十七章 医院物资管理

医疗物资管理包括出入库管理、在库管理和账册账务管理。医院物资管理应根据财务管理的要求建立总账、分户账和台账，并能及时提供各种统计报表。为了便于医院物资各种信息的综合利用与共享，应有统一的分类代码及编号，建立物资管理数据库，并实现信息化管理。医院每日消耗大量的医用耗材，器械入库、出库及库存物资都很大，要求能够每日根据工作要求生成各种单据，库存物资的定期盘存必须规范化，做到账实相符，账物相符，提高利用率，避免积压。

物资管理必须严格执行各项规章制度，具体要求为：建立医疗设备数据库，对固定资产建立台账，掌握固定资产的分布和流向；规范各种操作流程与各类单据报表的格式；与财务系统链接，建立和提供财务系统需要的各类账目（总账、分户账、台账），财务统计报表。

医院物资管理就是对医院物资运动整个过程的科学管理。医院物资是医院系统的必需物质支持，加强科学物资管理能够保证医院的正常运作，并直接或间接地提高医院的经济效益。

第一节 概　述

一、医院物资的分类

医院物资品种繁多，而不同的物资往往在采购、保管、使用上有不同的特点和要求，因此需要对医院物资进行科学合理地分类。常用的医院物资分类方式有以下3种。

(一) 按物资的功用特性分类

医疗系统中有药品、卫生材料、各种橡胶制品、塑料制品、玻璃制品、金属制品、医疗器械及各种表册等；总务系统中有水暖、电气、交通工具的零件和被服装具、基建材料、燃料等；生活系统中有生活用具和粮菜食品等。

(二) 按物资价值分类

1. 固定资产

所谓固定资产是指使用期限在1年以上的耐用物品，其价值范围的标准因地而异（通常把800元以上的一般设备和专业设备列入固定资产的管理范围），一般包括房屋建筑、医疗器械、机电设备、机械设备、仪器和制剂等专业设备、办公用具、交通运输工具、通讯文化设备、被服装具、劳保用品、图书资料等。

2. 低值易耗品

凡不具备固定资产条件和管理范围的都划分为低值易耗品，包括医用物品、医用小型器械（如注射器、肛表、压舌板、小夹板、医用剪刀、钳镊等），以及办公、生活用品（如病房热水瓶、脸盆、便盆等）。其主要特点是价值较低，易于损耗、更换频繁。

3. 药品

药品包括中药、西药等。

4. 材料

材料包括医用材料和其他材料。医用材料主要包括各种敷料、试剂、手套指套、胶管以及放射、检验、牙料等使用的材料和各种医用记录纸等；其他材料主要包括各种基建建筑、照明、车辆用材料、各种被服装具用材料、五金材料、消毒杀虫材料和各种杂物等。

(三) 按物资的自然属性分类

可分为金属材料与非金属材料。医疗器械、交通运输工具、动力机械设备等属于金属材料；而木料及木制品、化工材料、塑料制品、玻璃制品等属于非金属材料。

二、医院物资管理的意义

(一) 物资是医院正常运作的物质基础

医院的中心任务是为病人提供诊疗服务，而诊疗服务过程除了依赖于医护人员的知识、技能和经验以外，同时也是一个各种物质使用和消耗的过程。特别是随着现代医学科学的发展，临床医学的分支越来越细，人们对疾病的认识也越来越深入广泛，而这种深入在很大程度上要依赖于各医技科室的现代化，依赖于一些高、精、尖的医疗设备和制剂。现代化医院要完成一项复杂的诊疗工作,往往需要求助于现代化的医疗仪器设备,且同时需要消耗大量各种物资。因此,如果任何一种物资欠缺,不能保证按量、按时、按质地供应使用,就可能会影响诊疗工作的正常进行。

(二) 科学物资管理能帮助医院取得良好的经济效果

这主要表现在3个方面:①科学物资管理能帮助医院降低医疗成本。在现代诊疗工作中,物资材料费用往往占诊疗消耗的一半以上,因此,通过良好的物资管理达到合理使用物资材料、杜绝医疗材料的浪费,对降低医疗成本具有重要作用。②科学物资管理可以减少物资的资金占用,这就意味着流动资金占用量的下降和流动资金周转速度的加快,直接或间接地提高了医学的经济效益。③科学物资管理对于帮助医院提高诊疗工作的效率、提高医疗服务质量、保证医院医疗、教学、科研工作的顺利进行有很大作用。

(三) 科学物资管理是医院管理现代化的重要组成部分

医院管理现代化离不开良好的物资支持,而良好的物资支持离不开科学的物资管理。搞好科学物资管理对于实现医院管理现代化是一个必不可少的重要环节。

三、医院物资管理的特点

(一) 质量第一

诊疗护理工作中所用的医院物资会直接影响医护服务的质量,任何不合格的产品都会给病人的健康带来不良影响,甚至危及病人的生命,同时也会给医院造成不同程度的经济损失,引起医患之间的矛盾。例如,1998年广东省某医院发生的严重医院感染事件就是由于所用的消毒液浓度没有达到规定标准所致。因此,医院物资管理首先应强调物资的质量,对物资质量必须严格控制,容不得一丝马虎。

(二) "保险"存储

医疗工作的急迫性决定了医院必须建立某些物资的应急储备,以备不时之需。这种物资主要包括急救药品、材料和急救器材等。这种储备不能集中存放在医院库房里,而应各科室都具有一定数量的储备。还须注意对这些储备进行常规检查和补充,保证其质量。

(三) 占用资金量大

现代医院的收入中,60%～80%需要补偿在医疗工作中所消耗的药品、材料、能源以及各种医疗仪器的购置、维修保养费用,因此医院资金的使用和流动中主要的一部分是物资资金的占用和流动。所以,有必要强调科学的物资管理,加快资金流动速度,提高医院固定资产的利用率,减少医院物资的损耗,以提高物资资金占用的经济效益。

（四）种类繁多,科学管理方法各异

医院工作所涉及的物资种类非常多,如数百种医疗器械、2 000多种中西药品、100多种卫生材料、100多种医用材料等。不同种类的物资,在保存条件、使用条件、储备定额、采购方式等物资管理的各个方面都有不同的要求。这就要求物资管理人员必须首先对物资分类有科学认识,熟悉各种物资的特点,从而提出有针对性的合理管理措施,既保证物资的安全、及时、有效供应,同时也减少资金的占用。

四、医院物资管理的任务

（1）按各种物资的不同特点制定科学的管理方法,在保证各类物资的及时供应情况下,提高成本-效益;坚决杜绝盲目采购,严格控制物资存货量。

（2）定期对物资消耗情况进行监督检查和统计分析,加强控制,减少物资损耗,提高物资利用效率。

（3）重视物流费用管理,按照医院的总体发展要求,制定各种物资预算。

（4）建立健全物资管理制度。

第二节　医院物资管理的内容

现代医院物资管理的中心任务是在年度物资储备费用最小的条件下,建立足够的物资储备,使之能够满足医疗、教学、科研和其他工作的需要,即达到整体最优。为达到这个目的,需要从各种不同物资的需要量、储备量、采购成本、保存成本、采购时间间隔等进行全面综合研究。

医院物资管理的内容主要包括物资定额管理、制定物资供应计划,物资采购和物资仓库管理。

一、物资定额管理

医院物资的定额管理是医院物资管理的基础,包括物资消耗定额管理、物资储备定额管理和物资节约定额管理。

(一) 物资消耗定额管理

医院物资消耗定额是指医院在一定的技术条件下完成某一项任务所合理消耗的物资数量标准。物资消耗定额管理是医院管理科学化的一个重要组成部分,为制定物资供应计划提供了依据,是合理利用和节约物资的基本措施。

常用的医院物资消耗定额的确定方法主要有以下3种。

(1) 统计预测法:根据医院历年物资消耗的统计资料并充分考虑当前医院经营环境变化等因素来确定消耗定额。此法简便易行,但准确性较差,且往往无法避免以往物资使用中存在的不合理现象。

(2) 技术分析法:根据工作任务的性质、特点和要求,分析某一项任务各阶段、各环节所需要的物资情况,经过技术分析计算制定出消耗定额。优点是比较科学、准确,缺点是工作量很大。

(3) 经验估计法:根据医院物资管理人员的实际经验,参考有关技术文件和当前情况来确定消耗定额。此法简便易行,但科学性和准确性较差。

这3种方法各有优缺点,医院物资消耗定额管理工作中应根据实际情况分别采用。

具体而言,医院物资消耗定额指标的确定方法可按照以下公式进行。

1. 全面消耗定额

一般对低值易耗品和卫生材料实行按经费标准的全面定额管理:

每病床工作日物资消耗额=年(月)度内实际支出金额/年(月)度内床位工作总日数

2. 单项消耗定额

按物资种类分别制定的消耗定额:

耗煤量=月(季)耗煤总量(吨)/同期内开放病床总数

耗水量=日(月)耗水总量(吨)/同期内开放病床总数

3. 固定资产管理

采用固定资产折旧和大修基金提存留用制度。

(二) 物资储备定额管理

所谓物资储备定额是指医院在一定的条件下,为了保障医院工作任务的完成而规定的物资储备标准。医院工作的特殊性决定了医院物资供给必须保证连续性和不间断性,而这种连续性往往和经济性相矛盾。物资储备定额管理就是试图解决这种矛盾的一种管理方法,在现代医院管理中具有重要作用:①物资储备定额是制定医院物资供应计划、进行物资采购的主要依据,因为物资供应计划主要包括物资消耗量和物资储备量两大部分,而物资储备量主要是依据储备定额来确立的;②物资储备定额使医院物资供应在保证连续使用的前提下,能尽量减少资金占用,促进资金流动。

1. 物资储备定额的制定方法

制定物资储备定额主要有供应期法和经济订购批量法两种。

(1) 供应期法:所谓供应期法就是根据物资供应间隔周期长短来确定物资储备定额的方法。

1) 经常性储备:用于经常周转的物资储备。计算公式为:

某种物资经常性储备定额＝平均每日需用量×储备天数

平均每日需要量＝计划期需用量/计划期天数

2) 保险储备:货源短缺、采购困难或进货误期等情况下,为保证供应使用而建立的储备。计算公式为:

保险储备定额＝平均每日需用量×保险储备天数

季节性储备:某种物资的使用应季节性变化而建立的储备。计算公式为:

季节性储备定额＝平均每日需用量×季节储备天数

经常性储备定额、保险储备定额和季节性储备定额的总和构成了医院总的物资材料最高储备定额。医院物资总的储备水平不应超过这个限度。

(2) 经济订购批量法(EOQ):管理运筹学从最经济的角度提供了另外一种制定物资储备定额的方法,即所谓经济订购批量法。经济订购批量也称最佳订购批量,指物资储备总成本最小的订购批量。经济订购批量的计算公式为:

$$Q = \sqrt{2KD/H}$$

其中,Q 为每次订货批量;D 为年需求量;H 为每单位物资年存储成本;K 为每次订购成本。EOQ 公式的实质是在年需求量确定的情况下,综合平衡订购成本和储存成本,求得相应的订购批量。公式的应用建立在几个假设条件基础上,即物资需求独立、消耗均匀;整批订货,每次订货数量意指交货时间无拖延;价格不变;该物资不允许缺货。

(三) 物资节约定额管理

物资节约定额指在保证医院业务的前提下,为更有效利用物资而规定的物资节约指标。制定方法如下:

节约定额＝(上期实际物资消耗量－计划期物资消耗定额)×计划期任务量

这个公式适用于消耗可以定额的物资。对于消耗无法定额的物资,可按下式计算：

$$节约定额 = (上期实际物资消耗量/报告期实际业务收入 \\ - 计划期物资消耗量/计划期业务收入) \times 计划期任务量$$

二、医院物资供应计划管理

所谓医院物资供应计划是指医院为了保证医疗护理工作的顺利进行而编制的，旨在保证所需各种医院物资的及时合理供应的科学计划。医院物资供应计划管理的工作包括：制定本院物资供应目录、确定各种物资的需用量、确定储备量和采购日期、确定物资采购量等。

（一）制定物资供应目录

这是制定医院物资供应计划的基础工作。医院物资管理部门应该全面收集本院所需用各种物资的情况，按物资分类进行系统地整理，对每一种物资的名称、规格、型号、基数标准、计量单位、价格、来源、功能等进行详细了解；还应收集有关物资消耗、技术经济效果、资金周转等情况，在此基础上制定物资供应计划。

制定物资供应目录的关键在于如何从几种同样功能的物资中选择最适合本院的品种。物资管理部门应从物资的有效性、安全性、经济性等方面综合考虑，结合本院实际情况，选择物资品种。此外，随着医学科学的不断发展，医用物资不断更新换代，新的物资也不断涌现，因此物资供应目录在制定后要注意保持随时更新。

（二）确定医院物资需用量

所谓医院物资需用量是指在既定的时间段内（称为计划期，可以是月、季、年），医院为保证按质完成预期的诊疗护理工作和其他任务而所需的物资数量。各种物资在诊疗工作中的消耗量和消耗特点不同，因此确定医院物资需用量应每一种具体物资进行分别计算，不同物资的计算方法不尽相同。一般地，有以下两种计算方法。

1. 直接计算法

直接计算法又称定额计算法，它是通过既定时间内预期任务量的大小和物资消耗定额来确定物资需用量的一种方法。适用于医疗器械物资和部分消耗定额的医用材料，其优点是准确可靠。计算公式如下：

$$物资需用量 = (预期任务量 + 预计废品量) \times 单位物资消耗定额 \\ \times (1 + 调整供应系数) - 计划回用废品数量$$

其中,调整供应系数考虑非诊疗工作损耗导致的需要量增加,一般根据历年统计资料确定。

对于一部分消耗定额的医用材料,可采用以下公式:

某种医用材料需用量＝(预期任务量＋预计废品量)×某种医用材料的消耗定额

2. 间接计算法

间接计算法又称按比例计算法,指对未确定消耗定额的某种物资采用按一定比例来估计物资需要量的方法。计算公式为:

$$某物资需要量＝本期计划业务任务量/上期实际完成业务任务量×上期实际消耗该物资总量$$

同时,可根据本年度可能影响物资消耗的因素等作相应调整。

（三）确定储备量和采购日期

为确定物资采购量,除了计算本次计划期内物资需用量外,还需要清楚期初、期末物资储备量的变化。如果期初储备量超过预期,那么采购物资就可相应减少。

期初物资储备量＝编制计划时的实际库存量＋期初前的到货量－期初前的耗用量

期末储备量即经常储备量加保险储备量。

采购日期或称供货周期的确定主要考虑:物资的需用量、物资的储备量、物资的保存成本和有效期限、物资的采购成本和物资采购的难易程度等。应综合考虑这些因素来确定最佳的采购日期,以使整体最优。

三、医院物资采购管理

采购是指医院采办物资材料的一种活动。采购人员根据医院物资供应计划,按时、按质、按量地采办到医院所需各种物资,是保证医院各项工作顺利进行的前提条件。物资采购一般有以下任务。

1. 物资市场调查

医院物资采购人员在采购过程中与市场密切接触,应该及时广泛收集有关物资材料发展方面的新趋势、新情况,全面了解医院物资材料的供应来源、市场情况、技术发展等方面的信息,为医院正确制定供应计划和采购决策服务。一般而言,采购市场调查应包括:①国内外物资发展趋势;②医院所需各种物资的市场供求变动和价格变化;③各种新产品、新材料、新技术的发展调查;④供货厂商调查。

2. 物资采购预算和采购计划编制

采购部门应根据医院物资供应总体计划，及时编制计划期内的物资采购预算，使财务部门可根据预算来安排筹措所需款项。编制采购预算的依据主要是计划期内的物资需用量、上次计划期末的物资库存量、物资材料价格等因素。

医院物资计划采购数量＝计划需用量－计划期期初库存量＋计划期期末库存量

医院物资计划采购金额＝物资计划采购数量×物资计划价格

采购计划编制主要是根据医院各项工作中物资材料需求和市场销售变化的情况，预计计划期内的物资采购数量、供应来源的计划，作为下一步采购行动的依据。主要内容包括：拟定需要采购的物资名称、规格、数量、使用科室等；物资供货来源、价格、采购数量等；采购方式和订购手续等；采购的目标要求等。

3. 组织订货和采购

按照物资来源的不同渠道和不同特性，采取相应的方式组织物资。采购时应严把质量关。

4. 签订和管理合同

采购人员在采购物资时必需签订合同，合同中应包括有关物资名称、类型、规格、特性、质量、价格与技术要求、注意事项、交货时间、付款方式、供货方式、违约责任等各项内容，经财务部门审核、主管部门批准后订立合同。合同订立后，采购人员还应负责合同的管理、交涉等，维护医院的合法利益。

四、医院物资仓库管理

仓库管理是医院物资管理的重要组成部分。医院物资采购完成后，进入使用之前一般需要在仓库中保管存储。因此，做好仓库管理、保证物资的质量和性能，对于保证医院正常工作的进行，提高医院物资利用的效益，加速流动资金的周转，减少医院物资的无效损耗，都具有十分重要的意义。

（一）医院仓库的种类

由于医院所需物资的品种丰富多样，各有其不同的保存特点，因此相应对库房有不同的要求。当前我国医院的仓库一般可分为药品库房、医疗器械库房、被服家具库房、建筑材料库房、总务库房、食堂主副食品库房、放射物资及危险品库房、汽油库房等。有的科室为了工作所需还会有自己的小库房，如临床科室有一些急救材料的储备等。为了便于医院物资仓库管理水平的提高，还可以按以下各种方式进行仓库分类。

（1）按照仓库储存物资的不同，可分为综合性仓库和专门仓库。

（2）按照仓库在社会再生产过程中所处的领域不同，可分为生产领域仓库和流动领域仓库。

(3) 按照仓库的结构特点,可分为特种仓库(储存特殊保管的易燃物品、剧毒药品、放射性物品等,如汽油库)、封闭式仓库(储存贵重物品和怕受雨、雪等天气影响的物资,如医疗器械库房等)和半封闭仓库、露天仓库、水面仓库、冷冻仓库、恒温仓库(储存一些需要恒温保存的试剂药品等)等。

(4) 按照仓库的建筑结构形式不同,可分为平库、立体库、地下库等。

(二) 仓库管理的基本内容及要求

仓库管理的主要内容包括物资的入库验收、物资保管和物资发货使用3个环节。

(1) 入库验收:做好物资入库前的各种准备工作,包括根据物资特点指定存放地点、安排接收物资的人力等;物资验收,从质量到数量;办理入库手续。

(2) 物资保管:做到储存安全、数量准确、质量保证、使用方便、管理完善,合理利用有限的仓库空间;定期对物资进行盘点,从物资的数量、质量、保存条件等各方面进行检查,保证保管安全。

(3) 物资发货使用:做好物资出库前准备工作、出库验发、办理出库手续、物资出库登记等工作。

医院物资仓库管理的基本要求是:①严格入库验收工作,保证物资的数量和质量;②保管好在库物资,保证其质量和数量;③建立健全库房管理制度;④做好物资发货使用工作,支持医院医疗、教学、科研等各项工作;⑤最大限度地发挥仓库利用率;⑥做好物资储备定额管理,减少物资堆积和资金占用。

(三) 仓库物资的重点管理法

物资的重点管理法又称 ABC 分析法或 ABC 分类管理法,是帕雷托法则在物资储存方面的应用。所谓帕雷托法则是指"关键的少数和次要的多数",即在某类事物中,起关键作用的往往是少数。后来管理工作者把它应用到实际工作中,提出了 ABC 分类管理法。

根据 ABC 分类,医院可以而且应该采取不同的方法对各类物资进行采购和储存,以达到既保证医院医疗、教学、科研工作的需要,又能提高效率的目的。

具体来说,对三类物资要用相应的管理方法。

A 类物资:消耗量大、比较贵重、占用仓库面积较多的物资。这类物资品种和数量虽然不多,但占用资金多,是物资管理的重点管理对象。在供应上应实行严格的控制,从订购量、储备量到物资清点、出库使用都有严格要求。

B 类物资:这类物资的重要性介于 A 类和 C 类之间,管理上可采用定期订购或定量订购方式,采用一般常规的管理方法即可。

C类物资:属于消耗量不大、单价较低、占用仓库面积较小的物资,或属于不经常使用的器材和备件等。这类物资品种虽然繁多,但是资金占用其实很少,可采用比较粗放的管理模式。

(应向华)

参考文献

[1] 丁涵章,马骏,陈洁主编.现代医院管理全书.杭州:杭州出版社,1999
[2] 史自强,马永祥,胡浩波主编.医院管理学.上海:上海远东出版社,1995
[3] 郭子恒主编.医院管理学.第3版.北京:人民卫生出版社,1990

第十八章

医院后勤支持管理

医院的中心任务是提供医疗服务,而医院后勤支持管理则是围绕这个中心,对医院的能源供给、物资供应、环境卫生、绿化美化、保养维修、房屋修缮、车辆调度、生活服务等工作进行计划、组织、协调和控制,以保障医院工作的顺利进行。医院后勤是医院系统的支持子系统,是医院医疗、教学、科研、预防等各项工作的基本条件,因而也是构成医院基础质量的基本要素之一。如何科学管理医院后勤支持部门,使之能优质、高效、安全、经济地为医院其他各项工作提供后勤服务保障,是现代医院管理研究中的一个重要课题。

第一节 概 述

一、医院后勤工作的范围

医院后勤工作的范围有广义与狭义之分。广义的后勤工作包括总务管理、财务管理、营养膳食管理、建筑管理、医疗设备管理;而狭义的后勤工作仅仅指总务管理。本章所讨论的后勤工作属于后者。

具体地分析,医院后勤管理工作的范围包括:①供水、供电、供气和排水;②环境卫生,绿化、美化、净化,污水污物处理;③被服装具;④病人和医院职工的膳食;⑤物资管理;⑥车辆调度和物资运输;⑦通讯联络和门卫管理;⑧职工福利。

二、医院后勤工作的基本特点

(一)连续性

医院后勤工作的连续性由医院诊疗工作的连续性所决定。由于医疗工作的时间性、应急性和不确定性,后勤服务必须保持连续不间断,否则就有可能危及病人的健康乃至生命。对医院的一些特殊部门如抢救室、急诊科、手术室、监护室等尤其如此。为此医院后勤工作必须从软硬件设施配置、人员配备、规章制度等方面加强管理,确保后勤工作的连续,或者在出现间断时能够及时得到修复。

(二) 技术性

在传统观念上,医院后勤服务似乎只是扫地、种树、管理食堂、供水电等类似"打杂"的非技术性工作,医院后勤工作在医院没有得到应有的尊重。随着科学技术的发展和医院的现代化,医院后勤服务及其设施越来越具有技术性和专业性的特点。例如,现代化的给水排水系统、空气净化系统、供氧系统、供电系统、通讯系统、消防安全系统、采暖制冷系统等。这种形势使医院后勤管理工作必须注意重视工作人员知识、技能和素质的培训和提高,改变落后的观念和管理模式。

(三) 社会性

长期以来医院后勤工作采取的是"小而全"的模式,每个大医院基本上都有自己的一套后勤系统,所谓"医院办社会"。后勤资源没有得到充分的利用和发挥,工作效率不高,后勤工作人员的积极性也没有得到发挥。随着社会主义市场经济的发展,医疗市场之间的竞争越来越激烈,医院为了降低成本,提高效率,把后勤工作推上社会化乃是必由之路。"社会办医院"将充分发挥后勤资源的效益,提高后勤工作的效率。同时,随着医院后勤工作的技术性和专业性的不断加强以及医院自身后勤工作人员的素质和能力的限制,也应该由社会专业人员来进行管理,以确保医院后勤工作的安全、连续,保障现代化医院的运作。

(四) 经济性

医院后勤工作并不直接产生效益。但是,高效率的后勤工作有助于医院诊疗工作质量的提高,因此能直接或间接地为医院创造效益;而低效的后勤工作则会降低医院诊疗工作的质量,增加医疗服务的成本,从而降低医院的效益。在后勤管理工作中必须注意:合理配置后勤资源,提高后勤设施的使用率,避免资源闲置或浪费;做好维修保养工作,延长后勤设施的使用年限和使用质量;重视节能工作,降低医院成本。

(五) 安全性

医院后勤工作的安全性有两重含义:①自身安全,如用电安全、煤气安全、锅炉安全、消防安全等;②后勤工作的安全允许对于保障医疗工作的安全也是重要条件。对于可能发生危险的后勤工作部门应严格管理,制定各项规章制度并组织落实。

三、医院后勤管理的任务和要求

医院后勤工作的中心任务是围绕医疗工作中心,对医院医疗、教学、科研工作等提供及时、安全、有效、全面的保障服务;改善医院职工和病人的医疗、工作、生活环境;强调科学管理,在保证医院工作的前提下,正确节约后勤资源,降低成本。

后勤工作的基本要求如下。

(1) 提供完善保障服务:医院后勤工作必须依据医院的工作计划和发展目标,制定后勤支持工作计划,尽一切可能保障医院工作计划的完成和发展目标的实现;坚持"三优先"的原则。优先服务临床第一线所需,优先供应急重病人的抢救,优先解决医院发展中的重点问题。具体地讲,后勤工作必须充分发挥支持系统的功能,切实做好卫生材料、办公和生活用品、被服装具等物资的供应;做好供水、电、煤、气和通风保暖工作;办好病人和职工膳食;净化美化绿化环境;维护医院安全;办好医院福利。

(2) 主动及时服务:医院后勤工作应清楚地认识到自身在医院工作中作为支持保障系统的地位,主动及时为诊疗护理等工作提供保障服务,为临床第一线排忧解难。应主动深入临床第一线,及时发现问题,及时解决,防患于未然,不断改进。

(3) 讲求成本-效益:如前所述,医院后勤工作属于不断消耗资源而并不产生直接效益的部门。但是,后勤部门应该从医院整体角度着眼,尽一切努力开源节流,减少浪费,提高后勤资源的利用率,降低医院服务成本。

(4) 建立科学管理制度:医院后勤工作内容纷繁复杂,既具有应急性和偶然性,也应坚持常规性和制度化。应该制定各项相关规章制度,遵守岗位责任制。坚持以预防为主的观念,尽量减少后勤设施差错的发生。逐步加强医院后勤工作制度化、规范化、科学化的管理。

四、医院后勤管理组织

目前,我国医院一般设立总务科(处)或后勤管理科(处)来具体负责后勤管理工作。由于后勤工作种类较多,为了统一管理,一般将总务科(处)或后勤管理科(处)划分为几个工作班,如设置动力保障班、维修班、电梯班、电话班、库房班、环卫班、洗涤班、驾驶班、生活服务部等。这种设置方式人员比较多,资源浪费比较显著。有的医院改革后实行了责任中心制度,直接将医院后勤划分为动力保障中心、设施维护中心、物料供应中心、物业管理中心、餐饮供应中心等责任中心,分别承担各自的后勤保障功能,有利于责任落实和工作效率的提高。随着后勤服务社会化进程的加快,未来医院后勤管理组织主要应该保留一个负责社会服务机构日常管理和联络的办公室,一些应急性较强的关键部门保留一些专业人员,其他则交由社会后勤服务部门承担。

第二节 医院后勤管理的主要内容

一、水、电及供热管理

(一) 水管理

医院对水的管理主要包括两个方面：①要保证为医疗护理等业务用水提供合乎卫生标准的充足供应；②要对医院废水、污水的排放进行无害化处理，以免污染水源和环境，造成严重的公共卫生污染问题，影响人群健康。

1. 供水管理

医院的供水一般来自公用自来水系统。为了保证连续供水，医院可以自己建造储水塔和水池进行水储备，以备应急之需。此外，为保证供水符合医用标准，应严格对水的卫生学检测。

生活饮用水水质标准分为感官性状、化学、毒理学、细菌学、放射性等标准（表18-1）。

表18-1 生活饮用水水质标准

序号	项目	标准
感官性状指标		
1	色	<15度，不显其他颜色
2	浑浊度	<5度(NTU)
3	气味	无臭味、异味
4	肉眼可见物	无
化学指标		
5	pH值	6.8~8.5
6	总硬度	<450 mg/L
7	铁	<0.3 mg/L
8	锰	<0.1 mg/L
9	铜	<1.0 mg/L
10	锌	<1.0 mg/L

(续表)

序号	项目	标　　准
11	挥发酚类	<0.002 mg/L
12	阳离子合成洗涤剂	<0.3 mg/L
13	硫酸盐	<250 mg/L
14	氯化物	<250 mg/L
15	溶解性总固体	<1 000 mg/L
16	银	<50 μg/L
17	硝酸盐(以氮计)	<20 mg/L
18	氯仿	<60 μg/L
19	四氯化碳	<3 μg/L
20	苯并芘	<0.01 μg/L
21	滴滴涕	<1 μg/L
22	六六六	<5 μg/L
毒理学指标		
23	氟化物	<1.0 mg/L 适宜浓度 0.5～1.0 mg/L
24	氰化物	<0.05 mg/L
25	砷	<0.04 mg/L
26	硒	<0.01 mg/L
27	汞	<0.01 mg/L
28	镉	<0.01 mg/L
29	六价铬	<0.05 mg/L
30	铅	<0.1 mg/L
细菌学指标		
31	细菌总数	<100 个/ml 水
32	大肠杆菌	<3 个/L 水
放射性指标		
33	总 α 放射性	0.1 Bq/L
34	总 β 放射性	1 Bq/L

医院供水管理的主要任务:定期检修医院供水系统的完好情况,定期检验水质情况,监督医院用水量,医疗用水和生活用水应分别管理等。

2. 排水管理

医院污水排放有以下主要来源。

(1) 含病原体污水:含有各种病毒、细菌、寄生虫卵等,来源于病房、手术室、化验室、病理解剖室、诊疗室和附属用房(包括厕所、太平间、洗衣间等),是医院污水管理重点对象。

(2) 有毒污水:含各种化学毒性物质如重金属、有毒洗涤剂、废旧药品试剂、有机溶剂、酸碱物等,主要来源于各种实验室、检验室、制剂室等。

(3) 含放射性污水:主要来自使用半衰期放射性同位素的科室,如核医学科、检验科、内分泌实验室等。

(4) 生活污水:主要来自医院办公室、宿舍、浴室、厨房等。

医院污水如果随意排放入地面水域,将可能引发城市水域污染,造成严重公共卫生问题,因此医院排污前必须经过严格的净化与消毒处理,一般应符合以下标准才可排出。

1) 在消毒以前必须先进行污水净化处理,包括一级处理和二级处理,必要时应进行三级处理。

2) 经消毒处理的污水,每次取样 500 ml 进行检测,连续三次都未检测到肠道致病菌和结核杆菌;大肠杆菌群数不得超过 500 个/L。

3) 如果进行漂白粉消毒,要求接触时间和接触池出水中的余氯含量应达到规定要求,如:综合医院和肠道医院污水接触漂白粉时间不应少于 1 小时,余氯含量不应低于 4~5 mg/L;结核医院污水接触漂白粉不应少于 1.5 小时,余氯含量不应低于 6~8 mg/L。

污水的净化与消毒:净化处理就其工艺流程可分一、二、三级处理。污水一级处理也称机械处理,是指经过过滤或沉淀方法去除污水中悬浮物、有机物、病原体的净化方法,如设置化粪池或沉淀池。二级处理也称生化处理,是利用生物氧化法净化污水。其原理是利用需氧微生物群自身新陈代谢过程,使污水中的有机物分解,氧化成无机物,除去污水中溶解的胶状有机物和病原体,使污水得到净化。三级处理,是在作出机械处理和生化处理后,再采用过滤、混凝、活性炭吸附、离子交换等物理、化学方法将水质进一步净化,常用方法有石灰混凝(脱磷)、活性炭吸附、离子交换等。此法只用于排放条件要求很高的医院的污水处理。

污水净化处理只能除去部分的致病微生物,因此还应进行消毒处理,常用的方法有氯消毒法、臭氧消毒法、紫外线消毒法和加热法等。

此外,医院污水的处理要求还应根据污水的排放流向进行确定:①排入城市下水道的,先经过一级处理,再进行氯消毒;②排入河湖及其他地面水源或自然环境的,应严格遵照国家有关废水排放标准进行消毒处理。

(二) 供电管理

电力是医院供给动力的重要部门,对于保证医院正常医疗护理工作起着极为重要的作用。由于医院工作的特殊性,医院供电管理具有自身的一些特点:①医院必须保证 24 小时连续供电,一般应设两路进线,并配备紧急供电系统,当正常供电发生故障时可对手术室、血库、监护室等部门进行紧急供电;②现代医院往往有大量精密仪器设备,对电源电压的稳定性有较高要求;③医院用电量较大,应保证医院充足的供电量。

1. 用电设备与照明用电照明度(表 18-2)

表 18-2 医院变压器配备参考标准

床位数(床)	变压器电功率(kW)	台数
300	320	1
500	560	1
600	620	1
700	760	1
1 000	860	2

注:500 床以上医院可采用配较小电功率的两台变压器,其用量不变。

医院要保证照明用电,根据不同部门,提供相应的照明表(表 18-3)。

表 18-3 医院人工照明参考标准

部门	一般照明(lx)	工作面综合照明(lx)*
手术室	100	2 000~3 000
各科诊室、治疗室	100	500
实验室	100	500
病房	25	—
眼科病房	10	—
医护办公室	75	200
盥洗室	20	—
走廊楼梯	15~20	—

(续表)

部　门	一般照明(lx)	工作面综合照明(lx)*
食堂、休息室	75～100	—
药房、化验室	50～75	300
图书馆	50	100
仓库	20	

2. 用电管理基本要求

(1) 照明线路和动力线路之间负荷应保持基本平衡，并注意避免对精密仪器电感应的干扰。

(2) 对某些常用直接接触病人的诊疗设备，应安装漏电自动保护装置。

鉴于电力供应在医院工作中的重要性，医院应有自己独立的变电所，有自己的电工班 24 小时值班，确保电力稳定连续供应。

(三) 供热管理

医院供热主要是指通过锅炉产生热量，经供热管道输送到使用部门。主要用于食堂、洗衣间、开水间、供应室、消毒、烘干、冬季采暖、蒸馏水等。

1. 供热设备管理

医院锅炉吨位的配备可根据医疗、生活等每小时最大热量来进行计算，一般以每床 10～15 kg/h 为标准，即 100 张床可配 1.5～2 吨，北方寒冷地区可适当提高吨位数(表 18-4)。锅炉的配套设备包括鼓风机、引风机、电动给水泵、蒸汽给水泵、自动炉排电动机等，还要配备水质处理的离子交换器、消烟除尘落灰器、消音、余热水利用装置、分汽缸、输汽管道、散热装置和散热排管等设备。

表 18-4　医院锅炉配备参考标准

床位数(床)	气吨位(t)	配备数(台)
100	1	2 台(其中备用 0.5t 1 台)
200～300	2	2 台(备用 1 台)
300～500	4	1 台
	2	1 台(备用)
600～700	4	2 台
	2	1 台(备用)
800～1 000	4	3 台(备用 1 台)

医院必须有自己的锅炉间,并有经过专业培训、取得正式司炉工上岗证的专门技术人员,实行 24 小时值班制度,保证热量供应。

2. 采暖要求(表 18-5)

表 18-5 医院主要部门冬季室温参考标准

部门名称	室内温度(℃)
成人病房一般诊室	18~20
儿科病房、妇产科病房	20~22
理疗室、X 线室	20~22
手术室、产房、婴儿室	22~25
新生儿病房	24~26
办公室、工作室、急诊室	16~18

注:各科病房相对湿度保持在 55%~65%。

二、制冷及空调管理

医院为保证病人健康和精密医疗设备的正常运转,除了冬天供热外,夏天炎热天气还应制冷,以达到符合要求的温度、湿度。

医院的供冷部门,主要有手术室、婴儿室、产房、急诊抢救室、重症监护室(ICU)、新生儿重症监护室(NICU)、菌检室、血气分析仪器室、无菌制菌室、内镜室、同位素室、B 超室、CT 室、MRI 室、800 mA 以上 X 线机室、太平间,以及需恒温的仪器室、病房等。制冷设备有两种:一种是集中供冷,如目前大中城市一般应用中央空调,其热功率按每平方米 100 kcal/h 计算;另外一种是分散供冷,多采用窗式或柜式空调,其热功率的大小按每平方米 150 kcal/h 计算。

空调应有专人负责,并制定严格的操作规程制度,重视日常的检查、维修保养工作,确保正常和安全运行。

三、医院被服装具管理

医院被服装具主要指医院工作人员的服装和各种敷料布、洗手衣、手术衣,病人使用的医院病床上用品和病服。

医院是致病因素集中的地方,如细菌、病毒、放射性物质等。医院被服装具密切接触这些致病因素,因此需要定期对它们进行消毒处理,以减少交叉感染,保证病人和医院工作人员的身体健康。

1. 被服装具洗换

(1) 医院员工服装既是职业标志,也是防护服装,因此既要求端庄、整洁,又要注意隔离消毒,防止交叉感染。医院工作人员服装力求做到冬季每周至少换洗一次,夏季每周至少换洗两次;特殊情况如污染后随时换洗。

(2) 病人用的被服装具应每周更换1~2次。有污染时随时更新、消毒,外科手术后病人应更换清洁衣服,以防感染。

(3) 分类洗涤,主要是指病人与工作人员的衣服要分开洗涤。各不同科室的被服应分类收集、洗涤。传染科的被服、一些严重污染的被服等应分开收集、运送、消毒处理后,再单独洗涤。

(4) 被服洗涤晾晒干后,应作平整熨烫,再按科室分类严格分开叠放。

2. 洗衣房和被服间

洗衣房负责被服装具的洗涤。内部应分设污衣接收间、消毒间、洗涤间、烘干间、熨平间、缝纫间、存储间、发放间等。洗衣房的工作人员根据洗涤工作量而定,随着医院后勤社会化,这一部分可逐步交由社会合同经营或承包经营。

被服间具体负责被服装具的发放、修补等日常管理工作。

四、车辆运输与通讯设备管理

(一) 车辆运输管理

医院自备车辆的主要任务是运送物资及人员,车辆配备应视医院实际工作需要而定。医院车辆运输管理的主要任务如下。

(1) 岗位责任制:值班司机和救护车司机应连续值班。

(2) 统筹安排车辆运行计划。

(3) 强化维修保养,提高车况。

(4) 进行行车安全教育,管理汽油与车库。

(二) 通讯设备管理

医院是一个信息交换量很大,交换速度要求很高的单位。通讯是否灵敏,将直接影响医院的工作效率。例如,病床边呼叫护士的警铃如果坏了,病人病情的变化就可能不能及时通知到医护人员,而延误病情。因此,加强通讯设备管理,确保通讯通畅也是后勤管理的一项重要内容。

医院常见的通讯设备包括电话、电子音控对讲机、无线电呼叫系统等。在管理中应注意:①工作人员应作相应的专业培训,如电话总机操作人员;②定期检修通讯设备,防患于未然。

五、太平间管理

（一）太平间设置

（1）太平间的位置应尽量避开病人及其家属的活动范围和可视范围，以免造成负面心理影响。

（2）最好是独立建筑物，有直接对外通道。

（3）床位数一般按医院病床数 1‰～3‰ 计算。

（二）太平间管理

（1）专人 24 小时值班。

（2）注意通风、防腐、防虫、防蝇等。

（3）建立健全尸体的存放、进出、核对、登记等制度。

（4）非传染性尸体与传染性尸体应分别存放。

六、医院环境管理

医院环境管理主要包括医院环境卫生管理和医院的绿化美化工作。良好的医院环境不仅给患者和医院工作人员以心理上的享受，也具有卫生学的意义：医院是病人集中的地方，人流量极大，污浊的环境将给各种病原体提供良好的繁殖环境，导致医院空气质量下降，不利于病人的健康恢复。因此，搞好医院环境管理，为医疗护理工作创造一个良好的环境，是后勤工作的重要内容。

（一）医院环境卫生管理

医院环境卫生包括采光、通风、噪声、照明、空气质量、整洁等各个方面，不仅取决于医院的选址、建筑总体设计，更依赖于日常的管理保洁工作。具体来说应做好以下各方面的工作。

（1）坚持每天定时清扫，且宜采用湿式清扫。

（2）禁止医院里的各种违章搭建、随处张贴、乱停乱放等。

（3）对医院垃圾和废物、废水进行专门管理。

（二）医院的绿化美化

医院的绿化美化不仅能给病人与医院工作人员创造清新舒适的环境，有助于病人的健康，而且对于预防空气污染、改善空气质量、预防院内感染的发生也有重要意义。

医院应根据所处地带、气候环境、院落大小、建筑布局等因素因地制宜地进行绿化。绿化树木中首选常青树，并选用抗污染、净化空气能力强的树。绿化不应影响室内的采光、通风。

要制定医院绿化美化的长远规划和年度计划。根据本单位占地面积及建筑物布局情况,通盘考虑绿化规划,努力解决黄土赤露,提高绿化覆盖率,注意园林、亭、角、架、山、溪、雕塑的点缀,提高绿化美化水平。长远规划以绿化发展为方向、目标为前提,而年度计划则应侧重于具体的实施,包括花木的种植和管理,防治虫害以及越冬保暖等。绿化经费应实行专款专用。

建立健全绿化工作管理制度。绿化工作历来有"三分栽、七分养"的说法,绿化专业人员对绿化进行养护,以保障绿化栽植的成果。对擅自移树、砍伐、任意采摘花果及攀折树木,在草坪养护期间践踏和损坏行为予以必要的处罚。因基建或其他原因需要占用绿化地或砍伐、移树时,须实行报批手续,经绿化领导小组同意,对于属当地园林保护的名贵花木、古树,须经当地园林部门批准后,方能砍伐或移地。

七、医院职工生活服务管理

医院职工生活服务管理主要包括对职工食堂、托儿所(幼儿园)、职工宿舍等的管理。这部分工作虽然不是直接为病人服务,但是它通过为职工解决生活上的后顾之忧来帮助稳定广大职工的情绪,调动他们工作的积极性,从而间接地帮助了医院医疗质量的提高。

第三节 医院后勤管理体制和发展趋势

一、我国医院后勤管理现行体制

尽管经过了多年的改革实践,目前我国医院后勤管理体制普遍还是"小而全"的形式,即"医院办社会",医院自身举办各种后勤服务。在社会主义市场经济日趋深入、医疗服务成本越来越高的今天,"小而全"的后勤管理体制越来越显示出许多不合理的地方:队伍庞大,工作效率不高,人、财、物的效用未能充分发挥出来,资源的配置和使用不尽合理,医院负担重。

二、我国医院后勤管理改革发展趋势

医院后勤管理的经营管理理念和管理行为将发生变化,主要体现在以下6个方面:①医院后勤企业化经营管理方式逐渐形成,以企业的组织形式建立后勤服务社会化集团。②重视长、短期工作目标的设定,开拓经营思路,重视成本核算。

③加强组织管理。以网络技术为基础,逐步在工作中使用高新技术产品;以市场和实践状况为信息来源;以服务对象的需求和评价作为管理考核的准则。④把盈利能力作为衡量后勤社会化改革经营状况的标准。⑤建立企业文化,树立企业形象,形成企业核心竞争力。⑥依法进行管理。

我国医院后勤管理发展趋势主要有两个方向:①医院后勤服务部门向社会开放,在保证医院需要的前提下为社会提供服务,提高后勤资源的使用效率。这种方式适合于那些服务不能间断或间断时间只允许在极短时间范围内的部门,如供电、供水等。其方法可以是把医院后勤部门归属于一个医院后勤服务公司,相对自主经营,跟医院签订有偿服务合同。②"社会办医院",由社会专门力量为医院提供后勤保障服务,这种方式适合于那些应急性不是非常强的服务部门,如食堂、幼儿园、职工宿舍等。这种方式有助于减轻医院负担,并且能提高后勤服务的工作质量。这两种形式都是后勤服务社会化的有机组成部分。

医院后勤服务社会化是医疗卫生行业后勤改革发展的必然趋势,也是目前医院的必然选择。医院后勤改革是个新课题,需要有一个探索和实践的过程。后勤管理体制改革应从实际情况出发,对不同部门实行不同的改革模式。在实践中有了非常成功的经验,例如有的医院在改革中实行了整体规划、分步实施的战略。

1. 整体规划

将后勤系统的改革分为三大块:部分班组实行经济目标责任制,部分班组成立相应的服务公司或服务水中心,医疗区实行物业管理。

首先,对与医疗直接相关的水、电、气服务部门实行经济目标责任制,对其经济指标进行量化定额管理,并根据各项指标的完成情况实施奖惩。通过实行经济目标管理,后勤职工工作积极性大大提高,增强了勤俭意识和成本核算意识,提高了服务质量和工作效率,各项消耗明显降低。其次,一些相对独立于医疗而又能创收的后勤部门,成立服务公司或服务中心,如物资供应中心、饮食服务中心等,医院将"中心"剥离出去,给予一定的优惠条件,引入市场机制,自负盈亏,自主经营,既为医院服务,又面向社会服务。最后,将保洁、保安、维修、绿化及门急诊的导医导诊等牵涉面广、管理难的服务项目,交付社会专业物业公司管理。

2. 分步实施

后勤改革实行"三部曲":从托管,到逐步剥离,再到完全社会化。

实行物业管理改革,力度大,涉及的问题多:①认识问题;②费用问题;③稳定问题。针对这些情况,在改革中可以采取三项举措,实行了分步实施战略。

一是提高思想认识,让职工认清医疗改革的大趋势。医院组织人员进行专题调查,通过算账,使职工认识到,虽然后勤实行物业管理要多花一定的钱,但所增加的费用与医疗服务的增长量及医院发展速度同步,且物业公司专业化程度高，管理更规范，将使医院后勤服务水准达到一个新高度，是一笔很合算的经费。

二是在此基础上，医院采取托管的方式，妥善安置后勤人员。后勤人员由物业公司管理，按其所从事的职业安排合适岗位，发挥他们的专长。托管人员在托管期间，由物业公司按标准发给相应待遇，伤、残、病、死等费用及善后处理由物业公司按有关规定负担，物业公司负责对托管人员进行培训、考核和管理。托管使后勤职工认识到市场竞争带来的压力，使他们产生强烈的风险意识，也为他们对将要实施的后勤社会化改革提供了一段心理过渡期，为医院后勤全面社会化提供了基础。

三是建立健全物业管理监控体系。能否有效进行检查、监督和评估，是确保后勤社会化改革成功的关键。医院建立健全了一套严密的监控管理体系，包括订立质量标准，让物业公司按标准落实；成立质量监控机构，具体执行质量监督、评估标准；制定年度全面评估制度，若评估满意度低于85%，医院有权要求整改或终止合同，以增加对物业公司的约束力；严明奖惩制度及确定管理服务费用的支付方式，以确保后勤保障机制的健康运行。

实行物业管理，使后勤服务更加专业化和规范化，工作效率大大提高，成效十分明显。

一是树立了医院文明高效的服务形象。随着社会的发展和进步，病人对良好就医环境的期望越来越高。医院引进社会物业管理后，要求按星级宾馆标准来管理和服务，医院大门由保安维持秩序，停车场井然有序，走进门诊大厅能听到礼宾小姐的问候，院内24小时有保安人员巡逻，地上不见了痰迹、纸屑，门窗玻璃光可鉴人，为病人提供了安全、整洁、舒适、优美的就医环境。

二是减少了医院用工和隐性浪费。实行后勤改革前，医院很大一部分临时工来自农村，甚至拖家带口，不但要占用医院的房子，还要耗费大量的水、电、气。后勤服务实行物业管理后，医院减少了临时工，清理收回了一批临时工用房，减少了隐性消耗和浪费，节约了一大笔开支。

三是有利于医院领导集中精力搞好医疗、教学、科研工作。过去，后勤管理的事务性工作牵制了院领导大量时间和精力，往往还会出现不尽如人意的地方。现在，具体的事务性工作都移交给了物业公司，院领导得到了真正的解脱，使精力能真正集中到医院职能的管理上来。

（何雪松）

参考文献

[1] 丁涵章,马骏,陈洁主编.现代医院管理全书.杭州:杭州出版社,1999
[2] 史自强,马永祥,胡浩波主编.医院管理学.上海:上海远东出版社,1995
[3] 郭子恒主编.医院管理学.第 3 版.北京:人民卫生出版社,1990
[4] 袁惠章,陈洁主编.现代医院管理简明教程.上海:中国纺织大学出版社,1996
[5] 马富春,周兆明主编.医院管理学(后勤管理分册).北京:人民卫生出版社,2003

第十九章

医院战略管理

第一节 战略管理的理论与实践

现代战略概念的出现是古代战略思想长期发展的结果。这种发展,在中国与西方有各自不同的源流。直至近代中西文明发生密切的交流之后,战略观念在世界范围内才汇合成为一个发展过程。1980年,《战略管理》杂志正式创刊,兼容世界各国战略学者的"战略管理协会"宣告成立。这两件事是战略学的重要性在更广泛的范围内得到人们的接受。迈克尔·波特的《竞争战略》(1980)和《竞争优势》(1985)是战略理论得以建立的最重要标志。

一、战略的概念

战略的定义是多种多样的,一般而言,是对事物长远发展的全局性谋划。加拿大管理学者名茨博格的战略5P定义,可以帮助我们理解战略的内涵:战略是一种计划(plan),具有超前性和动态性,它立足当前,着眼未来,谋求组织长期的生存与发展;战略是一种计谋/策略(ploy),在特定的场合可以作为威胁和战胜竞争对手的一种具体的计策;战略是一种模式/方式(pattern),不仅体现为一系列的计划,也体现为一系列的行为;战略是一种定位(position),确定自己在市场上的位置;战略是一种观念/想法(perspective),它体现组织中人们对客观世界固有的认识方式,是组织文化(包括组织的理想、经营理念、推动力等)的反映。

二、战略管理的理论

战略管理就是将一个组织和机构内部能力去适应它的外部环境需求的过程。它对有效地(高效果和高效率)分配人力和物资资源是极为重要和必需的。战略管理的目的是使管理人员能制定和实施使一个组织达到其目的和目标的战略。在战略管理过程中,管理人员会自觉或不自觉地考虑许多主要和关键的因素。

(一)战略管理的三组因素

在战略管理中,管理人员经常考虑的三组因素为"ABC"、"3个F"和"3个S"。

1. "ABC"

"ABC"这组因素影响着人们在许多可行战略方案中选择一个战略的过程。

A(assumption)代表着假设。假设是人们对组织未来的战略作出抉择的基础。正如我们解数学应用题,在解答时要有假设,在决定组织未来战略时,也要有假设,因为我们不能准确预测未来的状况。在战略管理中,假设涉及组织未来的各种主要的内外环境,如未来的经济状况、政策状况和人口变动状况等。

B(beliefs)代表着信仰、观念和对问题的看法。这里信仰、观念和对问题的看法不仅是指管理人员的,而且还包括非管理人员的。这些也是人们作出各种决策的基础。如果管理人员认为初级卫生保健的费用很高,很难见效,则他不会选择有利于初级卫生保健的战略方案。

C(consequences)代表着可能结果。管理人员在选择战略方案时,必须预测和评价每一个战略的可能结果。这可以进一步证实我们的假设和对问题的看法是否正确,也帮助我们选择一个比较实际可行的战略。如某一战略的结果看上去很吸引人,但为达到这一战略结果所需的假设条件很高,人们的观念和看法还不能有助于该战略的实施,则这一战略也不能作为我们组织实际可行的战略。

2. "3个F"

"3个F"是用来确定与本组织和本机构目前的能力和发展方向相一致的战略方案。"3个F"分别是forces、focus和fit。

forces代表着推动组织的各种力量。推动组织的力量绝大部分来自外部环境。这可包括竞争者的力量(竞争水平和种类)、技术的力量(技术的水平和发展的趋势)、有关的政策、法规和条例、去除某法规和条例、消费者的力量(病人的力量)、投资者的力量、行业的发展趋势以及物价上涨的力量等。如果一个组织要保持它的竞争力,要能获得成功,就必须满足这些力量所期望的各种需求。组织的战略必须适应这些需求。

focus代表着一个组织的主攻方向。医疗机构可以以优质服务作为它的主攻方向,也可以以低价服务作为它的主攻方向,或以特色医疗服务作为它的主攻方向。目前在医疗市场激烈竞争中,许多医疗机构重新调整医疗结构,调整工作重心,并制定了相应的新战略。

fit代表着适应性。这里适应性是指组织适应于外部环境的需求和所有各类有关人员期望的能力。各类有关人员(stakeholders)是指对组织的活动有影响或受组织活动影响的人。与医院有关的各类人员包括病人、医院职工、上级卫生行政部门领导、上级学术部门领导、医院的协作单位领导、医院所在地区的行政部门领导、卫生防疫部门的人员、卫生法规的制定者和执行者等。一个战略如能提高组织的适应性,就有最好的成功机会。

3."3个S"

"3个S"是指战略(strategy)、结构(structure)和风格(style)。

战略代表着一个组织用来达到目的和目标的行为过程,它是为全面实现目的和目标而对主攻方向以及资源进行部署的总纲。战略确定后,就决定了今后组织工作的重点、资源的投入方向。

组织结构有助于组织作出如何运行以达到其目的的决策。这里的组织结构有时也称为组织文化,而不仅仅只是静态的组织框架结构。没有一个适当的组织结构,战略就无法有效地实施。在选择战略或实施战略时,都必须考虑组织结构。通常在选择战略时,必须选择能适应组织结构的战略。如果某一战略特别重要、必须采用,而组织结构不能适应所选战略,就必须考虑改变组织结构,使之适应所选战略,但改变组织结构是比较困难的。

管理者在评价战略方案,在作出战略性的决策,在晋升工作中和在指导下级工作中都有其风格。管理者的风格常常决定了组织结构(文化)和价值观。战略制定者必须考虑在给定的组织结构(文化)和管理风格中,拟定的战略能否成功地实施。

(二)战略管理的四因素模式

在制定战略时,怎样保证所拟定的战略是适当的,以及怎样保证实施这些战略能得到预期结果,一直是管理人员所关心的。许多管理人员依赖于经验和直觉,但单凭这些经验和直觉是不够的。战略管理的四因素模式有助于我们制定组织的战略。

战略管理的四因素模式如图19-1所示。模式中央是战略管理,其周围圆环上的方块为战略的四因素,即战略计划(strategic planning)、组织结构(organizational structure)、战略控制(strategic control)和资源需求(resource requirements)。在方块外的是影响四因素的各种力量和制约因素。整个模式显示组织的战略应如何平衡组织内部和外部的需求,发挥组织的整体功能,并利用资源实现组织的目标和组织的价值。模式中的箭头表示了战略管理四因素之间的相互依赖关系。这四个因素都使战略管理与组织内外环境的现实相联系,并且每一个因素都直接或间接地影响着其他3个因素(图19-1)。

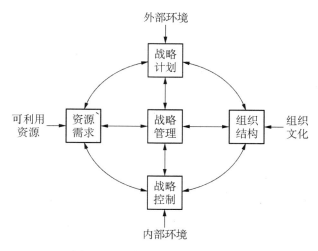

图 19-1 战略管理的四因素模式

1. 战略管理

战略管理在四因素模式的中央,它管理着所有 4 个战略因素,以制定和实施组织的战略。战略管理的作用就是要使组织的内部运行(包括人力、物力和财力资源的分配)最好地适应外部环境。战略管理的基础就是组织的价值,如果没有认识到组织生存的价值,就不能制定组织的任务(mission)、目的(goals)和目标(objectives),也无法制定出相应的战略。

2. 战略计划

战略计划是战略管理与组织外部相联系的关键点,它须仔细分析外部环境。战略计划者在确定外部的有利机会和威胁后,还要分析组织可利用的资源、组织的优势和弱点,然后确定各种战略方案,从这些战略方案中选择一个能利用外部有利机会和内部优势的战略方案。根据所选战略,制定具体实施计划。计划的实施需要有特殊的资源和组织结构。

3. 资源需求

资源的需求把战略管理与组织的资源联系在一起。组织的资源包括人力、财力、设施、仪器、土地、获得的信息、慈善愿望等。战略计划者必须决定资源的需求、获得和分配。在制定战略方案时,计划者必须考虑在给定的组织可利用的资源情况下,所选战略是否能成功。如果战略是可行的,那么有许多分析方法可用来评价资源和计划资源的分配。

4. 组织结构

组织结构使战略管理与组织的现实相联系。在制定战略方案时,计划者要考虑组织的结构是否适合于所制定的战略。战略不仅要适合组织的目的、目标、劳动力状况等，还要适合于各部门的操作程序，适合于各部门的沟通关系，以及适合于控制实施的程序。有时组织的结构需要适当改变以适合战略。除此之外，战略计划者还必须了解组织的非正式权力结构、组织的文化及管理者的决策风格是否有利于或阻碍战略的实施。管理者的管理风格、运营价值观和高层领导对组织的远景规划可能也是决定一个组织能否成功地实现战略的重要因素。

5. 战略控制

战略控制与战略实施有关，它使战略管理与组织的内部环境相联系。因为它涉及如何评价组织实施战略的好与差。战略控制有两个方面：①内部控制；②外部控制。内部控制涉及资源和组织运营的监督并提出改进建议，以利更好地实施战略。外部控制涉及对战略成功与否地衡量。衡量指标可以是服务量、利润、市场占有率、销售量、服务质量等。在以病人服务为中心的医院，病人的评价也可作为衡量的依据。

战略管理理论对管理者制定和实施一个适宜的战略具有理论指导意义。不管卫生机构的层次高低、规模大小和性质如何，管理者都必须有实现组织目标的战略，它是目标能否实现的关键。

三、企业的战略选择

迈克尔·波特1994年在评论早期战略学文献解释企业成功时，认为它们规定了3个基本条件：①公司制定了成功的战略；②企业的这个战略，将企业的实力与弱点，与外部（行业）的机会与威胁实现了结合；③企业的战略应集中于创立与利用其"独特能力"，即能使企业竞争成功的核心能力。早期的战略文献，主要解释了企业成功的一些宽泛的原则。为了真正解释企业的竞争成功，迈克尔·波特认为应该构建一种将环境条件和企业行为与市场结果的动态战略理论，其关键的分析工具是因果链。他认为，最广阔层面，企业的成功是两种因素作用的结果：企业所竞争的那个行业的吸引力，以及企业在那个行业中的相对优势地位。企业的获利能力，可被分解成行业效应和定位效应。如果行业结构被视为恒定的，那么一个成功的企业一定是占据着优势地位的企业。而优势的地位是结果而非原因。用因果链分析，企业的优势地位一定是因为企业具有一个相对于竞争对手的持续竞争优势。竞争优势有两种基本类型：①有较之竞争对手更低的成本；②有较之对手更强的实现差异化的能力，以及因为差异化付出了额外成本后，能通过溢价把成本收回来的能力。任何一个业绩上佳的企业，都必然是获得了上述一种或两种优势的企业。

（一）总成本领先战略

总成本领先战略是一种以较低的总成本提供高价值的产品和服务，从而吸引广大顾客的战略。采用这种战略的企业，通常其提供的产品或服务具备以下3个特点：①绝大多数顾客可以接受其产品或服务的质量、性能；②产品或服务是相对标准化的；③产品或服务的价格相对比较低。采用这种战略的企业是在不忽视大多数顾客关注的产品性能与质量的前提下实现成本的降低。

（二）质量效益型战略

质量效益型战略就是追求以优良的质量、适当的品种来满足市场的需要，获得好效益的战略。日本在20世纪50年代初从美国引进了质量管理，1951年设立了戴明奖和实施奖，1960年开始举办"质量月"活动，开展日本的全面质量管理，1969年设立了质量管理奖，开展全民质量教育，近些年，又狠抓企业质量体系的国际认证工作，促进和增强企业综合实力。美国政府和企业界由于其产品在世界市场上遇到了来自德国、日本等国产品的挑战，意识到"美国若想在世界上处于领导地位，获得质量领域的领导地位是最重要的，经济上的成功取决于质量"。1984年美国国会通过决议，规定每年10月为"质量月"，其口号是"质量第一"。英国政府于80年代初发布了《一个全国性的质量战略》决定，把质量作为市场竞争的最重要的非价格因素，到80年代末，英国政府用于质量方面的投资每年150亿～200亿英镑，有力地推行质量管理和质量保证体系。其他如法国、挪威、瑞典、加拿大、瑞士、荷兰、澳大利亚、新加坡等国政府均先后颁布了众多的质量政策，推进企业的质量管理和质量保证体系活动。自70年代末期以来，我国企业在采用和推行现代化管理科学方法上进行一系列探索。1990年末国务院决定1991年开展"质量、品种、效益年"的活动。走质量效益型发展道路，要求产品使用价值必须是高质量、高效能的，产品的价值必须是最优化的。

（三）重组战略

21世纪的世界经济正发生着新的变化，企业通过进行国内和跨国联合、兼并等多种形式的企业重组，组建特大型的公司（或企业集团），以期在世界经济中增强竞争实力、提高自己的地位和增加产品的科技含量。我国在建立现代企业制度的进程中，中央也提出积极推进国有企业战略性改组。

在一个经济波动周期中，一个国家企业总量的变化趋势为：伴随经济危机的出现，许多企业破产倒闭，企业个数迅速减少，直到萧条时期达到最低点；在经济复苏阶段，企业总量又出现缓慢增加，直到高涨时期企业个数又一次达到最高峰，但低于前一周期的最高峰（图19-2）。宏观经济波动一次企业重组一次，每进行一次重组，企业素质有一次质的飞跃（图19-3），从长时期考察企业素质的变化趋势,则企业重组是全球经济发展的总趋势。企业通过重组使社会总资本越来越多地向单个企业集中,发挥知识优势,创造新技术,开发新产品,提高产品的科技含量。利用规模优势,集中力量发展高新技术产业,进行国民经济结构调整,尽可能提高资源(特别是知识资源)的利用率,为人类提供更多的高质量的服务,以增强企业对市场的适应性,提高企业在市场中的竞争实力,适应世界经济发展的大趋势。企业重组可有以下6种战略。

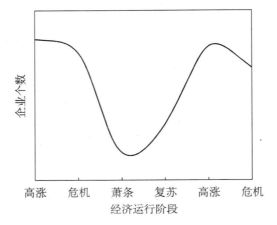

图 19-2　企业个数与经济运行阶段关系

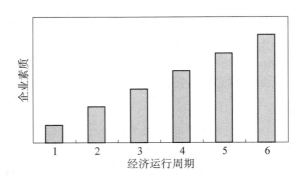

图 19-3　企业素质与经济运行周期关系

1. 生产经营产品系列化发展的重组战略

企业可围绕主导产品开发系列产品,增大企业产品深度,形成大企业集团,打品牌。企业可生产经营同种品牌不同质量水平的系列产品,以满足具有不同需求的消费者的需要,提高品牌产品的市场占有率,提高经济效益,增强企业的竞争实力。这一战略主要适用于利用人类已有知识从事系列产品生产经营活动的企业。

2. 生产经营横向发展的重组战略

以现有产品的生产经营知识为基础,开发多个系列产品的生产经营项目,增大企业产品广度,形成产品生产经营横向体系的企业集团。通过这种企业重组,可以发挥知识的互补作用,增强企业新产品开发能力,开发新产品系列,增强企业对市场的适应性和提高其竞争能力。它主要适用于技术含量高（且有一定通用性）从事开发性产品经营活动的企业。

3. 产品经营纵向发展的重组战略

产品经营纵向发展的重组战略就是围绕企业生产经营的主导产品,开发配套产品进行生产经营,对主导产品的生产经营向前和向后延伸,延长产品生产经营线,形成相互配套、相互支持、相互利用的企业集团。它主要适用于从事开发性的名牌主导产品生产经营活动企业。

4. 扩大市场覆盖面的重组战略

扩大市场覆盖面的重组战略在企业产品的生产经营活动中,围绕市场开发,实施扩张战略,形成跨地区和跨国企业集团。企业利用自己成熟的生产经营技术扩大生产经营规模,用同种产品从地域上扩大市场覆盖面,走名牌战略之路,以满足更多消费者的需要,提高经济效益。该战略主要适用于从事名牌产品生产经营企业。

5. 多元化经营发展的重组战略

企业生产经营产品大多面临市场需求总量有限的问题,多元化经营可把不同行业体系、从事不同系列产品生产经营企业进行重组,多点开花,全方位地满足消费者需求。它主要适用于现在无主导产品而有待市场发育的企业。

6. 产业体系化发展的重组战略

运用高新技术进行产品创新生产经营,建立新的产业体系,把从事科学研究的科研单位、从事人才培养的高等院校、从事产品生产经营的企业和从事商品流通的企业进行重组,以科研、教育领先,推动整个体系协调发展,形成学、研、产、销一体化的企业集团。

在企业重组中应注意：企业重组是企业经营的自觉行为,不宜采用一刀切；企业重组应把着眼点放在提高企业生产水平、产品创新能力和经济效益上,处理好规模、能力与效益的关系,走适度规模经营的道路,不是简单地把若干企业叠加；重组企业应根据不同的特点和意愿选择适宜的法律形式,切忌随大流；企业重组应适时,在市场经济条件下,宏观经济的每一次周期性波动由萧条走向复苏的阶段总是企业重组的好时机,此时重组对象选择范围增大、重组成本降低、人才和技术引进较易、政府和社会支持；处理好企业重组中的债权债务问题,不能借企业重组之机,转移国有资产；企业重组应特别注重企业组织设计、生产经营、人员流动、市场体系建设决策的科学性,增强企业的凝聚力。

四、核心竞争力的培育

随着企业之间为争夺全球有限市场竞争的不断加剧,20世纪90年代,企业管理理论和战略管理领域开始了对企业核心竞争力的研究。中国加入WTO,使企业,尤其是大型企业,必须参与国际竞争,而企业的竞争力和实力,取决于企业的核心竞争力。普拉哈拉德(C. K. Prahalad)和哈默(Gary Hamel)(1990)对企业核心竞争力的定义为:"组织的积累性学识,特别是产于如何协调不同生产技能和有机结合多种技术流派的学识。"企业的核心竞争力是一个企业在长期的生产经营过程中形成的以知识(既可以是公司的实体性知识,即企业员工的知识与技能和物理的技术系统所形成的知识储备库;又可以是过程性知识,即管理系统和价值与规范所构成的知识管理体制),作为基本构成要素的实体性与动态性相统一的成长协调系统,这个成长协调系统的基础是公司所拥有的优势资源——学识。

一般而言,它具有顾客价值性、独特性、衍生性等特点。一个企业能否对顾客最看重的价值——顾客的核心利益做出关键性的贡献,在培育企业核心竞争力中具有举足轻重的作用,"货币选票"是决定谁具有核心竞争力的最后判断。企业的独特性主要表现在竞争的差异化优势方面,即核心竞争力不易被其他企业模仿和移植的特性,拥有核心竞争力的企业受到竞争对手和替代品的威胁相对较小,竞争对手进入目标市场壁垒较高,企业可以长期控制该目标市场,并不断巩固和加强其竞争优势地位。衍生性主要表现在企业的核心竞争力是一个不断成长的动态协调系统,该系统能够不断地开拓出新产品,具有旺盛、不衰竭、持久的生产力和辐射力。

不断学习是获得企业核心竞争力的主要途径,21世纪企业要保持竞争优势,要看它是否比别的竞争对手学习得更快。学习曲线越陡峭,企业的学习效率越高,一种新观念、一套新的动作方式、一项新技术在企业扩散更快(见图19-4中的A企业)。

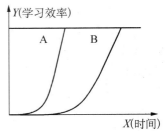

图19-4 学习曲线

知识创新是企业核心竞争力培育更新的源泉。管理大师皮得·德鲁克认为,要把握未来世界的发展脉络,就必须理解并有效运用知识创新的本质。戴布拉-艾米顿在《知识创新,共同语言》中,把知识创新定义为:"为了企业卓越、国家经济的繁荣昌盛以及整个社会的进步,创造发展交流和应用新的想法,使之转化为市场适销的商品与服务的活动。"知识创新是企业最重要的竞争能力。

制定基于企业资源的战略是培育企业核心竞争力的保证。每个企业都有大量的有形和无形资产。有形资产是指具有实物形态的资产,包括固定资产、存货、对外投资、货币资产、应收账款等,在资产负债表上可以体现,容易评估,竞争对手容易模仿,是形成企业竞争优势的必要条件,但不是充分条件;无形资产是指没有物质实体而以某种特殊权利和技术知识等经济资源存在并发挥作用的资产,包括顾客对公司的品牌的忠诚度、企业文化、独特位置、技术知识、专利和商标权。由于无形资产是企业在实践过程中通过日积月累形成的,难于被模仿移植,具有异质性和稀缺性的特点,所以它是形成企业持续竞争优势的充分必要条件。

第二节 医院战略管理理论应用的意义及应用的主要限制因素

一、战略管理理论应用的意义

政府正在努力使大的医疗服务机构和大学要像企业那样经营。医院虽然不是真正意义上的企业,它们的目的不同,但这不意味着医院在某些地方不能像企业那样。医院在许多方面优于企业,它们有献身精神的员工,并有许多一致的目的和兴趣。虽然收入低、社会舆论的压力较大,但他们仍然为病人的利益和福利努力工作。医院工作中有许多问题可以通过讨论、取得一致意见后解决。这些优点不能轻易忽略。大多数医院效率已提高,意识到应降低费用。现在需要的是如何变得更有效、寻求把工作做得"更好"。今后的医院需要"质量"和"多样化",医院可以通过不同的活动和医疗过程达到成功,这需要在医院与其服务对象之间连续的、建设性的对话。一些医院可能在许多领域都是杰出的,但所有医院都应该至少在某一领域是杰出的。

我国政府在医疗机构管理中,已引入市场竞争机制,倡导多种形式办医,发挥各类医院的优势与作用,满足人们对医疗服务的不同层次的需要,使医疗卫生服务优质、高效、合理的费用。随着我国医疗市场的逐渐开放,医院的发展将更多地取决于市场的作用和医院自身的力量,因此医院必须研究医疗市场、明确自己在医疗市场中的定位,制定发展战略,从而使医院在医疗市场对外开放的激烈竞争中始终保持较强的竞争力。

二、战略管理理论应用的主要限制因素

医院有效战略的形成需要与医院有关的所有人员都对医院的"正确"改变感

兴趣,创造一个战略的氛围和文化,其中尤为重要的是医院上层领导的全力倡导。美国通用电气公司前任总裁杰克·韦尔奇的20年成功经验中,最重要的是他长期制定与实施一套切实可行的企业发展战略。为了领导企业变革,美国通用电气公司关注与企业文化的营造。不管是由于威胁的逼迫,还是由于机遇的驱使,通过数据、样板和命令,在公司内逐步渗透、传播变革的需要,使所有员工建立共同的变革需求,形成公司目标远景。此外,分析利益相关者对变革的态度及其影响力,克服各种变革的阻力,调动员工的积极性,并使关键的利益相关者作出承诺,实际投身于变革。为了使变革能够持续,公司上层继续倡导与关注变革,在内部积极进行沟通,保持持续变革的活力和激情,持续投入足够的资金和时间。笔者认为,目前我国在实施医院战略管理中较大的限制因素是医院的文化还未能促进战略管理理论的应用。我们在部分医院的医院文化调查中也发现评价较低的是医院的竞争观、危机感、责权利观、自觉性管理观、人本主义管理观、等级观和效率观、医院文化管理状况。要使医院战略管理能够有效制定与实施,推进医院文化的建设是当务之急,尤其是医院的上层领导必须全力投身于医院文化建设和战略管理。此外,我国医院战略管理的制定与实施也需要政府卫生行政主管部门的倡导与支持,让医院在经营管理上有更大的自主权,政府主要只是通过行政管理、法制和经济手段来影响医疗市场的供给与需求,起宏观调控作用。

第三节 医院战略管理的方法

一、医院战略的任务

医院战略管理的核心是要回答3个基本问题:我们的业务是什么?业务组合应该是什么?为什么?要认清3个基本前提:外部环境的机会和威胁是什么?内部的优势和劣势是什么?我们的远景与目标是什么?要导出3个出路:特色、取舍和组合。医院战略管理的任务可具体分为以下4项。

(一)提出医院的远景

提出医院的远景也就是要指明医院未来业务组成和医院前进的目的地。说明:我们要去向何方?未来的业务组合是什么?我们的顾客是谁?我们的核心能力是什么?

(二)建立医院战略的目标体系

将战略远景转化成要达到的具体业绩标准,如服务量目标、服务质量目标、服务效率目标、财务目标及其他(如教学、科研、新技术应用等目标)。

(三) 制定战略

医院战略导向应考虑社会和病人需求、风险和创新,避免战略陈旧和由内而外的思维。医院可借鉴企业发展的成功战略经验,结合自身特点,制定能够实现医院远景与战略目标的战略方案。

(四) 高效地实施和执行医院战略

高效地实施和执行医院战略可使医院战略能够达到预期结果。我们经常会评价医院经营业绩、考虑实际的经营事实与变化的经营环境,产生新的思维和发现新的市场机会,调整医院的战略,使医院战略能够适应医院的内外环境。

二、医院内外环境分析与绩效评估的方法

有效战略的形成需要了解医院内部和外部的环境,需要了解目前医院医疗卫生服务的状况,并憧憬未来。例如,人们需要了解医院是如何组织的、他们目前的目的、目标、财政状况和计划,在医院中人们的需要和期望(包括病人、护士、医生、医疗辅助人员、管理人员和后勤支持的员工);需要以创造性的、企业管理方式洞察医院,展望医院能够和应该如何发展。战略制定不是战略管理的终点,它需要实施与控制。只有通过实践,才能证明战略的好与差。在战略实施后,需要对战略的成功与否进行评估。目前已有较成熟的可用于医院战略管理的评价指标,这些也是我国医院战略管理发展的基础。

1. 外部环境分析的常用指标

在外部环境分析中,通常用区域内人口数、人均收入、人均 GDP、老龄化程度、慢性病的状况反映外部环境对医疗保健的需求;用区域内医疗机构数、所有医院注册床位的市场构成比的平方根和、每千人口医务人员数(医生数、护士数)、每千人口床位数反映区域内医疗服务的竞争强度;用医院的财政收入、医疗费用总量控制水平、保险报销的严格程度(社会医疗保险对医院的补偿与医院社会医疗保险病人的医疗支出的比例)反映政府对医疗服务的支持与费用控制力度、社会负担率(无收入的医疗服务费用与医院收入的比例)及其他政治、政策因素。

2. 内部环境评价的常用指标

在内部环境评价中,通常考虑医院的性质(医院分类与级别)与领导的价值观、组织结构、人员状况(数量与结构)、设施与设备状况(医院床位数、固定资产、仪器设备资产、高新仪器设备的装备情况)、服务对象(危重病种比重、病种指数、门诊医保病人比例、医保病人床日数占总床日数的比例、病人的年龄结构)、信息沟通能力及文化建设等。

三、医院绩效分析的常用指标

在医院绩效分析中,常用指标包括:①服务规模(年门诊人次数、年住院病人数、年急诊人次数等)、市场占有率(门急诊与住院服务的市场占有率、老病人保留率等);②诊断质量(出入院诊断符合率、临床初诊与确诊符合率、手术前后诊断符合率、临床与病理诊断符合率、放射检查与术后诊断符合率、入院三日确诊率等);③治疗质量(治愈率、好转率、无菌手术甲级愈合率、病死率、重危病人抢救成功率、病人满意率等);④医疗缺陷状况(院内感染率、手术并发症发生率、无菌手术切口感染率、非甲级病案率/病史返修率、消毒合格率、医疗差错与事故发生数等);⑤工作效率(床位使用率、床位周转次数、出院者平均住院日、平均术前住院日、工作强度指数、人均诊疗数、医生诊疗数等);⑥费用控制(平均每一诊疗人次医疗费用、平均每一出院者住院医疗费用等);⑦科研能力分析(器材与实验室条件、每百床承担科研课题、每百床发表论文及获奖成果数、每百床新技术项目数等);⑧经济状况(反映偿债能力的流动比率、速动比率、资产负债率,反映资金周转状况的存货周转率、流动资产周转率、固定资产周转率、总资产周转率,反映获益能力的财政/业务/药品收入构成、药品费占总费用比、人均业务收入、投入产出比、投资收益率,反映医院发展潜力的 R&D 经费比率、医院对科研的经费投入、医院资本积累率、固定资产增值率、资信度等)。

四、战略分析指标

在战略分析时,可从战略管理与战略重点两方面进行。

(1) 战略管理,包括战略规划系统的研究(战略规划部门有无与成立年限、战略规划技术有无与引入年份、书面或口头战略规划形式、战略规划的时间跨度);战略规划的传达及高层管理者的角色(各级管理层参与战略规划的程度、战略修订间隔时间、各级管理层对战略管理理论的知晓情况);战略目标的制定(盈利能力、医疗质量、工作效率、市场营销、院长绩效、研究开发、员工待遇、社会责任);医院在制定战略时对外部环境的重视程度(科技发展、消费者、供应厂商、竞争对手、国际方面、政策法规、经济趋势、社会文化、其他);医院在制定战略时对内部条件的重视程度(财务状况、医疗服务与设备、市场营销、研究与开发、职工素质、目标与战略、组织结构)。

(2) 战略重点,包括临床服务项目、临床特色服务项目;服务时间(夜门诊、双休日门诊、节日门诊);服务形式(门诊、急诊、住院、上门服务、其他);新项目的开发等。

(薛 迪)

参考文献

[1] 李少军.论战略观念的起源.世界经济与政治,2002,(7):4~10
[2] 曹德骏.战略研究的基本理论问题.经济学家,2002,(1):53~60
[3] 施金龙.浅谈企业战略管理.江苏船舶,1996,13(1):19~21
[4] 李公总,李亚勤,张连堂.浅谈战略管理.地质技术经济管理,2001,23(3):1~5
[5] Alan J. Rowe, Richard O Mason, Karl E. Dickel, et al. Chapter 1. A framework for strategic management. Strategic management. Third edition. Addison-wesley Publishing Company, 1989
[6] 叶广宇.总成本领先战略的理论分析.价值工程,2001,(6):7~10
[7] 宋先道.质量效益型战略科学性的分析.科技进步与对策,1994,11(6):41~43
[8] 邱元明,刘定祥,罗艳芬,等.企业重组战略.重庆工业管理学院学报,1999,13(4):34~37
[9] 李小青,董佺.加入WTO中国企业如何培育其核心竞争力.北方经贸,2001,(10):110~112
[10] Enid Mumford. Creating a hospital strategy: suggestions and guidelines. Design Human Systems for Health Care. http://www.bcsnsg.org.uk/itin09/mumf1.htm
[11] 项保华.三问题、三假设、三出路.企业管理,2002,(3):30~32

附录

英汉医院管理学词汇

A

accessibility	可及性
accreditation period	评审周期
accreditation procedure	评审程序
administrator	行政官员
advanced life support	进一步生命支持
adverse selection	逆向选择
aggregate demand	总需求
aggression	进攻,侵略
allocate efficiency	配置效率
alternative delivery system	可选择的运送系统
assignment	分配
asymmetric information	不对称信息
authority	权威
authority and responsibility	权力与职责
authority relationship	职权关系
autoinfection	内源性感染
average cost	平均成本

B

balance billing	均衡账单
barrier-to-entry	进入障碍
basic life support	基本生命支持
basic nursing	基础护理
behavior science	行为科学
benefit analysis	效益分析
benefit principle	效益原理
biased selection	偏性选择
budget constraint	预算限制
budgeted cost	预算成本

C

capitation	按人头补偿
cardinal utility	基数效用
case mix	病例组合
case-mix index	病例组合指数
centralization	集中
certificate-of need	需要证书
classification of cases	病例分类
classification of diseases	疾病分类
closed system	封闭系统
code of medical equipment	医疗设备代码
coinsurance	共付率
commission on the accreditation for hospital	医院评审组织
communication	沟通
community medical care	社区医疗
comparative health administration	比较卫生管理
comparative statistics	比较统计
compensation	补偿
competition principle	竞争原理

compromise	折中	delegation of power or authority	授权
computer management of records	病案计算机管理	demand	需求
concentration ratio	集中比率	demand function	需求函数
confliction	冲突	depreciation	折旧
content of medical records	病案内容	determination of hospital beds	病床编设
contract operation	承包经营	diagnosis and treatment management of wards	住院诊疗管理
control chart	控制图	diagnosis quality	诊断质量
control of hospital infections	医院感染控制	diagnosis related groups (DRGs)	诊断相关组
control of quality defects	质量缺陷控制	diagnosis standard of lifesaving	急诊抢救诊断标准
control system of medical quality	医疗质量控制系统	directing and leading	指导和领导工作
cooperative medical care system	合作医疗制度	discipline	纪律
coordination	协调	discount rate	贴现率
copayment	共付	discrete choice analysis	限制选择性分析
corporate	法人	disinfection	消毒
cost containment	成本控制	division of labor	分工
cost sharing	成本分担	double factor theory	双因素理论
cost-benefit analysis	成本效益分析	dynamic principle	动力原理
cost-effectiveness analysis	成本效果分析	dynamical equilibrium	动态平衡
cost-utility analysis	成本效用分析		
crisis management	危机管理		
cross (price) elasticity of demand	需求交叉(价格)弹性		
cure rate	治愈率		
cyclical movement or fluctuation	周期性变动		

E

economic decision	经济决策
economic forecasting	经济预测
economic profit	经济利润
economics of scale	规模经济
economics of scope	范围经济
effectiveness	效果
efficacy	效能
efficiency	效率
elasticity of substitution	替代弹性
emergency automatic transmissive system	急诊自动传呼系统
emergency center	急诊中心

D

dead of arriving (DOA)	到达医院时死亡
decentralization	分权
decision department	决策组织
decision tree	决策树
decision-making theory	决策理论
deductible	起付线

emergency department	急诊科		**F**
emergency disease pattern	急诊疾病谱	fantasy	幻想
emergency first-visit responsibility system	急诊首诊负责制	feasibility	可行性
emergency intensive care unit	急诊监护室	feedback principle	反馈原理
		feedforward control	前馈控制
emergency medical management model	急诊医疗管理模式	fee-for-service	按服务项目收费
		financial plan	财务计划
emergency medical services system	急诊医疗体系	financing	卫生资源筹集
		first-aid	首援急救
emergency medicine	急诊医学	fixed cost	固定成本
emergency nursing center	急诊中心护士站	flat organizational structure	扁平性组织结构
emergency nursing unit	急诊护理单元	flight into activity	逃避
emergency optimization	急诊最优化	for-profit	盈利性
emergency programmed management	急诊程序化管理	foundational management of clinic	门诊基础管理
emergency radius	急诊半径	foundational quality	基础质量
emergency save plan	急诊抢救预案	frontier analysis	边界分析
emergency systematic management	急诊制度化管理	frustration	挫折
		function structure	职能机构
energy level principle	能级管理	functional department	职能部门
equilibrium price (quantity)	均衡价格（数量）	functional organization	职能组织
equipment investment per hour	设备小时投资额		**G**
equipment investment retrieve period	设备投资回收期	global budget	总额预算
		goal	目的
equipment well-used ratio	设备完好率	group rating	分组定价
equity	公平	group pressure	群体压力
esprit de corps	团结精神		**H**
esteem needs	尊重的需要		
ex ante moral hazard	事件前道德危害	health administration	卫生管理学
ex post moral hazard	事件后道德危害	health authority	卫生行政
expectation of life	期望寿命	health care	卫生保健
expected value	预期价值	health consulting	健康咨询
expense management	费用管理	health economics	卫生经济学
experience good	经验物品	health insurance system	健康保障制度
externality	外向性	health legality	卫生法制

health maintenance organization	健康维持组织
health organization	卫生组织
health policy	卫生政策
health programming	卫生规划
health resources	卫生资源
health service	卫生服务
health service investigation	卫生服务调查
hierarchy of authority	权力阶层
home medical service	家庭医疗服务
hospital accounting	医院会计
hospital acquired infection	院内感染
hospital auditing	医院审计
hospital computer information system	医院计算机信息系统
hospital cost accounting	医院成本核算
hospital courtyard management	医院庭院化管理
hospital economic accounting	医院经济核算
hospital equipment classification	医院设备分类
hospital equipment management	医院设备管理
hospital financial budgeting	医院财政预算
hospital financial management	医院财务管理
hospital industry	医院产业
hospital information system	医院信息系统
hospital leadership system	医院领导体制
hospital logistics assurance	医院后勤保障
hospital macroscopic control and adjustment	医院宏观调控
hospital management	医院管理
hospital material management	医院物资管理
hospital noise	医院噪声
hospital operation decision	医院经营决策
hospital operation management	医院经营管理
hospital personnel organization	医院人员编制
hospital program budget	医院规划预算
hospital statistics	医院统计
hospital stock	医院股份
hospital support system	医院支持系统
hospital waste-water disposal	医院污水处理
human capital	人力资本
human resources	人力资源

I

identification	表同
incentive	诱因
income effect	收入效应
income elasticity of demand	需求收入弹性
increase effort	增加努力
indemnity	赔偿保险
indifference curve	无差异曲线
induced demand	诱导需求
inefficiency	无效
infant mortality rate	婴儿死亡率
inferior good	劣质品
information asymmetry	信息不对称
information feedback system	信息反馈系统
initiative	首创精神
inspection and control of medical quality	医疗质量监控
intelligence	情报
intensive care unit	监护单元
interest group	利益团体
internal market	内部市场
internal rate of return	内部收益曲线
isolation	隔离
isoquant curve	等产量曲线

L

labor-leisure trade-off	工作-休闲权衡
laissez-faire management	放任管理
law of demand	需求定律
law of diminishing returns	边际收益递减定律
leader skill	领导艺术
lifesaving rate	急诊抢救成功率
line organization	直线组织
line staff organization	直线参谋组织
link quality	环节质量
loading costs	行政管理费用
logistics management standard of hospital	医院后勤管理标准
long run	长期
love needs	爱的需要
low-value easily consumed product	低值易耗品
luxury good	奢侈品

M

managed benefits	管理效益
managed care	管理型医疗保健
managed competition	管理竞争
management by objectives	目标管理
management of out-patient services	门诊病人服务管理
management system	管理系统
management thought	管理思想
managed care	管理保健
manager	主管人员
marginal cost	边际成本
marginal labor (factor) cost	边际劳动力（要素）成本
marginal product	边际产量
marginal rate of substitution	边际替代率
marginal rate of technical substitution	边际技术替代率
marginal rate of transformation	边际转换率
marginal revenue	边际收益产量
marginal utility	边际效用
market demand	市场需求
market structure	市场结构
market failure	市场失灵
matrix type structure	矩阵型结构
Medicaid	美国穷人医疗救助计划
medical malpractice	医疗事故
medical market	医疗市场
medical market adjustment	医疗市场调节
medical market analysis	医疗市场分析
medical market management	医疗市场管理
medical model	医学模式
medical morality	医德
medical professional management	医疗业务管理
medical qualified defects	医疗质量缺陷
medical qualified personnel management	医院人才管理
medical record management	病案管理
medical responsible insurance	医疗责任保险
medical tangles	医疗纠纷
medical technical department	医技科室
medical technical standardization	医疗技术标准化
medical value compensation	医疗价值补偿
Medicare	美国老年医疗保健计划
model of hospital management	医院管理模式
monitoring of hospital infection	医院感染检测

monopoly (power)	垄断		
monopoly profit	垄断利润	**P**	
moral hazard	道德危害	patterns of leadership	领导类型
mortality rate	死亡率	peer assessment	同行评议
motivation	激励	perfect competition	完全竞争
multiple hospital system	多医院系统	performance rating	绩效评比
		personnel management	人事管理
N		personnel section	人事科
national health services	国家卫生服务	physiological needs	生理需要
needs for medical	医疗需求	planning diagnosis and treatment	计划诊疗
needs for self-actualization	自我实现的需要	play or pay	赌博或支付
normal food	正常物品	policy entry issues	政策进入问题
normal return	正常收益	policy evaluation	政策评估
nominal value	名义价值	policy implementation	政策执行
nonprofit firm	非盈利企业	policy monitoring issues	政策监督问题
		policy service issues	政策服务问题
O		preferred provider organization (PPO)	有选择性的服务提供组织
objective	目标	preferred risk selection	倾向危险选择
offer curve	供给曲线	prepaid group practice	预付性的行医小组
oligopoly	寡头卖主垄断	present (discounted) value	现值
opened system	开放系统	prevalence rate	患病率
operational business accounting	经营核算	price discrimination	价格歧视
operational science	经营科学	price elasticity of demand	需求价格弹性
operational structure	经营结构	price elasticity of supply	供给价格曲线
opportunity cost	机会成本	price index	价格指数
optimistic time	乐观时间	primary function	主要职能
optimization whole structure	优化整体结构	primary health care	初级卫生保健
order	次序	primary nursing	责任制护理
ordinal utility	序数效用	principal part active principle	主体能动原理
organization design	组织设计	principle of scientific management	科学管理原理
organization setting	组织设置		
organization structure	组织结构	production function	生产函数
organization system of nursing management	护理管理组织体制	production possibilities curve	生产可能曲线
outinfection	外源性感染	professional review organizations	专业审查组织

profit management	收益管理	reward	报酬
program evaluation and review technique	计划评审技术	risk aversion	风险厌恶
		risk factor	危险因素
progressive nursing	分级护理		
projection	推诿	**S**	
prospective payment system	预付制	safety management of hospital	医院安全管理
psychology nursing	心理护理		
public good	纯公共物品	safety needs	安全需要
		scalar chain	管理层次
Q		search good	探查物品
qualification accreditation	质量评审	seasonal variation	季节性变动
quality awareness	质量意识	secular trend	长期变动
quality cost	质量成本	self-actualizing man	自我实现人
quality expense	质量费用	self-health care	自我保健
quality information control	质量信息控制	short run	短期
quality of medical treatment	医疗质量	sick fund	疾病基金
quality of the end of medical care	终末质量	small area variations	小范围变异
		social conformity	社会从众行为
		social dynamics	社会动力
R		social insurance	社会保险
rate regulation	费率制定	social man	社会人
rational-economic man	实利人	social medical service	社会医疗服务
rationalization	合理化	social perception	社会知觉
reaction formation	反向行为	social psychology	社会心理学
real value	实际价值	social responsibility	社会责任
record room	病案室	social welfare function	社会福利函数
regression	回归	span of control	管理范围
reinterpretation	重新解释	special clinic	专科门诊
relation between medical and nursing	医护关系	special nursing	专科护理
		stability of personnel	人员稳定
relative danger	相对危险度	staff organization	参谋组织
remuneration	报酬	staffing	人员配备
rental operation	租赁经营	standard of economics effectiveness	经济效果标准
repression	抑制		
reputation good	名誉物品	sterilization	灭菌
resignation	放弃	structure of hospital leadership	医院领导结构
responsibility center	责任中心		

sublimation	升华	**U**	
substitution effect	替代效应	unity of command	统一指挥
supervisor	基层领导	unity of direction	统一指导
supplier-induced demand	供给者诱导的需求	universal insurance plan	全民保险计划
supply monopoly	供方垄断	use of health resources	卫生资源利用
system of medical quality standard	质量标准体系	usual, customary and reasonable (UCR)	通常的,按惯例的,合理的补偿
system principle	系统原理	utility and utility function	效用和效用函数
T		utilization review	利用评估
talent culture	人才培养	**V**	
talent selection	人才选拔	variable costs	变动成本
target	指标	vertical organizational structure	垂直性组织结构
target income hypothesis	目标收入假设		
technical economics	技术经济	**W**	
technical efficiency	技术效率	welfare	福利
technological change	技术变化	welfare loss or deadweight loss	福利损失或固定损失
the break-even point	盈亏平衡点	well-behaved indifference curves	良好行为的无差异曲线
the organization chart	组织图	withdrawal	退缩
the position description	职位职能		
the science of hospital management	医院管理学	**Y**	
the three level structure of medical net	三级医疗网	yardstick competition	竞争尺度
theory of the second best	次好理论	**Z**	
third-party effect	第三方效应	zero defects	无缺点
time cost	时间成本		
total quality control	全面质量控制		

(曹建文　黄葭燕)

图书在版编目(CIP)数据

医院管理学/曹建文,刘越泽主编. —3 版. —上海:复旦大学出版社,2010.5(2018.1 重印)
(复旦博学·卫生事业管理系列)
ISBN 978-7-309-07045-3

Ⅰ. 医… Ⅱ. ①曹…②刘… Ⅲ. 医院-管理 Ⅳ. R197.32

中国版本图书馆 CIP 数据核字(2010)第 007657 号

医院管理学(第三版)
曹建文 刘越泽 主编
责任编辑/傅淑娟

复旦大学出版社有限公司出版发行
上海市国权路 579 号 邮编:200433
网址:fupnet@fudanpress.com http://www.fudanpress.com
门市零售:86-21-65642857 团体订购:86-21-65118853
外埠邮购:86-21-65109143 出版部电话:86-21-65642845
上海春秋印刷厂

开本 787×960 1/16 印张 26.25 字数 461 千
2018 年 1 月第 3 版第 8 次印刷

ISBN 978-7-309-07045-3/R·1126
定价:48.00 元

如有印装质量问题,请向复旦大学出版社有限公司出版部调换。
版权所有 侵权必究